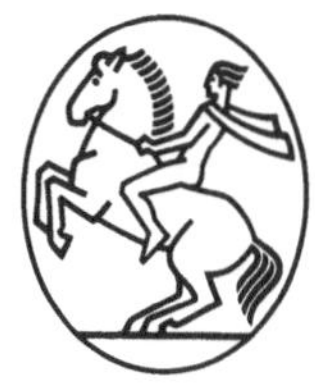

W0260644

Intensivmedizinisches Seminar

K. Lenz, A. N. Laggner (Hrsg.)

Band 3

Springer-Verlag Wien New York

Infektionen auf Intensivstationen

(9. Wiener Intensivmedizinische Tage, 1.–2. März 1991)

E. Deutsch, H. Gadner,
W. Graninger, G. Kleinberger,
K. Lenz, R. Ritz, H.-P. Schuster,
H. A. Zaunschirm (Hrsg.)

Springer-Verlag Wien New York

Doz. Dr. Kurt Lenz, Wien
Doz. Dr. Anton N. Laggner, Wien

Prof. DDr. Erwin Deutsch, Wien
Prof. Dr. Helmut Gadner, Wien
Prof. Dr. Wolfgang Graninger, Wien
Prof. Dr. Gunther Kleinberger, Steyr
Doz. Dr. Kurt Lenz, Wien
Prof. Dr. Rudolf Ritz, Basel
Prof. Dr. Hans-Peter Schuster, Hildesheim
Dr. Harald Andrew Zaunschirm, Wien

Gedruckt auf säurefreiem Papier

Mit 51 Abbildungen

ISSN 0936-8507

ISBN-13: 978-3-211-82253-1   e-ISBN-13: 978-3-7091-9130-9
DOI: 10.1007/978-3-7091-9130-9

Vorwort

Die Fortschritte in den medikamentösen und chirurgischen Therapiemaßnahmen ermöglichten es in den letzten Jahren immer mehr, kritisch
kranke Patienten erfolgreich zu behandeln. Diese Fortschritte führten
jedoch zu einer Zunahme von Infektionen auf Intensivstationen. Im
Krankenhaus erworbene Infektionen sind heute bereits auf vielen Intensivstationen die führende Todesursache, wobei diese Infektionen
durch verschiedenste Erreger verursacht werden. Meist sind hier multiresistente Bakterienstämme involviert.
Hauptthema der 9. Wiener Intensivmedizinischen Tage (WIT91) war
daher die Problematik der Infektionen auf Intensivstationen. Wie bereits im Vorjahr ist es auch heuer gelungen, den Großteil der Vorträge
im Rahmen dieser Tagung bereits zum Kongreß in Buchform prä-
sentieren zu können. Es sollen hierbei die verschiedenen Infektionsquellen auf Intensivstationen und deren Beherrschung dargestellt werden. Neben den exogenen Infektionsquellen spielen heute auf der
Intensivstation vor allem endogene Infektionsquellen eine dominierende Rolle. In diesem Buch werden die Translokation von Bakterien
sowie das Problem der Keimaspiration dargestellt. Weiters wird auf
die Aktivierung viraler Erkrankungen beim Transplantierten sowie
die Therapiemöglichkeiten näher eingegangen. Das Kapitel Therapie
umfaßt neben den antibiotischen Möglichkeiten auch die Therapie mit
Immunglobulinen. Im 2. Teil werden spezielle Krankheitsbilder wie
Purpura fulminans sowie Infektionsprobleme nach Tropenreisen mit
spezieller Berücksichtigung der Malaria dargestellt.
Wir hoffen, daß auch dieser Band der Reihe Intensivmedizinisches
Seminar für den Kliniker praktisch relevante Information auf dem
Gebiet der Infektionen auf der Intensivstation bringen wird.

Wien, im Jänner 1991   Die Herausgeber

Inhaltsverzeichnis

EDV-unterstützte Auswertung bakteriologischer Befunde einer internistischen Intensivstation*

H. Vedovelli[1], K. Lenz[1], W. Graninger[2], W. Perkmann[5],
Ch. Reichetzeder[3], W. Dorda[3], G. Kleinberger[4], W. Druml[1],
A. N. Laggner[1], G. Grimm[1] und B. Schneeweiß[1]

[1] Intensivstation, I. Medizinische Universitätsklinik,
[2] Universitätsklinik für Chemotherapie und
[3] Institut für Medizinische Computerwissenschaften, Wien,
[4] I. Medizinische Abteilung, KH Steyr und
[5] VOEST-Alpine-Medizin-Technik, Wien, Österreich

Einleitung

Während eines Krankenhausaufenthaltes erwerben zirka 10% der Patienten eine Infektion. Diese Infektionsrate ist auf Intensivstation mit 14% noch deutlicher ausgeprägt [5]. Das Auftreten ist abhängig von der Funktionstüchtigkeit des Abwehrsystems des Patienten und von den hygienischen Bedingungen unter denen der Patient untersucht und behandelt wird. Bei Schwerstkranken ist zusätzlich die Art und Anzahl invasiver diagnostischer und therapeutischer Maßnahmen für die Entstehung von Infektionen von Bedeutung.

Für die Behandlung eines Infektes ist die Kenntnis der Art des Keimes und dessen Empfindlichkeit gegenüber Antibiotika notwendig. Die Feststellung der Häufigkeit und der Art der Keime an möglichen Eintrittspforten ist für die Beurteilung des Hygienestandards der Station, für die Planung und Überwachung von prophylaktischen Maßnahmen bzw. zur Verminderung des Auftretens hospitalbedingter Infektionen erforderlich. Zu diesem Zwecke müssen mikrobiologische Befunde erhoben und über bestimmte Zeitperioden ausgewertet wer-

---

* Die Durchführung der Studie wurde durch den Medizinisch-Wissenschaftlichen Fonds des Bürgermeisters der Bundeshauptstadt Wien unterstützt.

den. Diese Auswertung ist zeit- und personalaufwendig und in der Praxis daher ohne Unterstützung durch elektronische Datenverarbeitung (EDV) nicht realisierbar [2, 3]. Da bisher kein System, das diese Anforderungen einer Intensivstation berücksichtigte, verfügbar war, wurde in den Jahren 1980/81 an der Intensivstation der I. Medizinischen Universitätsklinik in Wien in Zusammenarbeit mit dem Institut für Medizinische Computerwissenschaften (IMC) und der Universitätsklinik für Chemotherapie eine EDV-mäßige Verarbeitung der bakteriologischen Befundergebnisse, ein Infektionskontrollprogramm entwickelt [1].

Im folgenden sollen nun die Ergebnisse der ersten 8 Jahre präsentiert und die im Rahmen der Ausarbeitung aufgetauchten Probleme sowie mögliche Verbesserungen diskutiert werden.

Datenerhebung

Die bakteriologischen Befunde wurden bei jedem Patienten nach einem Standardprogramm erhoben: Harnkulturen bei der Aufnahme des Patienten, nach Legen eines transurethralen oder suprapubischen Blasenkatheters, sowie routinemäßig einmal pro Woche bzw. bei Verdacht auf einen Infekt in den ableitenden Harnwegen; Kulturen aus dem Bronchialsekret nach der endotrachealen Intubation bzw. bei intubierten Patienten bei der Aufnahme des Patienten an der Intensivstation und routinemäßig wieder einmal pro Woche bzw. bei Verdacht auf einen Infekt im Bereich des Bronchialsystems. Blutkulturen, Abstriche und Punktate wurden nach klinischen Gesichtspunkten (Fieber, Leukozytose $> 12\,000/mm^3$, Verschlechterung von Organfunktionsparametern bei infektionsgefährdeten Patienten, z. B. metabolische Enzephalopathie bei Patienten mit Leberzirrhose) abgenommen. Die Kultivierung von Katheterspitzen erfolgte in den ersten 3 Jahren nur bei Verdacht auf eine Kathetersepsis, in den letzten Jahren bei allen Kathetern nach deren Entfernung.

Datenverarbeitung

Hardware

Für die Eingabe der Daten an der Intensivstation stand ein IMB-3279/ 3B-Terminal zur Verfügung. Dieses Terminal ist mit der Großrechenanlage (IBM-4381/QO-3) des IMC über eine Koaxialstandleitung verbunden. Der Großrechner des IMC ist mit einem 32-Megabyte (MB)-Hauptspeicher ausgerüstet.

Software

Die Bildschirmeingabemasken wurden für das Wiener Allgemeine Medizinische Informations-System (WAMIS) erstellt. Die WAMIS-Datenbank arbeitet unter dem Betriebssystem CICS/VS (Customer Information Control System/Virtual Storage) [4]. Die bakteriologischen Befunde (Keimart, Resistenzmuster etc.) wurden patienten- und zeitbezogen in das hierarchisch orientierte Datenbank-System WAMIS abgespeichert. Die Verarbeitung der Daten erfolgte im Batch-Betrieb (Stapelverarbeitung). Eine On-line-Abfrage war unter Verwendung logischer Operanden in der invertierten WAMIS-Datenbank möglich. Die Auswertung der Daten erfolgte mittels Programmen, die im PL/ 1 (Programming Language/1) geschrieben sind.

Datenauswertung

Die erhobenen Befunde der bakteriologischen Untersuchungen wurden nach Abnahmeorten, Behandlungsphasen, Keimart und Resistenzverhalten geordnet. Der Abnahmeort wurde weiters in 3 Verdichtungsstufen unterteilt: In der Verdichtungsstufe 3 sind alle Abnahmeorte inkludiert, diese Verdichtungsstufe entspricht somit dem Stationsmilieu. Die Verdichtungsstufe 2 beinhaltet Gruppenabnahmeorte (z. B. Blut) und die Verdichtungsstufe 1 listet alle Abnahmeorte auf (z. B. peripher venöses Blut, arterielles Blut, zentralvenöses Blut u. ä.).

Die Behandlungsphasen wurden in 4 Phasen unterteilt:

Phase 1 = Vorbefunde (bakteriologische Befunde vor der Aufnahme des Patienten an der Intensivstation);

Phase 2 = Befunde, die am Tag der Aufnahme erhoben wurden;

Phase 3 = Befunde, die ab dem ersten Tage bis zur Entlassung erhoben wurden und

Phase 4 = Befunde, die innerhalb der letzten 6 Stunden vor Eintritt des Todes erhoben wurden.

Die gespeicherten Keimbefunde wurden referenzweise gezählt, d. h. daß ein im Resistenzverhalten identer Keim nur einmal gezählt wurde. Da Resistenzuntersuchungen nicht immer mit allen Antibiotika durchgeführt werden können, wurden bestimmte Testantibiotika ausgewählt, die geeignet sind das Resistenzverhalten des Keimes zu beschreiben.

Bei der Ermittlung des Resistenzverhaltens der Bakterien gegenüber Antibiotika erfolgt eine Vorselektion der Keime pro Patient mit einem Testmuster-Antibiogramm, wobei nur jene in die Endauswertung aufgenommen werden, die sich im Resistenzverhalten unterscheiden. Dadurch werden einerseits gleiche Keime bei einem Patienten mit gleichem Resistenzverhalten ausgeschieden, während gleiche Keime mit unterschiedlichem Resistenzmuster berücksichtigt werden und so kein Informationsverlust bezüglich der Änderungen des Resistenzverhaltens in Kauf genommen werden muß.

Arbeitsaufwand

Die Eingabe der bakteriologischen Daten wurde off-line durchgeführt, der entsprechende Arbeitsaufwand betrug durchschnittlich 1 Stunde pro Patient. Bei Übernahme in ein Gesamtkrankenhaus Patientendatenmanagementsystem würde dieser Aufwand aufgrund der On-line-Übertragung wegfallen. Die Auswertung erfolgte routinemäßig 1 × pro Jahr. Der Aufwand hierfür betrug 40 Stunden. Weitere Auswertungen erfolgten aufgrund spezieller Fragestellungen. Der Arbeitsaufwand war hier abhängig von der jeweils zu bearbeitenden Datenmenge.

Ergebnisse

In den Jahren 1982−1989 waren insgesamt 2749 Patienten an der Intensivstation der I. Medizinischen Universitätsklinik stationär aufgenommen. Bei 2150 (78%) dieser Patienten wurden bakteriologische Befunde erhoben. Der Untersuchungsaufwand variierte bei den einzelnen biologischen Materialien über die Jahre (Abb. 1). Während die Zahl der Harn- und Punktatuntersuchungen mit durchschnittlich 550 bzw. 90/Jahr weitgehend gleich blieb, nahmen die Untersuchungen von Kathetern, Abstrichen, Bronchialsekreten und Blutkulturen von 1982 bis 1989 zu. Durch die vermehrte Abnahme von Blutkulturen blieb jedoch der Prozentsatz der Patienten, bei denen ein positiver Keimnachweis gelang, weitgehend gleich (Abb. 2). In einer Übersicht aller nachgewiesener Keime (Keimspektrum) zeigte sich über die Jahre eine weitgehend unveränderte Verteilung (Abb. 3). Die Resistenzverhalten der 6 Keime: Acinetobacter, Enterobacter cloacae, Escherichia coli, Klebsiella pneumonie, Pseudomonas aeruginosa und Staphylococcus aureus, die am häufigsten in den verschiedenen biologischen

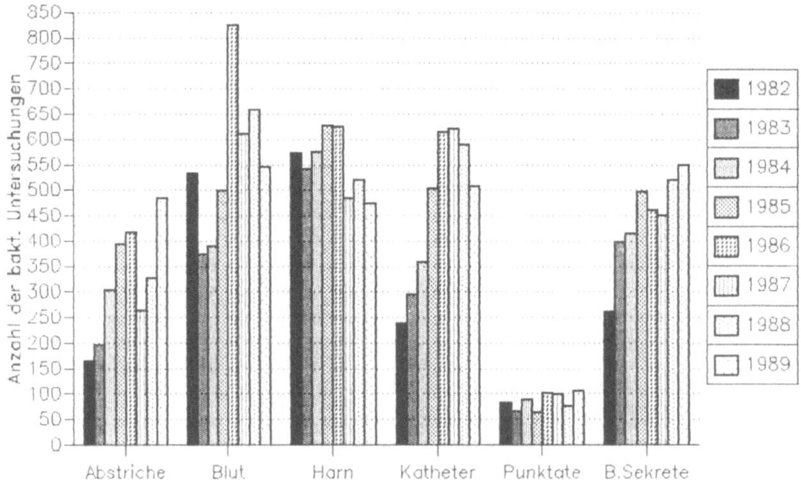

Abb. 1. Untersuchungsaufwand

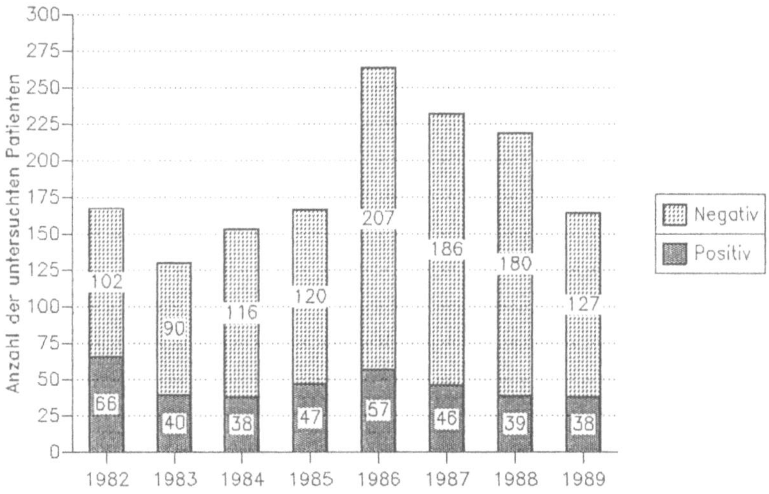

Abb. 2. Keimwachstum im Blut

Materialien nachgewiesen werden konnte, sind in den Abb. 4 − 9 dargestellt. Es zeigt sich, daß die Empfindlichkeit im Vergleich der Jahre großteils gleichgeblieben ist. In der Auftrennung nach Behandlungsphasen (Abb. 10 − 14) zeigte sich wie erwartet die höchste Kontaminationsrate in der präterminalen Phase (= Phase 4). Auffallend ist

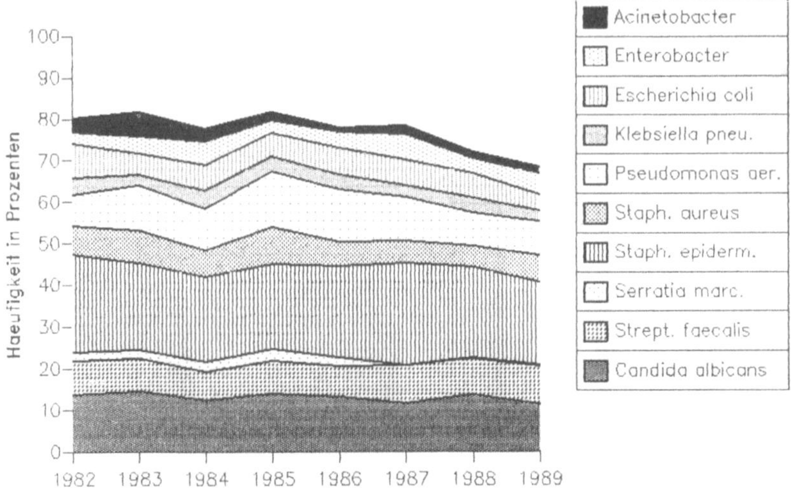

Abb. 3. Keimspektrum der Intensivstation der I. Medizinischen Universitätsklinik, Wien

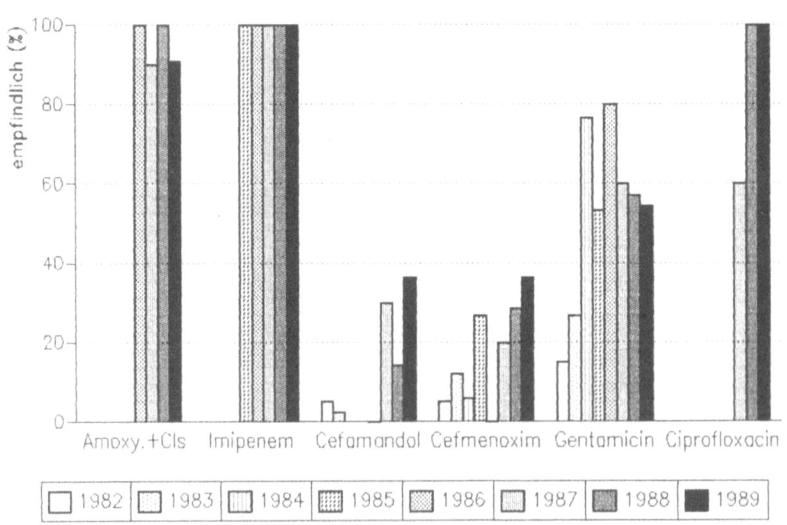

Abb. 4. Acinetobacter calcoaceticus; Resistenzverhalten

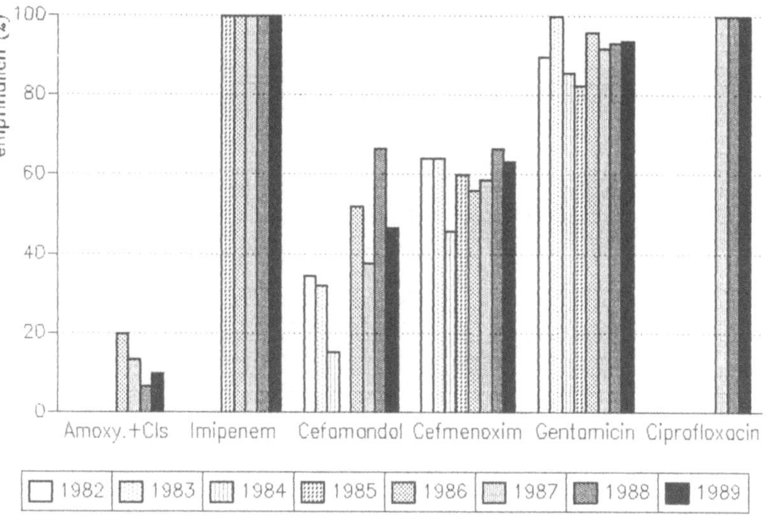

Abb. 5. Enterobacter cloacae; Resistenzverhalten

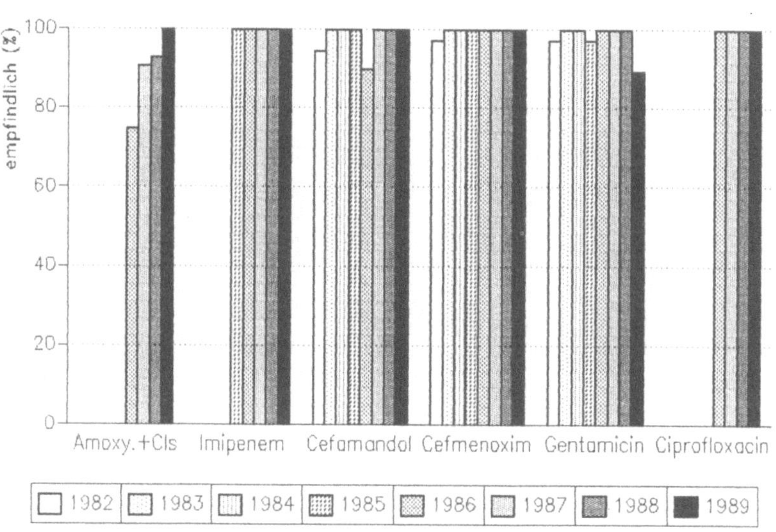

Abb. 6. Escherichia coli; Resistenzverhalten

jedoch die hohe Kontaminationsrate bereits am Aufnahmetag insbesondere bei Arterienkathetern und Zentralvenenkatheter (Abb. 12 und 13).

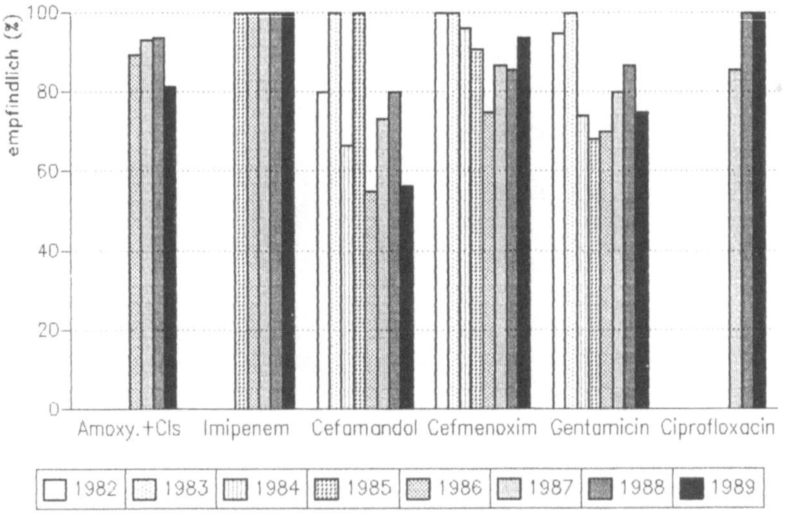

Abb. 7. Klebsiella pneumoniae; Resistenzverhalten

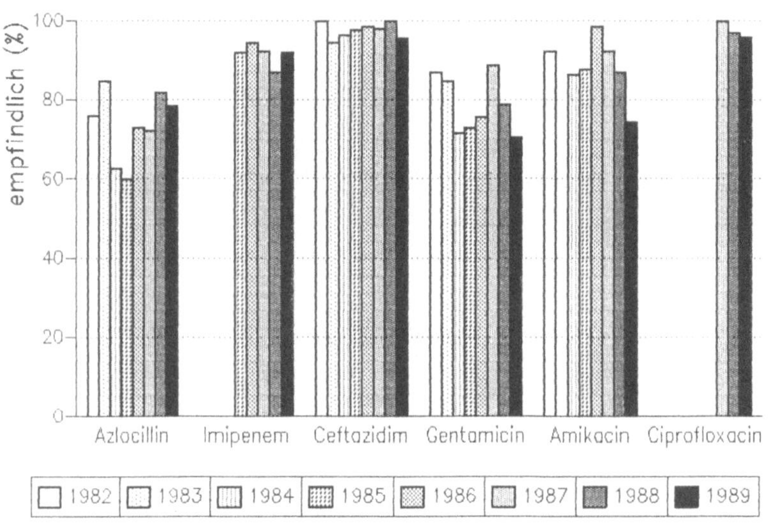

Abb. 8. Pseudomonas aeruginosa; Resistenzverhalten

Diskussion

Aufgabe eines Infektionskontrollprogrammes muß es sein, über die
Art und Ursache, sowie Häufigkeit von Infektionen Auskunft zu geben. Bei ca. 250 bis 350 Patienten, die pro Jahr auf der Intensivstation

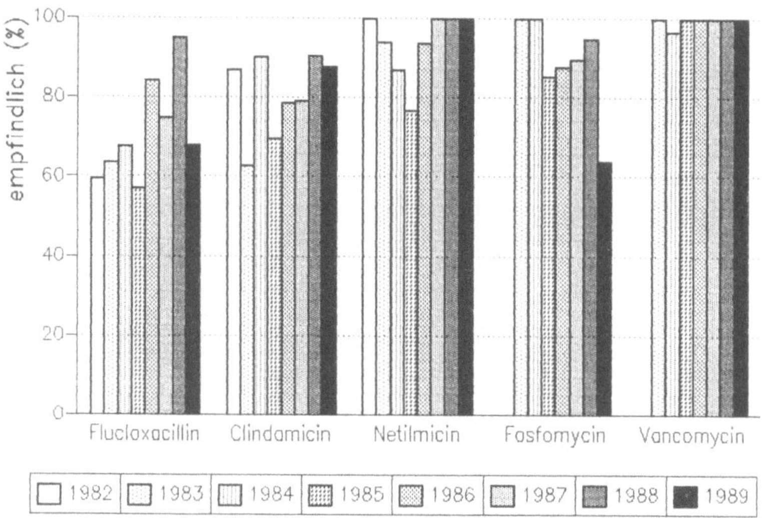

Abb. 9. Staphylococcus aureus; Resistenzverhalten

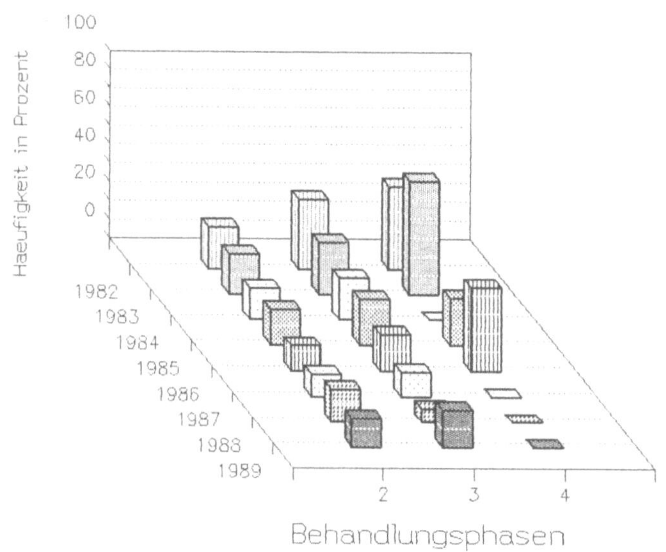

Abb. 10. Positive Blutkulturen

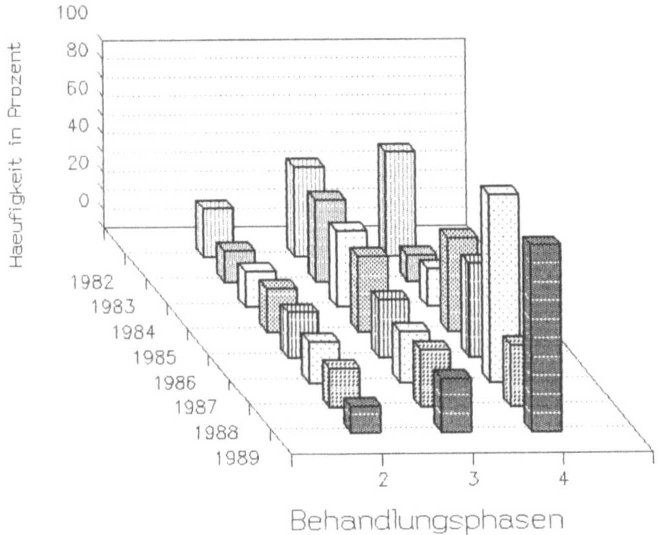

Abb. 11. Positive Uriculte

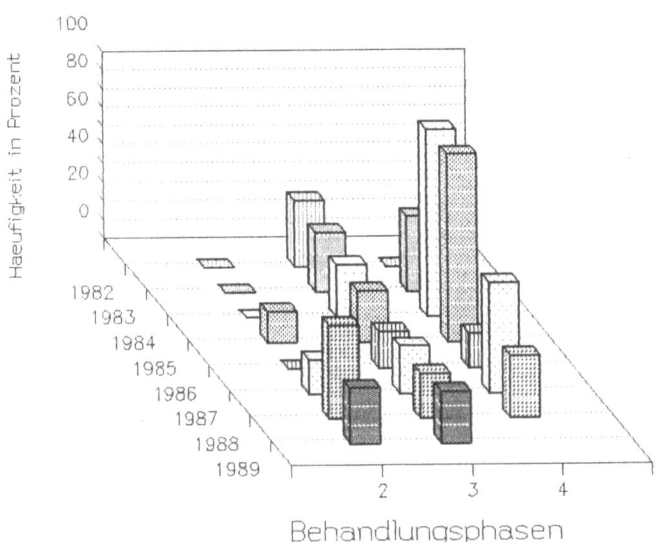

Abb. 12. Positive arterielle Katheter

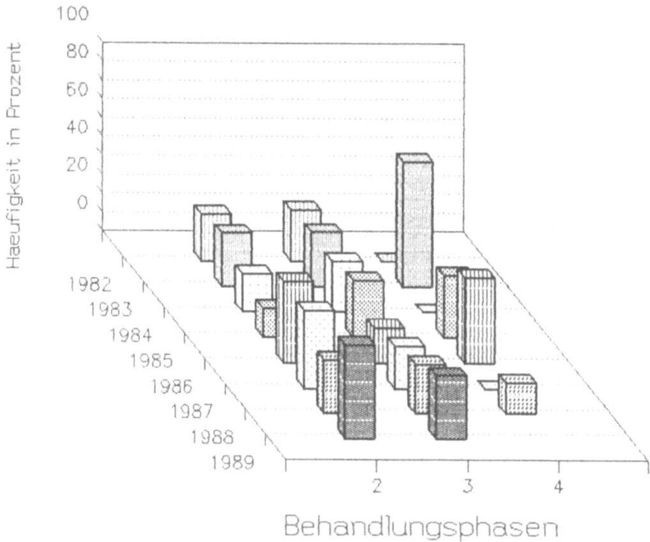

Abb. 13. Positive zentralvenöse Katheter

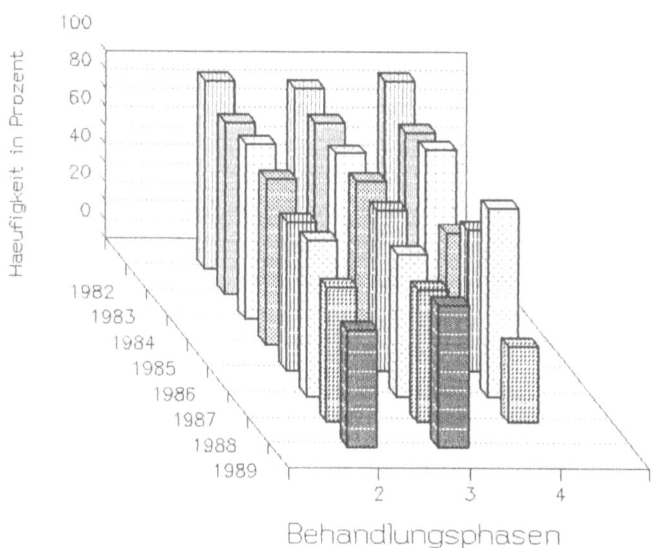

Abb. 14. Positive Bronchialsekrete

bakteriologisch untersucht wurden, betrug die Gesamtzahl der Untersuchungen zwischen 2000 und 3000. Um die Auswertung einer derartig großen Zahl von Daten in einem tolerablen Zeitaufwand zu bewerkstelligen, muß ein auf die Bedürfnisse einer Intensivstation abgestimmtes mikrobiologisches Untersuchungsprogramm mit EDV-Unterstützung herangezogen werden.

Wesentlich für ein derartiges Programm ist dessen Praktikabilität. In dem vorgestellten Programm erfolgt die Abnahme biologischer Materialien zur mikrobiologischen Untersuchung nach festgelegten Kriterien.

Sehr oft werden in Infektionskontrollprogrammen der Einfachheit halber die nachgewiesenen Keime addiert und daraus das Keimspektrum bestimmt. Durch wiederholten Nachweis ein und desselben Keimes z. B. im Bronchialsekret würde dieser dann in einem falsch hohen Prozentsatz im kalkulierten Keimspektrum vertreten und damit die Inzidenz verfälscht sein. Durch Berücksichtigung jeder Keimart nur einmal pro Abnahmeort konnte dieses Problem umgangen werden. Der Keim selbst wurde hierbei durch sein Resistenzmuster definiert, änderte sich letzteres, so wurde der Keim als weiterer Keim in das Spektrum aufgenommen. Um eine Differenzierung der Infektionen, die bereits bei Aufnahme des Patienten bestanden haben und solche, die erst während des Aufenthaltes erworben werden, zu erreichen, wurden Behandlungsphasen eingeführt. Damit konnte auch die Überflutung mit Keimen in der präterminalen Phase exkludiert werden. Die Konsequenzen daraus sind vielfältig. So hat der hohe Prozentsatz an kontaminierten zentralen Venenkathetern in der Phase 2 (Katheter, die auswärts gelegt wurden und am Tage der Aufnahme an der Intensivstation entfernt wurden) dazu geführt, daß routinemäßig nun bei allen Patienten, die mit einem zentralen Venenkatheter an der Intensivstation aufgenommen werden, dieser am Aufnahmetag entfernt wird. Der Zusammenhang zwischen Liegedauer eines Katheters und Häufigkeit des positiven Keimnachweises kann mit diesem Programm nicht erfaßt werden. Durch Übermittlung der Daten in spezielle Auswerteprogramme [z. B. SAS (Statistical Analysis System), BMDP (Biomedical Computer Program)], können jedoch in Zukunft auch diese Probleme gelöst werden.

Eines der größten Probleme stellt die Resistenzentwicklung mit vermehrtem Auftreten hochresistenter Keime dar. Ursache in den meisten Fällen ist hierbei eine unüberlegte Antibiotikatherapie. Durch das Wissen über die Keimsituation an der Intensivstation und die Empfindlichkeit der einzelnen Erreger kann dies jedoch fast immer vermieden bzw. frühzeitig erkannt werden. Grundlage hierfür ist die Erfassung und Beobachtung der Keimsituation und aufgrund der Ergebnisse eine in bestimmten Abständen abzuhaltende Infektionskonferenz mit Diskussion der entsprechenden Probleme, sowie Ausarbeitung von Antibiotiktherapieplänen. Dadurch gelingt es mit einer sehr begrenzten Zahl von Antibiotika das Auslangen zu finden.

Literatur

1. Base W, Kleinberger G, Dorda W, Perkmann W, Reichetzeder Ch, Grabner H, Laggner AN, Lenz K, Schneeweiß B (1985) EDV-unterstützte Auswertung bakteriologischer Befunde einer Intensivstation. Intensivmedizin 22: 38–44
2. French GL, Cheng H, Farrington M (1987) Prevalence survey of infection in a Hong Kong hospital using a standard protocol and microcomputer analysis. J Hosp Infect 9: 132–142
3. Grabner H, Marksteiner A, Dorda W, Wolf W, Grabner G (1982) WAMIS − a medical information system. Conception and clinical usage. J Clin Comp 10: 154–169
4. Haley RW, White JW, Culver DH, Hughes JM (1987) The financial incentive for hospitals to prevent nosocomial infections under the prospective payment system. JAMA 257: 1611–1614
5. Shah PM (1987) Bedeutung und Art nosokomialer Septikämien im Zentrum der Inneren Medizin des Klinikums der Universität Frankfurt. Infection 15 [Suppl 4]: S 183–184

Korrespondenz: Univ.-Doz. Dr. Kurt Lenz, Intensivstation, I. Medizinische Universitätsklinik Wien, Lazarettgasse 14, A-1090 Wien, Österreich.

Blasenkatheter − Gefahr für den Intensivpatienten

R. W. Kurz[1], **A. Bachlechner**[1], **F. Gremmel**[1] und **W. Graninger**[2]

[1] I. Medizinische Abteilung, Kaiser-Franz-Josef-Spital und
[2] Universitätsklinik für Chemotherapie, Wien, Österreich

Transurethrale Dauerkatheter und der infektiöse Hospitalismus

Nosokomiale Infektionen betreffen zu 30 − 40% die Harnwege [7, 10]. Ursache dafür ist unter anderem der häufig unvermeidliche Einsatz von transurethralen Blasenkathetern (TUBK) zur Versorgung der Patienten. Besonders im Rahmen der Intensivpflege kann auf eine instrumentelle Harnableitung nur selten verzichtet werden. Dieser Notwendigkeit liegt die exakte Flüssigkeitsbilanzierung sowie pflegerische Aspekte bei den meist bewußtseinsgestörten Patienten zugrunde. Gerade für dieses Kollektiv aber ist wegen des meist reduzierten Abwehrpotentials sowie der langen Liegedauer der Katheter das Infektionsrisiko beträchtlich.

Es gilt heute als ausreichend gesichert, daß ein TUBK unausweichlich eine bakterielle Kolonisierung des Harntrakts zur Folge hat [36]. Diese mündet bei Patienten mit initial sterilem Harn kurzfristig in eine signifikante Bakteriurie ($\geq 10^5$ kolonienbildende Einheiten/ml) [36]. Bei Patienten mit TUBK ist aber möglicherweise schon einer geringeren Keimkonzentration im Harn ein Krankheitswert zuzusprechen [10]. Die Kultivierung des Harnes ergibt meist eine Mischflora [5, 36], welche in ihrer Zusammensetzung konstant bleibt solange keine antibiotische Behandlung erfolgt [5, 36].

Bei der Verwendung sogenannter „offener" Harnableitungssysteme ist bereits nach 24 − 48 Stunden beim Großteil der Patienten eine signifikante Bakteriurie nachweisbar [17, 18] (siehe Abb. 1). Diese

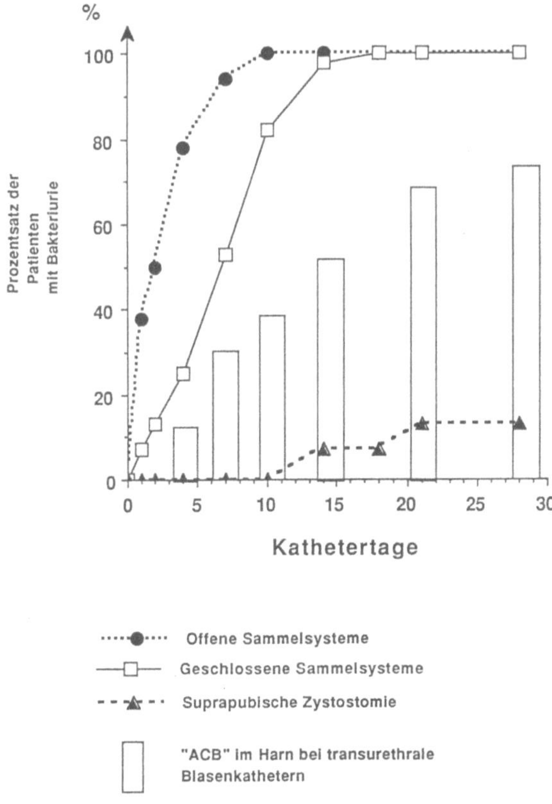

Abb. 1. Entwicklung einer signifikanten Bakteriurie bei chronischer transurethraler und suprapubischer Blasendrainage an der I. Medizinischen Abteilung des Kaiser-Franz-Josef-Spitals

Tatsache hat zahlreiche Modifikationsversuche und Verbesserungsvorschläge beflügelt, die jedoch allesamt nichts am Auftreten der katheterassoziierten Bakteriurie änderten. Hinsichtlich des Zeitablaufes der Keimbesiedelung wurden jedoch Fortschritte erzielt, wovon besonders jene Patienten profitieren, die des Katheters nur wenige Tage bedürfen.

Das „geschlossene Ableitungssystem" ist durch eine Kommunikationsunterbrechung zwischen Sammelgefäß und TUBK gekennzeichnet, welche das Aufsteigen der Bakterien aus dem Sammelbehälter verhindert. Die Überlegenheit dieser Systeme wurde erstmalig von Kunin und Mitarbeitern demonstriert [19]. Dadurch kann die katheterinduzierte Bakteriurie um bis zu 14 Tage nach Katheterinsertion verzögert werden. Die Prävalenz einer signifikanten Bakteriurie bei in situ befindlichen TUBK steigt täglich etwa um 5−10% an [9, 19, 35]. Wiederholte Spülungen mit antiseptischen [6, 15] oder antibiotischen [23, 35] Lösungen können die Keimbesiedelung für etwa den gleichen Zeitraum hintanhalten. Bei Verwendung geschlossener Ableitungssysteme kann dieses aufwendige Verfahren jedoch keine zusätzliche Verlängerung des keimfreien Intervalls gewährleisten [9, 35]. Außerdem soll die mögliche Begünstigung einer Keimaszension und die Förderung resistenter Bakterienpopulationen durch diese Prozedur erwähnt werden. Auch eine Katheterobstruktion − was durch den gestörten Harnfluß eine Keimaszension fördern würde − kann durch tägliche Spülung des TUBK nicht verhütet werden, sondern erhöht vielmehr die Neigung zu Fieberschüben [24]. Versuche durch eine systemische Applikation von Antibiotika eine Bakteriurie durch den TUBK zu verhindern, haben lediglich eine Verschiebung des Erregerspektrums zu resistenten Keimen ergeben [23]. Ähnlich haben die besonders sorgfältige Pflege des Meatus urethrae [3], dessen Lokalbehandlung mit antibiotischen Salben [20], oder die Antibiotika-Beschichtung des TUBK [4] keine Verzögerung der Bakteriurie über einen Zeitraum von zwei Wochen hinaus bewirkt. Die Verwendung geschlossener Harnsammelsysteme, wie auf Intensivpflegeeinheiten allgemein üblich scheint daher ausreichend rational begründet.

Infektionsmodus der katheterassoziierten Bakteriurie

Das Keimreservoir für die katheterassoziierte Bakteriurie ist vorwiegend die Darmflora des Patienten. Ausgangspunkt ist der besiedelte Perianal- und Periurethralbereich, von wo aus die Keime in die Harnwege aszendieren können. Wie jede Instrumentierung der Harnröhre kann schon das Einbringen des TUBK, eine Keimverschleppung in die Blase bewirken. Dieser Infektionsmodus ist jedoch durch Schulung und Übung zu reduzieren [9].

Bei in situ befindlichem TUBK und offenem Ableitungssystemen gelangen Bakterien hauptsächlich *innerhalb* des Katheterlumens in die Blase. Die treibenden Kräfte für diese Keimaszension sind aufsteigende

Luftblasen, die Eigenbeweglichkeit der Bakterien, sowie Kapillarkräfte. Verbindungs- und Ansatzstücke des Harnableitungssystems stellen bei unsachgemäßer Entkorkung Stellen des Keimeintritts dar [30].

Das geschlossene Ableitungssystem verhindert das Aufsteigen der Bakterien aus dem Sammelbehälter. Eine Bakterieneinwanderung ist allerdings *außerhalb* des Katheterlumens in dem Spalt zwischen Urethralwand und TUBK möglich [10]. Hier bildet sich innerhalb von Stunden eine mukopurulente Schicht, welche auf die Blase übergreift. Diese „Biomembran" kann mittels Fluoreszenz-, und Elektronenmikroskopie nachgewiesen werden [31] und ist die bevorzugte Keim-Eintrittspforte. Der TUBK stellt gleichsam eine Gleitschiene für die im Urethralsekret aszendierenden Keime dar. Die Verwendung möglichst kleinlumiger Silikonkatheter scheint ratsam [1, 10], da dadurch die Integrität und Abwehrkraft des Urethralepithels am wenigsten beeinträchtigt wird. Eine prophylaktische Verabreichung von Antibiotika kann die Entstehung dieser „Biomembran" nicht verhindern. Sein Keimgehalt entspricht qualitativ nicht zwangsläufig dem der Blasenflora, was bei gezielter Antibiotikagabe nach Kultivierung des Blasenharns zu bedenken ist [31]. Bakterien innerhalb dieser Schicht entziehen sich der Einwirkung antibiotischer Substanzen [14, 27], was das rasche Wiederauftreten einer Bakteriurie nach erfolgter systemischer oder lokaler antibiotischer Behandlung verständlich macht [19, 34].

Die katheterassoziierte Bakteriurie und systemische Folgen

In der Literatur mangelt es nicht an Hinweisen auf eine gesteigerte Morbidität [11] und Mortalität [29] durch den TUBK. Das Risiko für eine Pyelonephritis ist erhöht [37, 38] und histologisch finden sich postmortem bei 38% aller Patienten mit TUBK-Zeichen einer renalen Infektion (wie Pyelitis, Pyelonephritis oder renale Abszesse), gegenüber nur 5% Patienten ohne TUBK [38]. Als ein Fremdkörper stört der TUBK die körpereigene Abwehr, begünstigt Fieberschübe, Bakteriämien und Septikämien [37, 38]. Bei Langzeitkatheterismus ist mit einer Bakteriämie in bis zu 8% aller Fälle zu rechnen [2]. Diese Fakten illustrieren eindeutig das Gefahrenpotential des TUBK. Sie unterstützen jedoch die im Einzelfall zu treffende Entscheidung nicht, den TUBK zu entfernen und/oder eine antibiotische Therapie zu initiieren.

Gerade bei Intensivpatienten ist die rechtzeitige Diagnose einer systemischen Infektion und deren Lokalisierung eine tägliche Herausforderung. Dadurch erhält die Frage nach der klinischen Relevanz und resultierenden Konsequenzen einer signifikanten Bakteriurie bei liegendem TUBK einen besonderen Stellenwert. Die klassischen Allgemeinsymptome einer systemischen Infektion (wie Fieber, Störung des Allgemeinbefindens, Herz-Kreislauf-Symptome, Blutbildveränderungen, Störungen von Organfunktionen, neurologische Zeichen etc.) sind bei den häufig polymorbiden und bewußtseinsgetrübten Patienten der Intensivstation selten hilfreich. Eine massive Pyurie (> 200 000 Leukozyten/h) sowie ein Ansteigen der Leukozytenausscheidung im Harn kann als Maß für eine Gewebeinvasion der Bakterien angesehen werden und die Unterscheidung zwischen Kolonisation und invasiver Infektion stützen [16, 28]. Die exakte Erfassung der Leukozytenausscheidung ist jedoch schwierig und mit diagnostischen Routinemitteln unzuverlässig [8].

Direkte Hilfsmittel zur Erfassung „oberer" HWI sind der bilaterale Ureterkatheter nach Stamey [33], der Blasenauswaschtest nach Fairley [7] sowie die Nierenbiopsie. Diese können aufgrund des Aufwandes und der Invasivität keinen Eingang in die Routinediagnostik finden, haben aber als Referenzmethoden für die weniger aufwendigen, indirekten Verfahren zu gelten.

„Antikörperbeladene Bakterien" im Harn
bei Langzeitkatheterismus

Ein relativ einfaches Diagnostikum für eine Keiminvasion ins Nierenparenchym ist der Nachweis „antikörperbeladener" Bakterien im Harn, welche mittels FITC-markiertem Antihumanglobulin dargestellt werden (= antibody-coated-bacteria, ACB). Diese nicht invasive Methode zum Nachweis einer parenchymalen Keiminvasion zeigt eine gute Korrelation mit klinischen und röntgenologischen Befunden [26]. Eine gute Übereinstimmung besteht auch mit den Ergebnissen der invasiven Methoden nach Fairley und der bilateralen Ureterenkatheterisierung [26].

Durch sequentielle Bestimmung des ACB im Harn versuchten wir den Zeitpunkt der bakteriellen Aszension ins renale Parenchym bei Patienten mit TUBK zu erfassen. Es ließen sich bei diesem Kollektiv nach 1, 2 und 3 Wochen Katheterliegedauer in 35%, 59% bzw. 79%

der Fälle ACB im Harn nachweisen [21]. Damit scheint bei Patienten mit TUBK die Prävalenz invasiver Bakteriurien, gemessen am Auftreten von ACB im Harn hoch zu sein. Routinemäßig im Harn erfaßte Parameter wie Albumin, Hämoglobin, Nitrit oder Granulozytenesterase erlaubten weder einzeln noch in Kombination eine Differenzierung zwischen Patienten mit ACB und solchen ohne ACB im Harn. Der positive ACB-Nachweis im Urin wurde in unseren Untersuchungen von einem signifikanten Anstieg der Konzentration des C-reaktiven Proteins (CRP) sowie des α-1-Proteinase-Inhibitors (α-1-PI) im Serum begleitet [21, 22]. Andere Ursachen für eine „Akute-Phase-Reaktion" als der des oberen HWI (z. B. Pneumonien) wurden bei diesen Patienten nach Möglichkeit ausgeschlossen. Ein absoluter Konzentrationsanstieg von α-1-PI um 20 mg/dl zeigte das Vorliegen von ACB im Harn mit einer Spezifität und Sensitivität von jeweils 76% an. Ein Anstieg um 40 mg/dl erhöhte die Spezifität auf 92%, hatte jedoch ein Absinken der Sensitivität zur Folge. Ein Anstieg der Konzentration von CRP um 5 mg/dl hatte zwar mit 96% die höchste Spezifität, war jedoch aufgrund der geringen Sensitivität nicht für die Fragestellung der Invasivität der Bakteriurie bei TUBK geeignet [22].

Es liegen auch kritische Bewertungen über die diagnostische Wertigkeit des ACB-Nachweises im Harn vor [13, 14]. So ist beispielsweise bekannt, daß hämorrhagische Zystistiden den ACB-Nachweis verfälschen und so die Validität des Verfahrens einschränken. In den angeführten eigenen Untersuchungen war der Hämoglobingehalt im Harn bei den Patienten mit und ohne ACB im Harn gleich hoch, wodurch die Beeinflussung der ACB-Resultate unwahrscheinlich ist. Neben der eventuell ungenügenden Spezifität der ACB als Parameter einer Keiminvasion ins Nierenparenchym, ist die Zuordnung einer anhand der Serumproteine erfaßten „Akute-Phase-Reaktion" beim polymorbiden Patienten der Intensivstation oft schwierig. Zusammenfassend bleibt es Gegenstand weiterer Untersuchungen, ob bei Patienten mit TUBK durch die routinemäßige Bestimmung der ACB im Harn sowie der Akutphasenproteine im Serum und den daraus resultierenden therapeutischen Konsequenzen, tatsächlich eine Reduktion der Morbidität möglich ist. Es ist sicher vorteilhafter, die scheinbar unvermeidlich mit einem TUBK verknüpfte Bakteriurie zu verhindern. Folglich sind aufgrund des Infektionsrisikos des TUBK dessen Indikation bei jeden Patienten täglich zu überdenken und nach eventuellen Alternativen zu suchen.

Reduktion des Infektrisikos
durch die suprapubische Harnableitung

Eine mögliche Variante der kontinuierlichen Harnableitung stellt die suprapubische transkutane Zystotomie (STZ) dar. Diese Möglichkeit der Blasendrainage ist seit langem bekannt und bewährt [17, 32], jedoch ist die Akzeptanz dafür noch relativ gering. Scheinbar wird das Anlegen einer STZ als ein ausgesprochen invasiver Vorgang empfunden. Die Inzidenz von signifikanten Bakteriurien ist bei STZ sowohl nach kurzen wie längeren Liegedauern deutlich reduziert (siehe Abb. 1) und stellt damit eine Verbesserung der intensivmedizinischen Versorgung dar. Das verringerte Infektionsrisiko durch die STZ ist durch die Trockenheit und die relative Keimarmut an der Bauchhaut, im Gegensatz zu den vergleichsweise idealen Lebensbedingungen für Bakterien am Urethraleingang zu erklären. Neben der Reduktion aszendierender Harnwegsinfekte durch die Blasendrainage, ist die fehlende Traumatisierung der Urethra von Vorteil, welche vielfach für Harnröhrenstrukturen verantwortlich ist. Absolute Kontraindikationen gegen eine STZ bestehen bei Schrumpfblase oder nicht gesicherter Blasenfüllung, einer vorbestehender Makrohämaturie, Gerinnungsstörungen (Quick < 60%, Thrombozyten < 60 000) und Unterbauch- und Blasentumoren. Weiters verbieten eine Gravidität sowie schwere Hautveränderungen im Punktionsgebiet das Anlegen einer SBZ. Als relative Kontraindikationen sind eine „Low-dose-Heparinisierung", stattgehabte Operationen im kleinen Becken, eine extreme Adipositas und purulente HWIs zu beachten.

Die häufigste Komplikation einer STZ ist die Makrohämaturie, die jedoch meist keine und wenn, dann eine konservative Therapie erfordert. In einer großen Serie wurde in 15% der Fälle eine Makrohämaturie beobachtet [32]. Davon bedurften 10% keinerlei therapeutischer Maßnahmen, 5% wurden mit Transfusionen oder Elektrokoagulationen behandelt [32]. Hämaturien können 12 bis 24 Stunden nach Einbringung des STZ andauern und entstehen durch Mukosaverletzung oder durch abrupte Druckentlastung bei der Harnableitung. Die schwerwiegendste Komplikation ist die Fehlpunktion der Bauchhöhle oder des Darms (< 1%) und muß daher ständig bedacht werden. Um diese Komplikation zu vermeiden, ist eine Punktion exakt in der Medianlinie und nicht weiter als 4 cm kranial der Symphyse zu beachten. Eine mögliche Läsion des Bauchraumes soll stets geargwöhnt werden. Sollte ein Verdacht bestehen, ist die Diagnose durch Injektion von Röntgenkontrastmittel in die liegende STZ mit der Darstellung eines Paravasats richtungsweisend. Bei positiven Befund muß der Katheter sofort entfernt und ein TUBK eingebracht werden. Insgesamt sind Komplikationen mit Notwendigkeit zur chirurgischen Intervention in weniger als 1% der Fälle zu erwarten [32]. Technische Probleme wie etwa das Herausgleiten (5%), eine Knickung oder Obstruktion des Katheters (3%) oder ein Materialdefekt (2%) kommen häufiger vor. Sie limitieren zwar die Verweildauer der der eingebrachten STZ, stellen aber keine medizinischen Probleme dar. Nach unseren Erfahrungen beträgt die durchschnittliche Funktionsdauer dünnlumiger STZ 3−4 Wochen und entspricht damit der mittleren Lebensdauer eines TUBK [25].

Bei Intensivpatienten darf somit die STZ als Regelkatheter zur Harnableitung empfohlen werden. Sie ermöglicht eine Reduktion der HWIs ohne den Pflegeaufwand oder die eventuellen Komplikationsraten zu erhöhen.

Die Verwendung von transurethralen Blasenkathetern (TUBK) inkludiert ein hohes Infektionsrisiko für die Harnwege. Je nach Design des ableitenden Harnsystems sowie begleitenden Pflegemaßnahmen entwickeln alle Patienten mit initial sterilem Harn nach 2 bis 14 Tagen eine signifikante Bakteriurie. Eine konsekutive Keiminvasion des Nierenparenchyms sowie eine Urosepsis sind imminent. Die Erfassung einer Infektion der oberen Harnwege ist durch verschiedene invasive Methoden, die jedoch für den klinischen Alltag nicht geeignet sind, möglich. Der immunfloreszenz-optische Nachweis „antikörperbeladener Bakterien" (ACB) im Harn ist eine praktikable Methode zur Erkennung eines Harnwegsinfektes (HWI) mit renaler Parenchymbeteiligung. Wir fanden bei sequentiellen Kontrollen nach 1, 2 und 3 Wochen Katheterliegedauer bei 35%, 59% bzw. 79% der Patienten ACB im Harn. Das Vorliegen einer Infektion mit Systembeteiligung wurde durch einen signifikanten Anstieg der Konzentrationen von C-reaktivem Protein und α-1-Proteinaseinhibitor im Serum unterstrichen. Dieser korrelierte mit dem Zeitpunkt des Auftretens der ACB im Harn.

Als Alternative zum TUBK bietet sich die suprapubische transkutane Zystotomie (STZ) an. Bei einer kontinuierlichen Liegedauer von 4 Wochen reduziert diese Form der Harnableitung die Häufigkeit einer signifikanten Bakteriurie nach eigenen Erfahrungen auf 15%.

Bei Langzeitkatheterismus mit STZ sind problemlose Funktionsperioden von 3 — 4 Wochen zu erreichen, welche der üblichen Verweildauer der TUBK entsprechen. Schwerwiegende Komplikationen beim Anlegen der STZ sind in weniger als 1% zu erwarten. Wir schließen, daß bei Patienten der Intensivpflege durch die STZ eine Reduktion des Infektrisikos erreicht wird. Daher sollte diese Alternative einer kontinuierlichen Blasendrainage favorisiert werden.

Literatur

1. Belfield PW (1988) Everyday aids and appliances. Br Med J 296: 836–837

2. Bryan C, Reynolds K (1984) Hospital acquired bacteremic urinary tract infection: epidemiology and outcome. J Urol 132: 494–498

3. Burke JB, Garibaldi RA, Britt MR (1981) Prevention of catheter-associated urinary-tract infection: efficacy of daily meatal care regimens. Am J Med 70: 655–658

4. Butler HK, Kunin CM (1968) Evaluation of polymyxin catheter lubricant and impregnated catheters. J Urol 100: 560–566

5. Clayton CL, Chawla JC, Stickler DJ (1982) Some observations on urinary tract infections in patients undergoing long-term bladder catherization. J Hosp Infect 3: 39–47

6. Davies AJ, Desai HN, Turton S, Dyas A (1987) Does the instillation of chlorhexidine into the bladder of catheterized geriatric patients help reduce bacilluria? J Hosp Infect 9: 72–75

7. Fairley FK, Bond AG, Braun RB, Habersberger P (1967) Simple test to determine the site of urinary-tract infections. Lancet ii: 7513–7514

8. Gadeholt H (1964) Quantitative estimation of urinary tract sediment, with special reference to sources of error. Br Med J 1: 1547–1549

9. Garibaldi RA, Burke JP, Dickman ML, Smith CB (1974) Factors predisposing to bacteriuria during indwelling urethral catheterization. N Engl J Med 291: 215–219

10. Garibaldi RA, Burke JP, Britt MR, Miller WA, Smith BC (1980) Meatal colonization and catheter associated bacteriuria. N Engl J Med 303: 316–318

11. Givens CD, Wenzel RP (1980) Catheter-associated urinary tract infections in surgical patients: a controlled study on the excess morbidity and costs. J Urol 124: 646–648

12. Gleckman RA (1985) Diagnosing a common kidney infection of the elderly inpatient. Geriatrics 40: 87–92

13. Gleckman R (1979) A critical review of the antibody-coted bacteria test. J Urol 122: 770–779

14. Gwynn MN, Webb LT, Rolinson GN (1981) Regrowth of Pseudomonas aeruginosa and other bacteria after the bactericidal action of carbenicillin and other β-lactam antibiotics. J Infect Dis 144: 263–269

15. Holliman R, Seal DV, Archer H, Doman S (1987) Controlled trial of chemical disinfection of urinary drainage bags. Br J Urol 60: 419–422

16. Hooton TM, O'Shaughnessy EJ, Clowers D, Mack L, Cardenas DD, Stamm WE (1984) Localization of urinary tract infection in patients with spinal cord injury. J Infect Dis 150: 85–91

17. Kass EH, Schneidermann LJ (1957) Entry of bacteria into the urinary tracts of patients with inlying catheters. N Engl J Med 256: 556–557

18. Kass EH (1956) Asymptomatic infections of the urinary tract. Trans Assoc Am Physicians 69: 56–64

19. Kunin CM, McCormack RC (1966) Prevention of catheter-induced urinary-tract infections by sterile closed drainage. N Engl J Med 274: 1155–1161

20. Kunin CM, Finkelberg Z (1971) Evaluation of an intraurethral lubricating catheter in prevention of catheter-induced urinary tract infections. J Urol 106: 928–932

21. Kurz RW, Graninger W, Hilsch S, Schneeweiss B, Kremsner PG (1987) Der invasive Harnwegsinfekt bei Blasendauerkatheter − „Antikörper-beladene Bakterien" und Akutphasenproteine. Urologe [B] 27: 165–168

22. Kurz RW, Graninger W, Kremsner P (1988) Infection urinaire sous catheterisme uretral a demeure „anticorps fixes aux bacteries" et proteines dela phase aigue. Méd et Mal Infect 10: 427–432

23. Martin CM, Bookrajian EN (1962) Bacteriuria prevention after indwelling urinary catheterization: a controlled study. Arch Intern Med 110: 703–711

24. Muncie HL Jr, Hoopes JM, Damron DJ, Tenney JH, Warren JW (1989) Once-daily irrigation of long-term urethral catheters with normal saline. Arch Intern Med 149: 441–443

25. Muncie HL Jr, Warren JW (1990) Reasons for replacement of long-term urethral catheters: implications for randomized trials. J Urol 143: 507–509

26. Mundt KA, Polk BF (1979) Identification of site of urinary-tract infections by antibody-coated bacteria assay. Lancet ii: 1172–1175

27. Nickel JC, Rusesa I, Wright JB, Costerton JW (1985) Tobramycin resistance of Pseudomonas aeruginosa cells growing as a biofilm on urinary catheter material. Antimicrob Agents Chemother 27: 619–624

28. Peterson JR, Roth EJ (1989) Fever, bacteriuria, and pyuria in spinal cord injured patients with indwelling urethral catheters. Arch Phys Med Rehabil 70: 839–841

29. Platt R, Polk BF, Murdock B, Rosner B (1982) Mortality associated with nosocemial urinary tract infections. N Engl J Med 307: 637–642

30. Platt R, Murdock B, Polk BJ, Rosner B (1983) Reduction of mortality associated with nosocomial urinary tract infection. Lancet i: 1893–1897

31. Ramsay JWA, Garnham AJ, Mulhall AB, Crow RA, Bryan JM, Eardley I, Vale JA, Ehitfield (1989) Biofilms, bacteria and bladder catheters. Br J Urol 64: 395–398

32. Roeszler W, Palmtag H (1983) Die suprapubische Harnableitung mit dünnlumigen Kathetersystemen. Urologe [B] 23: 249–252

33. Stamey TA, Govan DE, Palmer JM (1965) The localization and treatment of urinary tract infections: the role of bactericidal urine levels as opposed to serum levels. Medicine (Baltimore) 44: 1–36

34. Stickler DJ, Clayton CL, Chawla JC (1987) Assessment of antiseptic bladder washout procedures using a physical model of the catheterized bladder. Br J Urol 60: 413–418

35. Warren JW, Platt R, Thomas RJ, Rosner B, Kass EH (1978) Antibiotic irrigation and catheter-associated urinary-tract infections. N Engl J Med 299: 570–573

36. Warren JW, Tenney JH, Hoopes JM, Muncie HL, Anthony WC (1982) Prospective microbial study of bacteriuria in patients with chronic indwelling urethral catheters. J Infect Dis 146: 719–723
37. Warren JW, Damron D, Tenney JH, Hoopes JM, Deforge B, Muncie HL Jr (1987) Fever, bacteremia and death as complications of bacteriuria in women with long-term urethral catheters. J Infect Dis 155: 1151–1158
38. Warren JW, Muncie HL Jr, Hall-Craggs M (1988) Acute pyelonephritis associated with bacteriuria during long-term catheterization: a prospective clinicopathological study. J Infect Dis 158: 1341–1346

Korrespondenz: Dr. R. W. Kurz, I. Medizinische Abteilung, Kaiser-Franz-Josef-Spital, Kundratstraße 3, A-1100 Wien, Österreich.

Katheterassoziierte Infektionen

W. Graninger und R. Kurz

Universitätsklinik für Chemotherapie, Wien, Österreich

Ohne venöse und arterielle Gefäßzugänge ist heute eine Intensivtherapie nicht vorstellbar. Die jeweiligen Katheter bergen jedoch das Risiko einer katheterassoziierten Infektion in sich. So erwerben in den Vereinigten Staaten 25 000 Patienten pro Jahr eine katheterassoziierte Bakteriämie [15].

Pathogenese

Mikrobielle Erreger können den Blutstrom bei liegendem Gefäßkatheter auf verschiedene Wege erreichen.

1. Kontamination des Infusats

Zahlreiche Studien haben die Fähigkeit von Bakterien als auch von Pilzen in parenteralen Ernährungslösungen zu wachsen bewiesen [23]. Selten werden kontaminierte Lösungen bereits über den Hersteller eingeschleppt [22]. Im wesentlichen erfolgt die Kontamination bei der Zubereitung der parenteralen Ernährung aus verschiedenen Komponenten [9]. Wegen der damit verbundenen Infektionsgefahr wurde angeregt, Ernährungslösungen ausschließlich in den Zentralapotheken fertigen zu lassen. Zusätzlich ist der pH-Wert und die Osmolalität der Infusionslösung wichtig, da hochprozentige Lösungen zu Irritationen der Gefäßintima führen können mit nachfolgender Entzündungsreaktion und Thrombosebildung.

2. Kontamination von 3-Wegehähnen und des Katheteransatzstückes

Bekanntlich ist Staphylococcus epidermidis der häufigste Keim bei katheterassoziierten Infektionen. Als Quelle dafür wurde in erster Linie die Kolonisation des Katheteransatzstückes mit Staphylococcus epidermidis gesehen [14, 25, 26].

3. Kontamination an der Einstichstelle

Dieser Modus wird aus historischen Gründen am häufigsten diskutiert. So versuchte man die Katheterinfektion durch regelmäßige Abstriche der Umgebung der Kathetereinstichstelle vorherzusagen. Es stellte sich jedoch mit Ausnahme von Staphylococcus aureus kein Zusammenhang dar. Die Auffassung, daß die katheterassoziierte Infektion in erster Linie entlang des Stichkanals vor sich geht, war der Grund weswegen der Stichkanal immer mehr und mehr verlängert wurde. Dies führte zum sogenannten Hickman-Katheter, der tunneliert unter der Haut verlegt wird [3, 10, 13]. In letzter Zeit wird der Anteil an so entstandenen Infektionen jedoch als unwesentlich erachtet. Das routinemäßige Eindecken der Einstichstelle mit z. B. jodoformhältigen Salben ist daher fraglich [11, 16, 27].

4. Kathetermaterial

Je größer das Lumen, je dicker der Katheter ist, um so eher besteht Infektionsgefahr. Großlumige Katheter werden häufiger genützt, haben eine größere Kontaktfähigkeit mit der Haut und sind schwieriger zu befestigen. Bei mehrlumigen Kathetern wurde eine höhere Infektionsrate beschrieben, wobei jedoch zu differenzieren ist, wie oft und wofür der jeweilige Kanal verwendet wurde. Bezüglich des Kathetermaterials meinte man, daß steifere Katheter mit höheren Infektionsraten vergesellschaftet wären. Durch den Endothelschaden würde es zu einer Thromboseneigung und erhöhter Infektionsneigung kommen. Neuere Silikonelastomerpolyurethankatheter sind weicher und angeblich weniger thrombogen. Alle zentralvenösen Katheter werden innerhalb von Stunden nach der Implantation mit einem Fibrinscheide umgeben [21]. Dies stellt einen Nährboden für eine Infektion dar. Das Kathetermaterial kann ein zusätzlicher Faktor sein bezüglich der Adhärenz bestimmter Erreger [1]. So zeigte sich das Candida spezies besser an Polyvinylchloridkathetern haften als an Teflonkathetern. Auch die Adhärenz von Staphylococcus epidermidis mit der darauf folgenden Schleimbildung ist ein häufig diskutiertes Phänomen. Man hat daher versucht in das Kathetermaterial Antibiotika einzubinden, was bisher jedoch nicht zu eindeutigen Erfolgen geführt hat. Umgekehrt hat man versucht, die kolonisierten Katheter mittels hochprozentiger Antibiotikalösungen zu „desinfizieren". Eine unterschiedliche Infektionsrate bei mehrlumigen Kathetern wird diskutiert [12, 19].

Katheterpflege

Die lokale Anwendung von Salben ist kontroversiell. Während einige Autoren eine Reduktion in der Infektionsrate beschrieben, zeigten andere Studien eine erhöhte Kolonisationsrate der Einstichstelle mit Pilzen. Auf Grund der bisher empfohlenen Studien ist eine lokale Verwendung von Salben ohne Wert. Die Befestigung des Katheters ist ebenfalls kontroversiell. Während einige Autoren das Annähen des Katheters befürworten, empfehlen andere die Befestigung mittels semipermeabler Membranen [8]. Unter diesen Membranen kam es jedoch zu einer erhöhten Kolonisationsrate. Ein wesentlicher Faktor für das Entstehen einer katheterassoziierten Infektion ist die Sorgfalt der Handhabung von Infusionen [2] und von Blutabnahmen von entscheidender Bedeutung. Der Grund für die oft beschriebene niedrigere Infektionsrate von Brovial- und Hickman-Kathetern dürfte darin bestehen [13].

Epidemiologie

Die Risikofaktoren für eine katheterassoziierte Infektion sind einerseits patientenbezogene Faktoren, andererseits krankenhausbezogene Faktoren. Bei älteren Patienten, bei Patienten mit herabgesetzter Immunabwehr, wie z. B. Granulozytopenie, als auch bei Verbrennungspatienten ist das Entstehen einer katheterbedingten Infektion begünstigt. Von den krankenhausbezogenen Faktoren ist neben dem Kathetermaterial und der Katheterfunktion im wesentlich die Lokalisation des Katheters, die Liegedauer und die Umstände während des Setzens des Katheters von Relevanz.

Erreger

Zahlreiche Erreger sind mit katheterassoziierten Bakteriämien vergesellschaftet. Der häufigste Keim ist Staphylococcus epidermidis. Bei diesem Erreger wird die Schleimbildung als wesentlicher pathogenetischer Faktor diskutiert [21, 24].

Diagnose

Die Differentialdiagnose einer katheterassoziierten Bakteriämie und einer Bakteriämie ausgehend von anderen Herden ist oft schwierig. Wenn Blutkulturen aus peripheren Gefäßen und aus dem zentralen Venenkatheter das Wachstum des selben Keimes ergeben wird an eine katheterassoziierte Bakteriämie gedacht.

Auffälligkeiten der Einstichstelle bei katheterassoziierter Bakteriämie sind selten. Üblicherweise wird die Katheterspitze kultiviert, wobei die Katheterspitze meist in Bouillon geworfen wurde. Wegen der oft unverläßlichen Daten, wurden semiquantitative Kulturmethoden entworfen, wo z. B. die abgeschnittene Katheterspitze steril über einen Nährboden gerollt wird [4, 5, 18]. Eine einfache Methode ist die Acridiorange-Färbung der Katheterspitze [28].

Klinische Manifestation der katheterassoziierten Bakteriämie

Das häufigste Symptom ist Fieber, oft nicht verbunden mit einer Leukozytose und relativem Wohlbefinden des Patienten. Es sind alle Manifestationen bis hin zur Manifestation der Sepsis möglich [6, 7]. An Komplikationen können eitrige Thrombophlebitiden und eine bakterielle Endokarditis auftreten. Selten kommt es zu metastatischen Infektionen, wie z. B. einer Candida Ophthalmitis im Rahmen einer totalen parenteralen Ernährung.

Behandlung

In den meisten Fällen wird eine Explantation des Katheters durchgeführt. Ist dies aber nicht möglich, weil keine weiteren Zugangswege zur Verfügung stehen, kann versucht werden, die Infektion bzw. Kolonisation mittels lokaler Antibiotika zu beherrschen, wobei z. B. Aminoglycoside oder Vancomycin in den Katheter installiert werden, wenn dieser Katheter für mehrere Stunden nicht benützt wird. Bei einer Tunnelinfektion ist die Explantation meist unvermeidlich.

Prävention der katheterassoziierten Bakteriämie

Die Vorbereitung des Patienten, das Können des Operateurs, sind ebenso wie die dauernde sorgfältige Pflege von entscheidender Bedeutung. Je öfter der Katheter bidirektional benützt wird, umso höher wird die Infektionsrate sein. Dem Händewaschen kommt beim Umgang mit zentralvenösen oder arteriellen Kathetern wesentliche Bedeutung zu.

Literatur

1. Ashkenazi S, Weiss E, Drucker MM (1986) Bacterial adherence to intravenous catheters and needles and its influence by cannula type and bacterial surface hydrophobicity. J Lab Clin Med 107: 136–140
2. Blackett RL, Bakran A, Bradley JA, Halsall A, Hill GL, Mahon MJ (1978) A prospective study of subclavian vein catheters used exclusively for the purpose of intravenous feeding. Br J Surg 65: 393–395
3. Broviac JW, Cole JJ, Scriber BH (1973) A silicone rubber atrial catheter for prolonged parenteral alimentation. Surg Gynecol Obstet 136: 602–606
4. Cleri DJ, Corrado ML, Seligman SJ (1980) Quantitative culture on intravenous catheters and other intravascular inserts. J Infect Dis 141: 781–786
5. Cooper GL, Hopkins CC (1985) Rapid diagnosis of intravascular catheter-associated infection by direct gram staining of catheter segments. N Engl J Med 312: 1142–1147
6. Decker MD, Edwards KM (1988) Central venous catheter infections. Pediatr Clin North Am 35: 579–612
7. Eykyn SJ (1984) Infection and intravenous catheters. J Antimicrob Chemother 14: 203–208
8. Frank U, Eisenbeis S, Daschner F (1988) Beurteilung verschiedener Verbandstechniken zur Verhütung von Infektionen durch zentrale Venenkatheter: Fixomull-Klebevlies, Tegaderm-Folienverband, Nobecutan-Sprühfilm. Intensivmedizin 25: 18–28
9. Gaszner A, Deutsch E, Kleinberger G, Lochs H, Pall H, Pichler M, Spitzy KH (1978) Bakterielle Kontamination von Infusionslösungen für die parenterale Ernährung. Intensivmedizin 15: 99–100
10. Hickman RO, Buckner CD, Clift RA (1979) A modified right atrial catheter for access to the venous system in bone marrow transplant recipients. Surg Gynecol Obstet 148: 871–875
11. Jarrard MM, Freeman JB (1977) The effects of antibiotic ointments and antiseptics on the skin flora beneath subclavian catheter dressing during intravenous hyperalimentation. J Surg Res 22: 521–526
12. Kelly CS, Smith CA (1986) Sepsis due to triple lumen central venous catheters. Surg Gynecol Obstet 163: 14–16
13. Keoane PP, Jones BJM, Attrill H, Cribb A, Northover J, Frost P, Silk DBA (1983) Effect of catheter tunneling and a nutrition nurse on catheter sepsis during parenteral nutrition. A controlled trial. Lancet ii: 1388–1390
14. Linares J, Sitges-Serra A, Garau J, Martin R (1985) Pathogenesis of catheter sepsis: a prospective study with quantitative and semiquantitative cultures of catheter hub and segments. J Clin Microbiol 21: 357–360
15. Maki DG (1981) Nosocomial bacteremia: an epidemiologic overview. Am J Med 70: 719–732

16. Maki DG, Band JD (1981) A comparative study of polyantibiotic and iodophor ointments in prevention of vascular catheter-related infection. Am J Med 70: 739–744

17. Maki DG, Cobb L, Garman JK, Shapiro JM, Ringer M, Helgerson RB (1988) An attachable silver-impregnated cuff for prevention of infection with central venous catheters: a prospective randomized multicenter trial. Am J Med 85: 307–314

18. Maki DG, Weise CE, Sarafin HW (1977) A semiquantitative culture method for identifying intravenous catheter-related infection. N Engl J Med 296: 1305–1309

19. Pemberton LB, Lyman B, Lander V, Covinskz J (1986) Sepsis from triple versus single lumen catheters during total parenteral nutrition in surgical or critically ill patients. Arch Surg 121: 591–596

20. Peters G, Locci R, Pulverer G (1982) Adherence and growth of coagulase-negative staphylococci on surface of intravenous catheters. J Infect Dis 146: 479–482

21. Peters WR, Bush WH, McIntyre RD, Hill LD (1973) The development of fibrin sheath on indwelling venous catheters. Surg Gynecol Obstet 137: 43–47

22. Phillips I, Eykyn S, Laker M (1972) Outbreak of hospital infection caused by contaminated autoclaved fluids. Lancet i: 1258–1260

23. Powell Tuck J, Lennard JJ, Lowes J, Twum DK, Show E (1979) A prospective study of infectious complications of intravenous feeding in a gastroenterological unit. J Clin Pathol 32: 349–355

24. Regelmann WE, Gray ED, Thomas P, Peters G (1984) Staphylococcus epidermidis slime effects on bacterial opsonisation and PMN leucocyte function. Pediatr Res 18: 1131–1134

25. Sitges-Serra A, Jaurrieta E, Linares J (1983) Bacteria in parenteral nutrition catheters: where do they come from? Lancet i: 531

26. Sitges-Serra A, Linares J (1984) Tunnels do not protect against venous-catheter-related sepsis. Lancet i: 459–460

27. Zinner SH (1969) Risk of infection with intravenous indwelling catheters: effect of application of antibiotic ointment. J Infect Dis 120: 616–619

28. Zufferey J, Rime B, Francoli P, Bille J (1988) Simple method for rapid diagnosis of catheter-associated infection by direct acridine orange staining of cathetertips. J Clin Microbiol 26: 175–177

Korrespondenz: Prof. DDr. W. Graninger, Universitätsklinik für Chemotherapie, Lazarettgasse 14, A-1090 Wien, Österreich.

Endogene Infektionsquellen: Naso-Oro-Pharynx

L. S. Weilemann

Universitätsklinik Mainz, Bundesrepublik Deutschland

Der Nasooropharyngealbereich spielt insbesondere im Zusammenhang mit nosokomialen Pneumonien als endogene Infektionsquelle eine bedeutende Rolle. Trotz optimierter hygienischer Bedingungen kommt es bei kritisch Kranken und insbesondere beim Beatmungspatienten zur Erregerbesiedlung des Lungenparenchyms. Dabei steht ohne Frage die Aspiration als Wegbereiter bakterieller nosokomialer Pneumonien im Mittelpunkt.

Nach dem heutigen Kenntnisstand dominiert als Infektionsweg die Keimaspiration, wobei als Erregerquelle der Gastrointestinaltrakt in Frage kommt, aber auch der *Nasooropharyngealbereich* im Sinne des Ortes der Erstbesiedelung.

Das Problem gilt insbesondere für den beatmeten Patienten, bei dem die Trachea bereits nach kurzer Zeit mikrobiell besiedelt ist. Es dominieren im oberen Oropharynxbereich bei Intensivpatienten gramnegative Stäbchen und Staphylokokken. Es ist also eine Veränderung der Keimzusammensetzung im Oropharynx festzustellen. Von hier aus kommt es dann durch das Fehlen oraler Abwehrmechanismen zunächst zur Kolonisierung. Man darf annehmen, daß Oropharynxkeime zunächst in die Trachea aspiriert und dann in das Beatmungssystem expektoriert werden. Über Kolonisierung und Aspiration geht es dann infolge Fehlens pulmonaler Abwehrmechanismen, veränderter Immunreaktionen, veränderter Phagozytose in Richtung Pneumonie.

Hierbei muß festgehalten werden, daß es sich zunächst um eine Kolonisierung der unteren Atemwege handelt, die jedoch nicht mit einer klinisch manifesten Infektion gleichgesetzt werden darf. Vor diesem Hintergrund ist die lokale Antibiotikaprophylaxe des Oropharyngealbereiches zu verstehen, die darauf abzielt, eine Besiedelung zu minimieren, um das Manifestwerden einer Infektion auf dem beschriebenen Aspirationswege zu verhindern.

Unabhängig davon stellt sich die Frage, ob in Abhängigkeit der verschiedenen Keimspezies der Nasen-Rachen-Raum primärer Besiedlungsort oder der Gastrointestinaltrakt primärer Besiedlungsort ist. Darüber hinaus stellt sich die Frage, ob bei beatmeten und nicht beatmeten Patienten unterschiedliche Keimspezies bei der Besiedlung des Nasen-Rachen-Raumes gefunden werden. In einer eigenen Untersuchung zur Problematik des erstmaligen Keimnachweises fakultativ pathogener Erreger, werden die verschiedenen „Quellen" aufgezeigt. Als vorläufiges Ergebnis kann mitgeteilt werden, daß der Magen als „Quelle", insbesondere der Sproßpilze, aber auch der Enterokokken angesehen werden kann. Ebenso bei einzelnen Spezies von Enterobakterien. Staphylokokkus aureus wird dagegen bei keinem Patienten erstmals im Magen gefunden. Der erste Nachweis gelingt in der Regel aus dem Trachealsekret. Für die Klebsiellen scheint der Rachenraum Erstbesiedlungsort zu sein. Bei den Pseudomonaden zeigen sich Unterschiede bei Pseudomonasspezies und Pseudomonas aeruginosa. Die Gegenüberstellung der Rachenabstriche beatmeter und nicht beatmeter Patienten zeigt, daß unter Berücksichtigung der Grundbelastung der Rachenabstriche nicht intubierter Patienten es vor allem zu einem Anstieg der Keime Serratia sp., Pseudomonas sp. und aeruginosa- sowie in geringem Ausmaß auch Proteus sp. und Klebsiellen kommt, gefolgt von einem Anstieg an Enterokokken und Sproßpilzen. Gering ist dagegen der Anteil von E. coli, Enterobacter sp. und Staphylokokkus aureus.

Die geschilderten Pathomechanismen und die unterschiedlichen Besiedelungsarten im Zusammenhang mit dem Nasooropharyngealbereich als endogene Infektionsquelle machen deutlich, daß bei der selektiven Dekontamination ein differenziertes Vorgehen erforderlich ist und gängige Schemata nicht ohne weiteres für alle Patienten und Bereiche übernommen werden können.

Korrespondenz: Prof. Dr. L. S. Weilemann, 2. Medizinische Klinik, Johannes-Gutenberg-Universität, Langenbeckstraße 1, D-W-6500 Mainz, Bundesrepublik Deutschland.

Bakterielle Translokation

W. Druml

I. Medizinische Universitätsklinik, Wien, Österreich

Obwohl die Bedeutung des Gastrointestinaltraktes als Quelle systemischer Infektionen schon mehrere Jahrzehnte bekannt ist und speziell bei granulopenischen Patienten ausführlich untersucht wurde, ist die zentrale Stellung des Darmes für die Entstehung nosokomialer Infektionen bei Intensivpatienten erst in den letzten Jahren wieder ins Zentrum des Interesses gerückt [1, 2]. Die intensivmedizinisch banale Tatsache, daß viele Patienten an einer Sepsis versterben, obwohl kein Fokus nachgewiesen werden kann, erscheint so in neuem Licht. Heute wird angenommen, daß bei einem großen Teil der Patienten, die eine Sepsis bzw. ein Multiorganversagen aquirieren, eine endogene Infektion aus dem Gastrointestinaltrakt eingetreten ist [3, 4]. Manche Autoren gehen soweit, zu behaupten, daß das „Darmversagen" eine Vorbedingung für die Entstehung des Multiorganversagens darstellt.

Diese endogene Ursache der Entstehung von systemischen Infektionen wird als „bakterielle Translokation" bezeichnet. Darunter versteht man das Durchdringen vitaler Bakterien durch die Darmwand, die Kolonisierung von regionalen mesenterialen Lymphknoten und, in weiterer Folge, der Leber, wodurch schließlich eine systemische Infektion verursacht wird [2]. Dies stellt kein „alles oder nichts"-Phänomen dar. Die tatsächliche Bedeutung für den Krankheitsverlauf ist abhängig sowohl von der Menge der translozierten Bakterien, als auch der Immunitätslage des Organismus.

Infektionsabwehr-Funktion des Gastrointestinaltraktes

Im Gefolge der Neubewertung des Intestinaltraktes als Quelle für endogene Infektionen wurde auch die wesentliche Bedeutung des Darmes in der Infektionsabwehr erkannt. Diese beruht einerseits auf dem komplexen Muster der immunologischen Funktionen des Darmes, andererseits aber auch ganz entscheidend auf der anatomischen Integrität des Darmepithels, auf der ausreichenden Schleimbildung, einer erhaltenen Motorik und physiologischer Zusammensetzung der Gastrointestinalflora (Tabelle 1).

Das Konzept der „bakteriellen Translokation" geht davon aus, daß eine Reihe von lokalen und systemischen Faktoren diese Abwehrfunktionen des Darmes schädigen und damit systemische Infektionen verursachen. In den letzten Jahren wurden eine Reihe möglicher therapeutischer Ansätze untersucht, die sowohl im Tierexperiment, als auch klinisch zu einer Vorbeugung bzw. einer Verminderung des Eindringens von intestinalen Bakterien in die systemische Zirkulation führen könnten.

Faktoren, die bakterielle Translokation begünstigen

A. Lokale Ursachen (Tabelle 2)

Am längsten bekannt und besten untersucht ist die direkte Schädigung des rasch proliferierenden Darmepithels durch Strahlen bzw. Zytostatika. Ebenso können verschiedene entzündliche Darmerkrankungen (z. B. M. Crohn) und Darminfektionen zu einer Beeinträchtigung der

Tabelle 1. Schutzfunktion des Darmes

- Epitheliale Integrität
- Schleimproduktion
- Sekretorisches IgA
- Peristaltik
- Physiologische Keimflora

Tabelle 2. Lokale Faktoren, die die Translokation begünstigen

- Strahlenschädigung
- Zytostatika
- Lokale Entzündungen
- Überschießendes Keimwachstum
- Motilitätsstörungen

Barriere-Wirkung der Darmmukosa führen. Eine weitere lokale Ursache kann die unphysiologische Zusammensetzung der Darmflora durch überschießendes Wachstum selektierter Keime (z. B. unter einer Antibiotika-Therapie) darstellen. Nicht zuletzt wurde gezeigt, daß Motilitätsstörungen (intestinale Obstruktion, Ileus) die Translokation steigern können [5].

B. *Systemische Faktoren* (Tabelle 3)

Am Modell des hämorrhagischen Schock wurde die Bedeutung des Gastrointestinaltraktes für die Infektionsentstehung erstmals beschrieben [1, 6]. Im Tierexperiment kann eine indirekte Korrelation zwischen Translokationsfrequenz und dem Blutdruck während eines Schockzustandes gezeigt werden [7]. Andere Formen der Mangeldurchblutung, fokale Ischämien bei Sepsis, kardiale Insuffizienz, lokal bedingte Ischämien führen ebenso zu einer Störung der Epithel-Barriere. Aber auch schwere Streß-Reaktionen, wie nach großen Traumen und Verbrennungen führen zu einer gesteigerten Translokation [8].

Systemische Infektionen bzw. eine Endotoxinämie führen ebenfalls zu einer Beeinträchtigung der Integrität der Darmmukosa. So konnte gezeigt werden, daß eine einmalige parenterale Gabe eines Endotoxins auch bei gesunden Probanden die Permeabilität der Darmwand für Bakterien steigert [9].

Jede Störung der Immunkompetenz des Organismus führt zu einer Schwächung der intestinalen Abwehrfunktionen und damit zu einer Beeinträchtigung der Darm-Barriere [10]. Bei kritisch kranken Patienten kommt es regelhaft zu einer Beeinträchtigung der Immunkompetenz.

Eine Malnutrition führt zu einer Beeinträchtigung der Epithelfunktionen, vermindert aber auch die immunologischen Funktionen

Tabelle 3. Systemische Faktoren, die die Translokation begünstigen

- Schock/Kreislaufversagen
- Ischämie
- Endotoxinämie
- Verbrennungstrauma
- Immunsuppression
- Malnutrition
- Parenterale Ernährung

des Darmes, wie der Sekretion von IgA. Traumen und Mangelernährung entfalten einen synergistischen Effekt auf die Schädigung der Darmschleimhaut [11, 12].

Seit längerem ist bekannt, daß unter einer parenteralen Ernährung eine Atrophie der Darmmukosa (Abnahme der Villus-Höhe, der Krypten-Tiefe und des Darmgewichtes) auftritt. Gleichzeitig läßt sich eine Störung der Schutzfunktion durch Verminderung der Sekretion von Mukus, sekretorischem IgA und endotoxin-neutralisierenden Gallensäuren nachweisen. Dies führt zu einer gesteigerten Permeabilität des Darmes für Keime [13]. Die Ursachen für die Inadäquatheit einer parenteralen gegenüber enteralen Nährstoffzufuhr in bezug auf die Darmfunktionen sind vielfältig (Tabelle 4). Die parenteralen Nährlösungen sind unvollständig. So fehlt z. B. die für die Mukosazellen als Nährsubstrat essentielle Aminosäure Glutamin wegen seiner Instabilität in Nährlösungen [14]. Das Darmepithel ist zudem von einer luminalen Substratzufuhr abhängig. Unter einer parenteralen Nahrungszufuhr fehlt die Stimulation der Freisetzung trophischer Faktoren, wie der Gastrointestinalen Hormone, die für Wachstum und Regeneration der Darmmukosazellen von entscheidender Bedeutung sind.

Diese Vielfalt lokaler und systemischer Faktoren, die zu einer Erhöhung der intestinalen Translokation führen können, zeigt, daß in den meisten Fällen nicht ein einzelner, sondern ein Zusammenspiel mehrerer Faktoren die intestinale Keimbarriere beeinträchtigen.

Therapeutische Ansätze (Tabelle 5)

Therapeutisch entscheidend ist die Vermeidung all jener Ereignisse, die zu einer Schädigung des Darmepithels führen können, die Auf-

---

Tabelle 4. Warum ist eine parenterale Ernährung für den Gastrointesinaltrakt inadäquat?

---

1. Parenterale Nährlösungen sind unvollständig (z. B. Glutamin fehlt)
2. Der Darm kann aus der systmischen Zirkulation nicht ausreichend Nährstoffe extrahieren
3. a. Mukosazellen bedürfen der luminalen Substratzufuhr
   b. Die Fermentation durch Darmbakterien setzt essentielle Nährstoffe frei (z. B. Aminosäuren, kurzkettige Fettsäuren)
4. Die luminale Nährstoffzufuhr stimuliert die Sekretion trophischer Faktoren (GIT-Hormone)

Tabelle 5. Therapeutische Ansätze

— Vermeidung direkter Epithelschädigung
— Erhaltung der intestinalen Motilität
— Selektive digestive Dekontamination (?)
— Medikamentöse Interventionen (?)
— Enterale Ernährung!
— Glutamin-Zusatz zur parenteralen Ernährung

rechterhaltung einer adäquaten Durchblutung (Schocktherapie), die Stimulation einer ausreichenden Motilität, die Erhaltung der physiologischen Keimflora durch die Vermeidung der Gabe von nicht indizierten Breitbandantibiotika.

Unter den spezifischen Maßnahmen hat — vor allem bei hämatologischen Patienten — die „Selektive Digestive Dekontamination" (SDD) breitere Awendnung gefunden, bei der eine Verminderung der Translokation durch Keimreduktion bzw. Keimfreiheit erzielt werden soll. Der Stellenwert der SDD bei Intensivpatienten ist allerdings umstritten. Eine Besserung der Prognose durch die SDD konnte nicht belegt werden [15]. Eine mögliche Komplikation der SDD ist die Induktion des Wachstums resistenter, grampositiver Keime, die selbst Ursache einer Translokation werden können [16].

Medikamentöse Interventionen sind bislang nur tierexperimentell untersucht worden. Unter der Therapie mit dem Xanthinoxydase-Hemmer Allopurinol konnte bei Ratten mit induzierten Verbrennungen eine Reduktion der Translokationsfrequenz erzielt werden [17]. Dies deutet auf eine Mitbeteiligung der Bildung von Sauerstoffradikalen bei der intestinalen Schädigung hin.

Die *wichtigste Maßnahme* zur Unterstützung der intestinalen Abwehrfunktionen und zur Vermeidung bzw. Verminderung der Translokation stellt die *Enterale Ernährung* dar. Durch diese kann die Inzidenz von Infektionen und ihre metabolischen Folgeeffekte vermindert werden. So konnte beim Verbrennungstrauma gezeigt werden, daß eine enterale Ernährung die Freisetzung der „Katabolen Hormone" vermindert, den Hypermetabolismus dämpft und die Stickstoffbilanz verbessert [18].

Die enterale Ernährung sollte möglichst frühzeitig begonnen werden. Wiederum am Verbrennungsmodel konnte belegt werden, daß schon eine einzige, frühzeitige Gabe einer enteralen Nährlösung die Translokationsfrequenz vermindert [19].

Die klinische Tatsache, daß bei einem hohen Prozentsatz der Intensivpatienten eine bedarfsdeckende enterale Ernährung nicht möglich ist, sollte nicht dazu verleiten, gänzlich auf die enterale Nahrungszufuhr zu verzichten. In diesen Fällen sollte zumindest eine partielle enterale Ernährung erfolgen.

Ein weiterer Therapieansatz betrifft Versuche, die parenterale Ernährung so zu vervollständigen und zu optimieren, daß die Darmfunktionen erhalten werden können. So kann der Zusatz von Glutamin zur Nährlösung (entweder als Zuspritzampulle oder als stabiles Dipeptid) die negativen Effekte einer parenteralen Ernährung auf den Darm zumindest zum Teil kompensieren [14].

Zusammenfassung

Im Bewußtsein des Intensivmediziners lange Zeit kaum existent, ist der Gastrointestinaltrakt heute als ein wesentliches, für den Krankheitsverlauf und Prognose manchmal entscheidendes Organsystem erkannt worden. Das „Darmversagen" ist ein fester Bestandteil des Multiorgan-Versagen-Syndromes. Die Translokation von Bakterien aus dem Darm muß in vielen Fällen als Ausgangspunkt des Multiorgan-Versagens angesehen werden. Therapeutische Maßnahmen müssen darauf zielen, die Darmschädigung zu minimieren. Die weitaus wichtigste Maßnahme dazu ist die enterale Ernährung, die möglichst frühzeitig einsetzen soll und − wenn nicht bedarfsdeckend möglich − zumindest partiell vorgenommen werden sollte.

Literatur

1. Ravin HA, Rowley D, Jenkins C (1960) On the absorption of bacterial endotoxin from the gastro-intestinal tract of the normal and shocked animal. J Exp Med 112: 783–789
2. Wilmore DW, Smith RJ, O'Dwyer ST, Jacobs DO, Ziegler TR, Wang X-D (1988) The gut: a central organ after surgical stress. Surgery 104: 917–923
3. Border JR, Hassett J, LaCuda J, Seibel R, Steinberg S, Mills B, Losi P, Border D (1987) The gut origin septic states in multiple trauma in the ICU. Ann Surg 206: 427–445
4. Marshall JC, Christou NV, Horm R, Meakins JL (1988) The microbiology of multiple organ failure. The proximal gastrointestinal tract as an occult reservoir of pathogens. Arch Surg 123: 309–315

5. Deitch EA (1989) Simple intestinal obstruction causes bacterial translocation in man. Arch Surg 124: 699–701
6. Sori AJ, Rush BF, Lysz TW, Smith S, Machiedo GW (1988) The gut as source of sepsis after haemorrhagic shock. Am J Surg 155: 187–191
7. Rush BF, Sori AJ, Murphy TF, Smith S, Flanagan JJ, Machiedo GW (1988) Endotoxinemia and bacteremia during haemorrhagic shock. Ann Surg 207: 549–552
8. Ziegler TR, Smith RJ, O'Dwyer ST, Demling RH, Wilmore DW (1988) Increased intestinal permeability associated with infection in burn patients. Arch Surg 123: 1313–1319
9. O'Dwyer ST, Michie HR, Ziegler TR, Rechaug A, Smith RJ, Wilmore DW (1988) A single dose of endotoxin increases intestinal permeability in healthy humans. Arch Surg 123: 1459–1464
10. Berg RD, Wommack E, Deitch EA (1988) Immunosuppression and intestinal bacterial overgrowth synergistically promote bacterial translocation. Arch Surg 123: 1359–1364
11. Deitch EA, Winterton J, Ma L, Berg R (1987) The gut as a portal of entry for bacteriemia. Role of protein malnutrition. Ann Surg 205: 681–692
12. Deitch EA, Winterton J, Berg R (1987) Effect of starvation, malnutrition and trauma on the gastrointestinal tract flora and bacterial translocation. Arch Surg 122: 1019–1024
13. Alverdy JC, Aoys E, Moss GS (1988) Total parenteral nutrition promotes bacterial translocation from the gut. Surgery 104: 185–190
14. Souba WW, Klimberg VS, Plumley DA, Salloum RM, Flynn TC, Bland KI, Copeland EW (1990) The role of glutamine in maintaining a healthy gut and supporting the metabolic response to injury and infection. J Surg Res 48: 383–391
15. McClelland P, Murray AE, Williams PS, vanSaene HKF, Gilbertson AA, Mostafa SM, Bone JM (1990) Reducing sepsis in severe combined acute respiratory and renal failure by selective decontamination of the digestive tract. Crit Care Med 18: 935–939
16. Jackson RJ, Smith SD, Rowe MI (1990) Selective bowel decontamination results in Gram-positive translocation. J Surg Res 48: 444–447
17. Deitch EA, Bridges W, Baker J, Ma J-W, Ma L, Grisham MB, Granger N, Specian RD, Berg R (1988) Haemorrhagic shock-induced bacterial translocation is reduced by xanthine oxidase inhibition or inactivation. Surgery 104: 191–198
18. Saito H, Trocki O, Alexander JW, Kopcha R, Heyd T, Joffe SN (1987) The effect of route of nutrient administration on the nutritional state, catabolic hormone secretion and gut mucosal integrity following burn injury. JPEN 11: 1–7
19. Inoue S, Epstein MD, Alexander JW, Trocki O, Jacobs P, Gura P (1989) Prevention of yeast translocation across the gut by a single enteral feeding after burn injury. JPEN 13: 565–571

Korrespondenz: Doz. Dr. W. Druml, I. Medizinische Universitätsklinik, Lazarettgasse 14, A-1090 Wien, Österreich.

Endogene Infektionsquellen: Urogenitaltrakt

J. Hofbauer und **M. Marberger**

Urologische Universitätsklinik, Wien, Österreich

Unter dem Oberbegriff Harnwegsinfektion subsumieren sich infektiöse Entzündungen in jedem Abschnitt des Urogenitaltraktes. Neben der exogenen Keimbesiedelung spielt die endogene Keimbesiedelung als Infektionsweg eine wesentliche Rolle. Pathogenetisch handelt es sich hauptsächlich um einen aszendierenden Invasionsmechanismus. Eine geringere Rolle kommt der haematogenen Infektion zu, am ehesten bei Neugeborenen und Kindern und bei Patienten mit Staphylococcensepsis und/oder bakterieller Endokarditis. Zu vernachlässigen ist wahrscheinlich ein lymphogener Infektionsweg [4].

Das Erregerreservoir rekrutiert sich aus der Intestinal- und Gentialflora, wobei erhebliche Unterschiede im Erregerspektrum von ambulanten Patienten und stationären Patienten mit einer nosokomialen Infektion bestehen [2, 3].

Tabelle 1 zeigt die Häufigkeitsverteilung der Harnwegserreger bei ambulanten und stationären Patienten [1]. Bei Patienten auf Intensivstationen können zusätzlich potentiell pathogene Keime sogenannte saprophytäre Keime einen klinisch relevanten Harnwegsinfekt verursachen.

Voraussetzung dafür ist der „Problempatient" und das „Problemmilieu". Beide Prämissen sind beim Intensivpatienten immer vorhanden [3].

Abbildung 1 zeigt die Ursachen der Probleminfektion. Der Dauerkatheter ist als direkte und indirekte Infektionsquelle für den Urogenitaltrakt hauptverantwortlich. Die mucopuruolente Membran des Urethralschleims zwischen Katheter und Urethralwand und das Lumen eines Katheters stellen Schienen für eine autogene Infektion dar. Zu-

Tabelle 1. Erreger von Harnwegsinfekten in %

	Ambulant	Stationär
E. coli-Gruppe	80	44
Proteusgruppe	8	13
Enterokokken	6	12
Klebsiellen	2	8
Pseudomonas aeroginosa	1	6
Staphyl. aureus	—	3
Candida	—	1−2

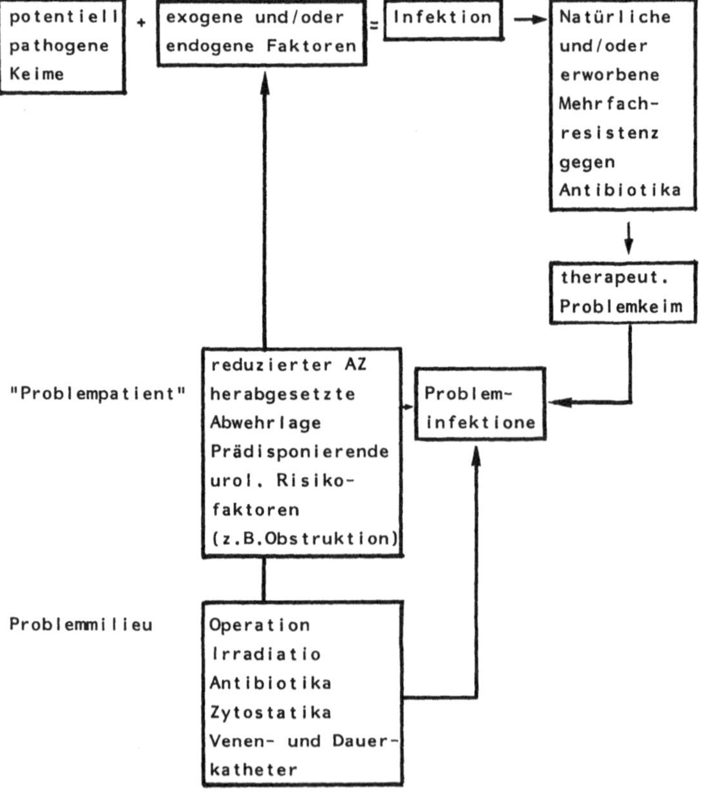

Abb. 1. Ursachen der Probleminfektion

sätzliche Schwachpunkte in der Asepsis sind der Katheterkonus und das Plastikverbindungsstück. Es kann beim Anspülen des Katheters zum Einschwemmen von Erregern kommen. Außerdem begünstigt der Dauerkatheter die Entstehung einer Prostatitis bzw. Epididymoorchitis, welche gefährliche Sepsisherde darstellen. Bei liegendem Dauerkatheter ist nach 48 Stunden in bis zu 72% ein infizierter Harn zu erwarten. Aus der Tatsache, daß der Dauerkatheter die wichtigste urologische Ursache für eine Infektion im Urogenitalbereich ist, leitet sich die wichtigste Maßnahme zur Verhinderung ab: Eine suprapubische Harnableitung mittels Cystofix, falls eine mehr als 3 Tage dauernde Harnableitung notwendig ist.

Neben der primären Vermeidung von möglichen Infektionsquellen ist die frühzeitige Diagnose von Infektionen im Urogenitaltrakt entscheidend für den weiteren Krankheitsverlauf. Bei den diagnostischen Maßnahmen ist die Harnkultur mit Resistenzbestimmung obligat. Außerdem ist die Erkennung von urologisch prädisponierenden Faktoren für den Verlauf und Therapie von Infektionen im Urogenitaltrakt von eminenter Bedeutung, da bei vorliegenden urologischen Risikofaktoren die alleinige Antibiotikatherapie oft nicht nur frustran ist, sondern die drohende Gefahr einer Septikämie im Vordergrund steht. Die Abklärung erfolgt mittels Ultraschall, i.v. Urographie und Computertomographie. Wesentliche abzuklärende Risikofaktoren sind vor allem Obstruktionen. Außerdem sollten Urinextravasation und Fremdkörper sowie Anomalien abgeklärt werden. Vorhandene Risikofaktoren erfordern neben der Antibiotikatherapie eine differenzierte urologische Intervention. So kann heute die Gefahr einer sogenannten septischen Niere durch Setzen einer perkutanen Nephrostomie gebannt werden und durch sekundär selektive Beseitigung der obstruktiven Komponente organerhaltend vorgegangen werden. Für die Therapie einer Obstruktion gilt im wesentlichen: eine Obstruktion im oberen Harntrakt sollte primär mittels perkutaner Nephrostomie (PCN), eine Obstruktion im unteren Harntrakt mittels Cystofix behandelt werden.

Urinome und Abszesse müssen ultraschall- oder CT-gezielt drainiert werden. Eine offene Operation ist in den seltensten Fällen notwendig.

Die schwerste Komplikation eines Harninfektes ist die Urosepsis, d. h. eine vom Urogenitaltrakt ausgehende Septikämie häufig mit septischem Schock. Verursacher sind hauptsächlich Gram-negative Keime. Die Majorität aller Erkrankungen an Urosepsis sind Folge massiver urologischer Erkrankungen, wobei die anfangs erwähnte Konstellation Problempatient und Problemmilieu die Entwicklung einer Urosepsis auf einer Intensivstation begünstigen. Die bereits angeführten urologischen Risikofaktoren gelten als Promotoren für einen Sepsisherd, und deren Behandlung daher als unerläßlicher Bestandteil der Therapie notwendig ist.

Literatur

1. Breyer S (1988) Therapie der Harnwegsinfektion. Arzneimittelpraxis 18: 782–786
2. Flamm H (Hrsg) (1986) Angewandte Hygiene in Krankenhaus und Arztpraxis. Verlag Dieter Göschl, Wien
3. Hohenfellner R, Zingg EJ (1982) Urologie in Klinik und Praxis, Bd 1. G Thieme, Stuttgart New York
4. Stille W, Schilling A (1984) Infektionen des Harntraktes. W Zuckschwerdt, München Bern Wien

Korrespondenz: Dr. J. Hofbauer, Urologische Universitätsklinik, Wien, Alser Straße 4, A-1090 Wien, Österreich.

Endogene Infektionsquelle: Reaktivierung von Herpesviren nach Knochenmarktransplantation

P. Reusser

Department für Innere Medizin, Kantonsspital, Basel, Schweiz

Einleitung

Die Knochenmarktransplantation (KMT) hat einen festen Platz in der Therapie von hämatologischen Neoplasien und gewissen anderen Erkrankungen wie die schwere aplastische Anämie eingenommen [1]. Herpesviren sind eine der häufigsten Ursachen von Infektionen im posttransplantären Verlauf und können zu schweren Krankheitsmanifestationen führen, wobei insbesondere das Herpes-simplex-Virus (HSV), das Zytomegalovirus (ZMV) und das Varizella-Zoster-Virus (VZV) bedeutsam sind [17]. Diesen Viren ist gemein, daß sie nach einer Primärinfektion lebenslang im Wirtsorganismus latent bleiben und über Mechanismen, die größtenteils ungeklärt sind, reaktiviert werden können [17].

Obschon beim Transplantatempfänger nach durchgemachter Primärinfektion eine Reinfektion mit Herpesviren möglich ist, handelt es sich beim Infektrezidiv nach KMT in den meisten Fällen um eine Reaktivierung von latentem Virus [14, 16, 17]. Diese Reaktivierung erfolgt vorwiegend in der frühen posttransplantären Phase, während der eine schwere kombinierte Immundefizienz vorliegt, was auf eine wichtige Rolle des Immunsystems in der Kontrolle der Viruslatenz hinweist. Mit dem Aufkommen von Virostatika, die in der Prophylaxe und Therapie von Herpesvirusinfekten beim immunkompromittierten Patienten Wirksamkeit zeigen, sind Kenntnisse der Risikofaktoren und der Klinik dieser Infektionen, sowie der Möglichkeiten der antiviralen Therapie von großer praktischer Bedeutung.

Herpes-simplex-Virus

Die HSV-Infektion nach KMT ist häufig. In einer prospektiven Studie von 141 Patienten, die in Seattle allogen transplantiert wurden, bevor Acyclovir (Zovirax®, Wellcome AG) zur Prophylaxe zur Verfügung stand, entwickelten 62 (82%) der 76 seropositiven Patienten einen HSV-Infekt, während nur 1 (1,5%) von 65 seronegativen Patienten Zeichen einer HSV-Infektion zeigte [6]. Die Infektion wird in 85% der Fälle durch HSV-Typ I und in 15% durch HSV-Typ II verursacht [14]. Sie tritt vorwiegend im ersten Monat nach KMT auf. In dieser Periode ist die klinische Diagnose bei oralen Läsionen durch das gleichzeitige Vorhandensein der Mukositis erschwert, die durch die Konditionierung des Patienten mittels Chemotherapie und Ganzkörperbestrahlung bedingt ist [17]. Bei oralen Läsionen ist der kulturelle Nachweis des Virus daher vorrangig. Kutane Läsionen hingegen haben meist ein charakteristisches Aussehen, können aber in seltenen Fällen klinisch nicht von VZV-bedingten Läsionen abgegrenzt werden.

Eine häufige Krankheitsmanifestation ist die HSV-Oesophagitis. In einer retrospektiven Studie, in der 39 Patienten wegen Dysphagie, retrosternalen Schmerzen, Fieber und gastrointestinaler Blutung endoskopiert wurden, fand sich eine oesophageale Infektion bei 21 (52%) Patienten; bei 10 (48%) dieser 21 Patienten wurde HSV histologisch oder kulturell im Oesophagus nachgewiesen [5]. Weitere Krankheitsmanifestationen sind die HSV-Pneumonie, die 5% aller nichtbakteriellen Pneumonien nach allogener KMT ausmacht und trotz Therapie mit Acyclovir mit einer hohen Letalität verbunden ist, sowie die HSV-Encephalitis, die aber nach KMT sehr selten ist [17].

Anfangs der achtziger Jahre wurde gezeigt, daß Acyclovir beim HSV-Infekt nach KMT therapeutisch wirksam ist [14]. Die Wirksamkeit von Acyclovir in der Prophylaxe der HSV-Infektion beim seropositiven Transplantatempfänger wurde ebenfalls klar belegt [14, 15]. Dosierungsempfehlungen für die Prophylaxe und Therapie der HSV-Infektion nach KMT sind in Tabelle 1 zusammengefaßt.

Zytomegalovirus

Die ZMV-Infektion ist die häufigste infektiöse Todesursache nach allogener KMT [7] und ist auch nach autologer KMT ein bedeutendes Problem [11]. Etwa die Hälfte aller allogenen Knochenmarkempfänger entwickeln im posttransplantären Verlauf eine ZMV-Infektion [7]. In

Tabelle 1. Dosierungsempfehlungen für Acyclovir (Zovirax®) nach Knochenmarktransplantation*

Infekterreger	Prophylaxe	Therapie
HSV	250 mg/m^2 12-stdl. iv, Beginn 1 Woche vor KMT, Dauer 4 − 5 Wochen	250 mg/m^2 8-stdl. iv oder 200 − 400 mg 5 × täglich per os, Dauer 7 − 10 Tage
ZMV	500 mg/m^2 8-stdl. iv, Beginn 1 Woche vor KMT, Dauer 5 Wochen	
VZV		500 mg/m^2 8-stdl. iv, Dauer 7 − 10 Tage

Abkürzungen: *HSV* Herpes-simplex-Virus, *ZMV* Zytomegalovirus, *VZV* Varizella-
Zoster-Virus, *KMT* Knochenmarktransplantation; *basierend auf [9, 15, 17]

einer neueren Studie von Meyers et al. [8] wurden 617 Patienten untersucht, die zwischen 1980 und 1987 transplantiert wurden; die Wahrscheinlichkeit einer ZMV-Infektion in den ersten 100 Tagen nach
KMT betrug 81% für prätransplantär ZMV seropositive Patienten
versus 28% für seronegative Patienten. Rund ein Drittel der Patienten
mit nachgewiesener ZMV-Reaktivierung nach KMT entwickeln eine
ZMV-Pneumonie, die mit einer Letalität von 85% assoziiert ist [7].
  Mittels Multivarianz-Analyse wurde gezeigt, daß die prätrans-
plantäre ZMV-Seropositivität des Patienten die Wahrscheinlichkeit
einer ZMV-Infektion nach KMT um das 6fache erhöht und damit den
wichtigsten Risikofaktor darstellt [10], was auf die Bedeutung der
Reaktivierung von latentem Virus als Infektquelle hinweist. Die ZMV-
Prophylaxe bei seropositiven Patienten oder bei seronegativen Patienten mit seropositivem Markspender (Viruslatenz im Transplantat)
ist auf die Unterdrückung der Virusreaktivierung und -disseminierung
ausgerichtet. Während die Wirksamkeit der ZMV-Prophylaxe mit Immunglobulinpräparaten vielfach geprüft wurde [12], aber kontroverse
Resultate erbrachte [13, 17], ist der prophylaktische Einsatz von Virostatika erfolgversprechend. Hochdosiertes intravenöses Acyclovir
(Tabelle 1) senkt die Rate von ZMV-Krankheitsmanifestationen nach
KMT signifikant [9]. Ganciclovir (Cymevene®, Syntex AG) und Foscarnet (Astra Pharmaceutica AG), die beide in vitro gegen ZMV

potenter sind als Acyclovir, könnten sich in Zukunft als noch wirksamere Prophylaxe erweisen.

Kürzlich wurden mit einer Kombination von Ganciclovir und Immunglobulin-Infusionen Fortschritte in der Therapie der ZMV-Pneumonie erzielt. Studien von drei Transplantationszentren ergaben, daß von insgesamt 107 Patienten mit ZMV-Pneumonie, 67 (63%) Patienten auf diese Therapie ansprachen; falls nur Pneumonie-bedingte Todesfälle berücksichtigt wurden, betrug die Überlebensrate 62% [2]. Es handelte sich allerdings um unkontrollierte Studien mit selektionierten Patienten (z. B. Ausschluß von beatmeten Patienten), sodaß definitive Schlußfolgerungen verfrüht sind.

Varizella-Zoster-Virus

Die Wahrscheinlichkeit einer VZV-Infektion im ersten Jahr nach KMT beträgt bis zu 50% [17]. In einer retrospektiven Studie von 1394 Patienten trat die Infektion median 5 Monate nach KMT auf; 84% aller VZV-Infekte manifestierten sich als Zosterinfektion und 16% als Varizelleninfektion [4]. Die Zosterinfektion war in 36% der Fälle disseminiert, wobei es sich in 23% um eine kutane Dissemination und in 13% um eine viszerale Beteiligung handelte. Die Letalität betrug 7% für Patienten mit Zosterinfekt und 28% für Patienten mit Varizelleninfektion [4].

Acyclovir ist derzeit die Therapie der Wahl für die VZV-Infektion nach KMT [17]. Die empfohlene Dosierung von Acyclovir ist in Tabelle 1 aufgeführt. Eine VZV-Prophylaxe mit Acyclovir kann nach KMT nicht empfohlen werden, da trotz monatelanger Prophylaxe nach Absetzen des Medikaments VZV-Infektionen häufig beobachtet werden [17]. Da eine VZV-Reaktivierung bis zwei Jahre nach KMT auftreten kann, wäre eine langfristige Prophylaxe erforderlich, was in Anbetracht der potentiellen Gefahr von Resistenzentwicklungen nicht befürwortet werden kann [3].

Literatur

1. Advisory Committee of the International Bone Marrow Transplant Registry (1989) Report from the International Bone Marrow Transplant Registry. Bone Marrow Transplant 4: 221–228
2. Emanuel D (1990) Treatment of cytomegalovirus disease. Semin Hematol 27 [Suppl 1]: 22–27

3. Jacobson MA, Berger TG, Fikrig S, Becherer P, Moohr JW, Stanat SC, Biron KK (1990) Acyclovir-resistant varicella zoster virus infection after chronic oral acyclovir therapy in patients with the acquired immunodeficiency syndrome (AIDS). Ann Intern Med 112: 187–191

4. Locksley RM, Flournoy N, Sullivan KM, Meyers JD (1985) Infection with varicella-zoster virus after marrow transplantation. J Infect Dis 152: 1172–1181

5. McDonald GB, Sharma P, Hackman RC, Meyers JD, Thomas ED (1985) Esophageal infections in immunosuppressed patients after marrow transplantation. Gastroenterology 88: 1111–1117

6. Meyers JD, Flournoy N, Thomas ED (1980) Infection with herpes simplex virus and cell-mediated immunity after marrow transplant. J Infect Dis 142: 338–346

7. Meyers JD, Flournoy N, Thomas ED (1986) Risk factors for cytomegalovirus infection after human marrow transplantation. J Infect Dis 153: 478–488

8. Meyers JD, Ljungman P, Fisher LD (1990) Cytomegalovirus excretion as a predictor of cytomegalovirus disease after marrow transplantation: importance of cytomegalovirus viremia. J Infect Dis 162: 373–380

9. Meyers JD, Reed EC, Shepp DH, Thornquist M, Dandliker PS, Vicary CA, Flournoy N, Kirk LE, Kersey JH, Thomas ED, Balfour HH Jr (1988) Acyclovir for prevention of cytomegalovirus infection and disease after allogeneic marrow transplantation. N Engl J Med 318: 70–75

10. Miller W, Flynn P, McCullough J, Balfour HH Jr, Goldman A, Haake R, McGlave P, Ramsay N, Kersey J (1986) Cytomegalovirus infection after bone marrow transplantation: an association with acute graft-v-host disease. Blood 67: 1162–1167

11. Reusser P, Fisher LD, Buckner CD, Thomas ED, Meyers JD (1990) Cytomegalovirus infection after autologous bone marrow transplantation: occurrence of cytomegalovirus disease and effect on engraftment. Blood 75: 1888–1894

12. Reusser P, Osterwalder, Gratwohl A, Gratama J, The T, Speck B (1987) Prophylactic application of an anticytomegalovirus hyperimmunoglobulin in allogeneic bone marrow transplant recipients. Haematol Blood Transfus 30: 541–544

13. Reusser P, Osterwalder B, Gratama JW, The TH, Gratwohl A, Speck B (1989) Kinetics of cytomegalovirus IgG antibody following infusion of a hyperimmune globulin preparation in allogeneic marrow transplant recipients. Bone Marrow Transplant 4: 267–272

14. Saral R (1988) Management of mucocutaneous herpes simplex virus infections in immunocompromised patients. Am J Med 85 [Suppl 2 A]: 57–60

15. Saral R, Burns WH, Laskin OL, Santos GW, Lietman PS (1981) Acyclovir prophylaxis of herpes-simplex-virus infections: a randomized, double-blind, controlled trial in bone-marrow-transplant recipients. N Engl J Med 305: 63–67

16. Winston DJ, Huang E-S, Miller MJ, Lin C-H, Ho WG, Gale RP, Champlin RE (1985) Molecular epidemiology of cytomegalovirus infections associated with bone marrow transplantation. Ann Intern Med 102: 16–20

17. Zaia JA (1990) Viral infections associated with bone marrow transplantation. Hematol Oncol Clin North Am 4: 603–623

Korrespondenz: Dr. med. P. Reusser, Departement für Innere Medizin, Kantonsspital Basel, CH-4031 Basel, Schweiz.

Selektive gastrointestinale Dekontamination in der pädiatrischen Intensivmedizin

M. Kuttnig, G. Zobel, H. M. Grubbauer und M. Trop

Intensivstation der Universitäts-Kinderklinik, Graz, Österreich

Infektionen sind in der Behandlung kritisch kranker Patienten, an einer Intensivstation, die Hauptursache für Morbidität und Mortalität. Der Oropharynx und Gastrointestinaltrakt scheinen, beim künstlich beatmeten Patienten, die Hauptquelle für die bakterielle Besiedelung des Respirationstrakts zu sein. Die selektive oropharyngeale und gastrointestinale Dekontamination scheint, beim intensivgepflegten Erwachsenen, in Verbindung mit parenteraler Cefotaxim-Gabe die Kolonisation signifikant und die Infektionsrate in geringerem Ausmaß zu senken [3].

Von Oktober 1988 bis März 1990 wurden in einer prospektiven Studie 50 kritisch kranke pädiatrische Patienten, 25 mittels selektiver Dekontamination des Verdauungstrakts, und 25 Patienten einer Kontrollgruppe, behandelt. Beim sogenannten „Selektiven parenteralen und enteralen Antisepsis Regime" (SPEAR) wird enteral mittels eines antimikrobiellen Gels und parenteraler Cefotaxim-Gabe, versucht, die Keimbesiedelung des Verdauungstraktes zu verringern und somit Infektionen zu verhindern.

In der SPEAR-Gruppe kam es nur bei 2 Patienten zu einer sekundären Infektion (8%), hingegen kam es in der Kontrollgruppe zu 1 primären und 9 sekundären Infektionen (40%, p < 0.025). Obwohl in der SPEAR-Gruppe die Keimbesiedelung und Infektionsrate im Verhältnis zur Kontrollgruppe deutlich gesenkt werden konnte, hatte dies keinen Einfluß auf die Dauer der Intensivpflege und Dauer der antibiotischen Therapie. 3 Patienten starben in der SPEAR-Gruppe und 2 Patienten in der Kontrollgruppe, auf Grund von unbeherrschbarem Herzversagen oder progredientem Multiorganversagen.

Einleitung

Ungeachtet der Entwicklung neuer Antibiotika und der Verbesserung der medizinischen Versorgung, bleiben Infektionen die Hauptursache für Morbidität und Mortalität von kritisch kranken intensivgepflegten Patienten [1 − 3]. Die Kolonisations- und Infektionsraten liegen bei 90% und 60% [3, 4]. Die vorherrschenden Keime sind aerobe gram-negative Bakterien [5]. Der Oropharynx und Gastrointestinaltrakt scheinen, beim künstlich beatmeten Patienten, die Hauptquellen für die bakterielle Besiedelung des Respirationstraktes zu sein [3, 6]. Die selektive oropharyngeale und gastrointestinale Dekontamination konnte beim erwachsenen Intensivpatienten, in Verbindung mit parenteraler Cefotaxim-Gabe, die Kolonisation signifikant und die Infektionsrate in einem geringeren Ausmaß senken [3, 4, 8 − 11]. Ziel unserer Studie ist es, bei kritisch kranken intensivgepflegten Kindern, mittels selektiver Dekontamination des Verdauungstraktes, in Verbindung mit parenteraler Cefotaxim-Gabe, die Kolonisation und somit die Infektionsrate zu senken.

Patienten und Methodik

An der Universitäts-Kinderklinik Graz wurden vom Oktober 1988 bis März 1990 alle Intensivpatienten, die länger als 4 Tage behandelt wurden, in diese Studie aufgenommen. Alle Patienten waren endotracheal intubiert, maschinell beatmet, hatten Magensonden, Blasendauerkatheter, arterielle und zentralvenöse Katheter. Bei der Aufnahme wurden alle Patienten entsprechend dem Clinical Classification System (CCS) klassifiziert [12]. In der Folge wurden alle Patienten randomisiert und entweder dem selektiven parenteralen und enteralen Antisepsis-Regime (SPEAR) oder der Kontrollgruppe zugeordnet. Die Schwere der Erkrankung wurde durch den Acute Physiologic Score for Children (APSC), die Anzahl der Organversagen (OV) und dem Therapeutic Intervention Scoring System (TISS) definiert [12 − 14]. Serum-Amphotericin-Spiegel wurden am Tag 5 und 10 in der SPEAR-Gruppe bestimmt.

Definitionen

Kolonisation wurde definiert als, die Anwesenheit einer Keimspezies von potentiell pathogenen Mikroorganismen in 2 aufeinanderfolgenden Proben in einem Organsystem, ohne Zeichen der Infektion. Als Definition der Infektion galten zwei Fieberzacken $> 38.5\,°C/24$ Stunden und eine Leukozytose von $> 14 \times 10^3/mm^3$ oder $< 3 \times 10^3/mm^3$. Als Kriterium der Pneumonie galten purulentes Sputum und neue Infiltrate im Thorax-Röntgen. Harnwegsinfekte wurden durch eine Keimzahl $> 10^5/$ ml und die Anwesenheit von > 20 Leukozyten im Sediment diagnostiziert. Kathetersepsis war definiert als positive Kultur von der Katheterspitze mit dem selben Keim in der Blutkultur, und das Verschwinden von Infektionszeichen innerhalb 48

Stunden nach Entfernung des Katheters. Infektionen, die innerhalb von 48 Stunden nach Aufnahme auftraten, wurden als primäre, alle anderen als sekundäre, definiert.

Bakteriologie

Kulturen wurden vom Rachen, Magensaft, Trachealsekret, Harn und Stuhl 6 Stunden nach Aufnahme und anschließend 3 × pro Woche abgenommen. Blutkulturen wurden bei klinischer Indikation entnommen.

SPEAR (Selektives parenterales und enterales Antisepsis-Regime)

Der Oropharynx wurde mittels eines Gels selektiv dekontamiert, das Polymyxin E 2%, Gentamycin 2% und Amphotericin B 2% enthielt. Der Magendarm-Trakt wurde mit einer Mischung aus Polymyxin E, Gentamycin und Amphotericin B (100 mg — 80 mg — 500 mg in 10 ml physiologischer Kochsalzlösung), die mittels einer Magensonde 4 × täglich verabreicht wurde, selektiv dekontaminiert. Diese Lösung wurde dem Alter entsprechend in steigender Dosierung appliziert. Cefotaxim (100 mg/kg/die) wurde in 3 Einzeldosen verabreicht. Die Kontrollgruppe erhielt perioperativ eine antibiotische Prophylaxe, beziehungsweise wurde enstprechend klinischer oder mikrobiologischer Befunde behandelt.

Statistische Analysen

Daten sind als Mittelwerte ± s_x angegeben. Verwendet wurden für statistische Analysen der Chiquadrat- und Student-Test.

Ergebnisse

Die Patientendaten beider Gruppen sind in Tabelle 1 wiedergegeben. Wie in Tabelle 1 gezeigt wird, sind zwischen den beiden Gruppen keine signifikanten Unterschiede in der Dauer der Intensivpflege, der mechanischen Beatmung und der systemischen antibiotischen Therapie.

Bei der Aufnahme gab es zwischen beiden Gruppen keine Unterschiede in den Keimzahlen (Abb. 1). Wir fanden im Oropharynx eine Keimbesiedlung mit gram-positiven Bakterien, bei 20% der Kontrollgruppe und bei 24% der SPEAR-Gruppe. Während bei der SPEAR-Gruppe die gram-negativen Keime während der Intensivpflege verschwanden, stieg die Keimbesiedelung in der Kontrollgruppe von 10 auf 52%. Im GI-Trakt der Kontrollgruppe, stiegen gram-negative Keime von 8 auf 40%, und Pilze von 8 auf 52% an. Pilze und gram-negative Bakterien wurden in der SPEAR-Gruppe nicht gefunden. Der Respirationstrakt zeigte bei beiden Gruppen einen leichten Anstieg der Keimbesiedelung mit gram-positiven Bakterien. Gram-negative Bakterien und Pilze waren in der SPEAR-Gruppe nicht

Tabelle 1. Klinische Daten und Infektionsrate bei 50 kritisch kranken pädiatrischen Patienten

	SPEAR-Gruppe n = 25	Kontroll-Gruppe n = 25
Alter in Jahren[a]	1,5 ± 0,5	1,9 ± 0,5
Körpergewicht (kg)[a]	7,2 ± 1,2	8,3 ± 1,2
Geschlecht (m/w)	14/11	15/10
Grund der Aufnahme		
Herz-OP	22	20
Interne Erkrankung	2	1
Neurologische Erkrankung	1	4
Mittlere Anzahl der Tage		
Intensivpflege[a]	13,7 ± 1,2	13,5 ± 1,3
Beatmung[a]	10,4 ± 1,2	10,1 ± 1,2
Zentraler Venenkatheter[a]	12,7 ± 1,0	11,3 ± 1,0
Arterielle Kanüle[a]	5,2 ± 0,6	3,8 ± 0,6
Antibiotische Therapie[a]	10,6 ± 6,1	13,6 ± 1,2
CCS[a]	IV ± 0,0	IV ± 0,0
Anzahl der OV[a]	2,4 ± 0,1	2,2 ± 0,1
APSC[a]	12,3 ± 1,7	9,3 ± 1,9
TISS[a]	46,9 ± 1,5	40,9 ± 1,5
Anzahl der Verstorbenen	3	2
Primäre Infektion	−	1 (4%)
Sekundäre Infektion	2 (8%)	9 (36%)[b]
Infektionsort		
Respirationstrakt		
gram-positiv	1	−
gram-negativ	−	6
Blut		
gram-positiv	−	1
gram-negativ	−	−
Pilze	−	1
Zentraler Venenkatheter		
gram-positiv	1	2
gram-negativ	−	−
Anzahl der Patienten mit Infektionen	2 (8%)	10 (40%)[b]

CCS Clinical Classification System, *OV* Organversagen, *TISS* Therapeutic Intervention Scoring System.

[a] Mittelwert ± $s_{\bar{x}}$

[b] p < 0,025

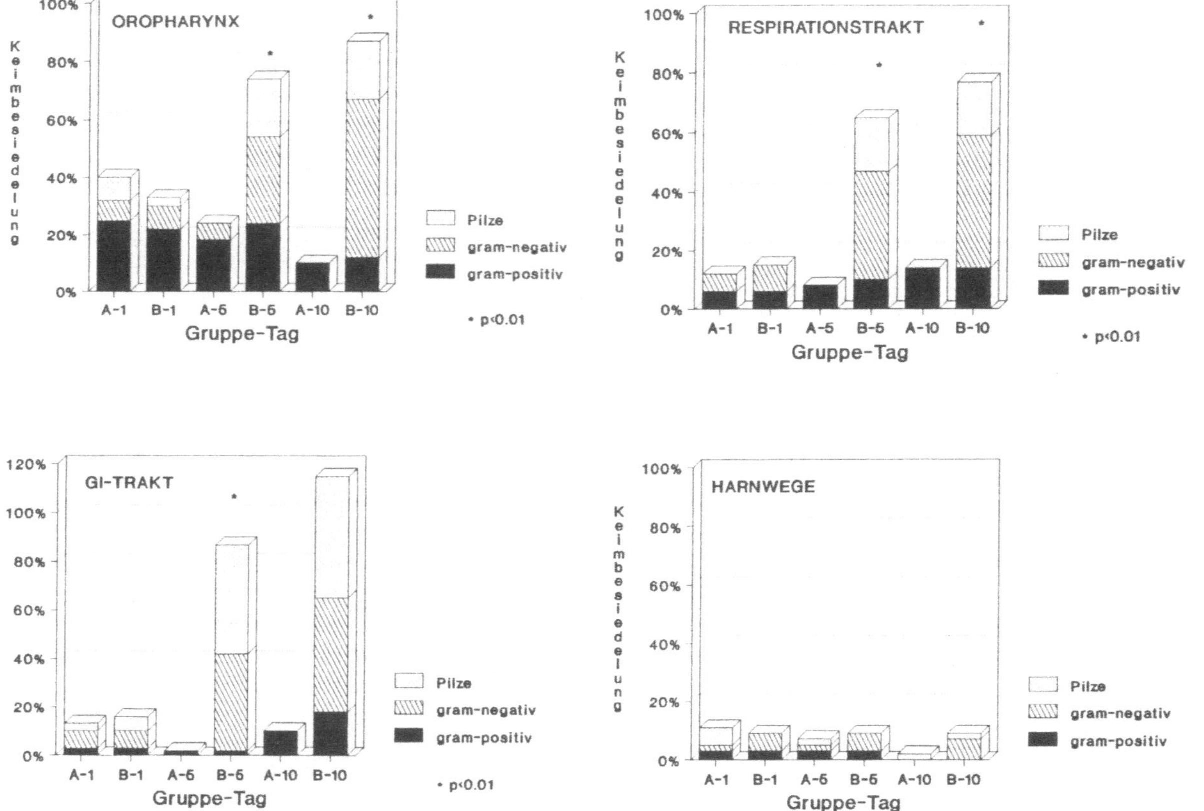

Abb. 1. Keimbesiedelung des Oropharynx, des Respirationstrakts, des GI-Trakts und der Harnwege in der SPEAR-Gruppe (Gruppe A) und der Kontrollgruppe (Gruppe B) während der ersten 10 Tage der Intensivpflege

nachzuweisen, jedoch stiegen sie in der Kontrollgruppe auf 44%, beziehungsweise 16%, an. Die Besiedelung des Harntrakts war in beiden Gruppen minimal. Nur 2 Patienten (8%) der SPEAR-Gruppe hatten sekundäre Infektionen, jedoch 10 Patienten (36%) der Kontrollgruppe. Keimresistenzen gegenüber den verwendeten antimikrobiellen Substanzen konnten während der Studie nicht gefunden werden. 5 Patienten (10%), 3 aus der SPEAR-Gruppe und 2 aus der Kontrollgruppe, verstarben auf Grund von therapieresistentem Herzversagen und progredientem Multiorganversagen. Bei keinem Verstorbenen stand der Tod in Zusammenhang mit einer unbeherrschbaren Infektion.

Serum-Amphotericin-Spiegel an Tag 5 und 10 der SPEAR-Gruppe betrugen 69 ± 4.2 und 86.1 ± 5.31 ng/ml, Serum-Gentamycin-Spiegel betrugen 1.3 ± 0.2 und 1.5 ± 0.18 µg/ml.

Diskussion

Kritisch kranke Patienten sind während der Intensivpflege mit dem hohen Risiko, eine Infektion zu entwickeln, behaftet. Das exakte Einhalten der sterilen Pflege von zentralen Leitungen, Beatmungsschläuchen und Blasendauerkathetern, konnte die Infektionsrate, durch exogene Mikoorganismen verursacht, verringern [15]. Trotzdem sind die meisten Infektionen an Intensivstationen endogenen Ursprungs [6, 7]. Alle Studien von kritisch kranken intensivgepflegten Patienten mit selektiver Dekontamination des Verdauungstraktes, zeigen eine Verringerung der Keimbesiedelung mit gram-negativen Bakterien, innerhalb weniger Tage der Intensivpflege [3, 4, 8 – 11]. Es konnte, mit Ausnahme zweier Studien, nachgewiesen werden, daß die Verringerung der Keimbesiedelung zu einer Reduktion der Infektionsrate führt [3, 4, 8 – 11, 16 – 18].

In der SPEAR-Gruppe beobachteten wir 2 Infektionen, eine Kathetersepsis, durch Staphylococcus epidermidis verursacht, und eine Tracheobronchitis, durch Staphylococcus aureus verursacht. In der Kontrollgruppe kam es hingegen zu 10 Infektionen. 6 Infektionen des Respirationstraktes, darunter 5 endogene, sekundäre Infektionen, verursacht durch Pseudomonas aeruginosa und Klebsiella pneumoniae, 2 Katheterinfektionen, durch Staphylococcus epidermidis und 2 Septicämien, durch Staphylococcus aureus und Candida albicans, verursacht. Es kam zu keinen Komplikationen durch multiresistente Bakterien bei Patientender SPEAR-Gruppe die geringe Grundlagefestgestellt

Amphotericin B und Gentamycin zeigen, daß auch bei Patienten mit Hypoperistaltik, nur geringe Mengen resorbiert wurden.

Einerseits konnten wir in der SPEAR-Gruppe die Keimbesiedelung und Infektionsrate senken, andererseits hatte dies vorerst keinen Effekt auf die Dauer der Intensivpflege, der mechanischen Beatmung, und die Dauer der antibiotischen Therapie. Auf der Grundlage der Keimbesiedelung und der Infektionsraten unserer Patienten mit selektiver Dekontamination des Verdauungstraktes, könnte es möglich sein, in Zukunft die Dauer der antibiotischen Therapie zu verkürzen. Die Mortalität war durch die selektive Dekontamination des Verdauungstraktes nicht beeinflußt, wie es auch andere Studien zeigten.

Zusammenfassend kann festgestellt werden, daß die selektive oropharyngeale und gastrointestinale Dekontamination, kombiniert mit systemischer Gabe von Cefotaxim, die Keimbesiedelung bei kritisch kranken Intensivpatienten signifikant verringert. Zusätzlich wird signifikant die Infektionsrate mit gram-negativen Bakterien im Respirationstrakt gesenkt. Der Einfluß auf die Dauer der Intensivpflege und die Überlebensrate muß in einer größer angelegten Studie mit einer heterogeneren pädiatrischen Patientenpopulation evaluiert werden.

Literatur

1. Thorp JM, Richards WC, Telfer ABM (1979) A survey of infection in an intensive care unit. Anaesthesia 68: 457
2. Northey D, Adess Ml, Hartsuck JM, et al (1974) Microbiologic surveillance in a surgical intensive care unit. Surg Gynecol Obstet 139: 321
3. Stoutenbeek CP, van Saene HKF, Miranda DR, et al (1984) The effect of selective decontamination of the digestive tract on colonisation and infection rate in multiple trauma patients. Intensive Care Med 10: 185
4. Kerver AJH, Rommes JH, Mevissen-Verhage EAE, et al (1987) Colonization and infection in surgical intensive care patients — a prospective study. Intensive Care Med 13: 347
5. Daschner FD (1985) Nosocominal infections in intensive care units. Intensive Care Med 11: 284
6. Atherton ST, White DJ (1978) Stomach as a source of bacteria colonising respiratory tract during artificial ventilation. Lancet ii: 968
7. Flynn DM, Weinstein RA, Nathan C, et al (1987) Patients' endogenous flora as the source of "nosocomial" enterobacter in cardiac surgery. J Infect Dis 156: 363
8. Unertl K, Ruckdeschel G, Selbmann HK, et al (1987) Prevention of colonization and respiratory infections in long-term ventilated patients by local antimicrobial prophylaxis. Intensive Care Med 13: 106

9. Ledingham IM, Alcock SR, Eastaway AT, et al (1988) Triple regimen of selective decontamination of the digestive tract, systemic cefotaxime, and microbiological surveillance for prevention of acquired infection in intensive care. Lancet i: 785

10. Kerver AJH, Rommes JH, Mevissen-Verhage EAE, et al (1988) Prevention of colonization and infection in critically ill patients: a prospective randomized study. Crit Care Med 16: 1087

11. Zandstra DF, Stoutenbeek CP, van Saene HKF, et al (1988) Selective decontamination of the digestive tract improves survival in patients receiving differential lung ventilation. Intensive Care Med 15: 15

12. Keene AR, Cullen DJ (1983) Therapeutic intervention scoring system: update 1983. Crit Care Med 11: 1

13. Zobel G, Kuttnig M, Ring E, et al (1990) Clinical scoring system in children with continuous extracorporeal renal support. Child Nephrol Urol 10: 14

14. Wilkinson JD, Pollack MM, Ruttimann UE, et al (1986) Outcome of pediatric patients with multiple organ system failure. Crit Care Med 14: 271

15. Weinstein RA, Kabins SA (1981) Strategies for prevention and control of multiple drugresistant nococomial infections. Am J Med 70: 449

16. Konrad F, Schwalbe B, Heeg K, et al (1989) Kolonisations-, Pneumoniefrequenz und Resistenzentwicklung bei langzeitbeatmeten Intensivpatienten unter selektiver Dekontamination des Verdauungstraktes. Anaesthesist 38: 99

17. Ulrich C, Harinck-de Weerd JE, Bakker NC, et al (1989) Selective decontamination of the digestive tract with norfloxacin in the prevention of ICU-acquired infections: a prospective randomized study. Intensive Care Med 15: 424

18. Brun-Buisson C, Legrand P, Rauss A, et al (1989) Intestinal decontamination for control of nosocomial multiresistant gram-negative bacilli. Ann Intern Med 110: 873

Korrespondenz: Dr. M. Kuttnig, Intensivstation, Universitäts-Kinderklinik, Auenbruggerplatz, A-8036 Graz, Österreich.

Endotracheale Pneumonie-Prophylaxe

F. Vogel[1] und **K. Rommelsheim**[2]

[1] Medizinische Klinik III der Kliniken des Main-Taunus-Kreises, Hofheim am Taunus
und [2] Institut für Anaesthesiologie der Universität Bonn,
Bundesrepublik Deutschland

Bei endotracheal intubierten Patienten entwickeln sich im Verlauf der maschinellen Ventilation häufig (bis 90%) Pneumonien. Pathogenetisch kommt es zu einer Deszension fakultativ pathogener Mikroorganismen aus dem Oropharynx in tiefere Bronchialabschnitte, die durch allgemeine Immunsuppression, Aufhebung physiologischer Barrieren im Rahmen der Intubation und Adhäsion an Kunststoffmaterialien begünstigt wird. Keimreservoir ist zunächst das physiologisch besiedelte Biotop des oberen Respirationstraktes und sekundär auch kontaminiertes Magensekret, insbesondere wenn im Rahmen der Streßblutungsprophylaxe eine medikamentöse Neutralisierung des Magensaftes erfolgte.

Ausgehend von den pathogenetisch relevanten Faktoren gibt es mehrere Ansatzpunkte einer *Pneumonieprophylaxe*. Zur Verminderung des Keimreservoirs wird von einigen Autoren eine Dekontamination des Oropharynx durch Schleimhautdesinfizientien durchgeführt, weiterhin soll durch eine Streßblutungsprophylaxe mit Erhalt der Azidität des Magensekretes eine mikrobielle Kontamination vermindert werden. Strenge hygienische Kautelen, wie häufige sterile endotracheale Sekretabsaugung bei entblockter Tubusmanschette zur Verhinderung eines subglottischen Sekretstaus, und eine konsequente Lungendehnungsbeatmung (IRV) zur Vermeidung von Atelektasenbildung und Besserung des Gasaustausches sind unerläßliche weitere Maßnahmen.

Wir führten eine Prophylaxe der Keimdeszension durch *endotracheale Applikation von Aminoglykosiden* im Sinne einer antibiotischen Barriere in den oberen Bronchialabschnitten durch. Zahlreiche Studien der eigenen Arbeitsgruppe und anderer Autoren sowie klinische Beobachtungen belegen die hohe Effektivität bei geringer Nebenwirkungsrate. Dennoch blieb das Verfahren wegen der Befürchtung mikrobiologischer Selektions- und Resistenzphänomene bei fehlendem statistischen Vergleich weiterhin umstritten.

Gegen lokalantibiotische Methoden zur Prophylaxe von Beatmungspneumonien wurde eingewandt, daß die Patienten, welche trotz Prophylaxe eine Pneumonie entwickeln, eine besonders ungünstige Prognose haben; dies wurde darauf zurückgeführt, daß eine lokale Antibiotikaapplikation zu hochresistenten Keimen führen würde, welche dann mit den zur Verfügung stehenden Antibiotika nicht mehr zu eliminieren wären. Für diese These gibt es jedoch nach langjährigen empirischen und mikrobiologischen Untersuchungen mit einer lokalen Antibiotikaprophylaxe keinen Hinweis, so daß man von der Progredienz des Grundleidens ausgehen muß. Der Sinn einer Prophylaxe mit lokal wirksamen Antibiotika ist darin zu sehen, Patienten, deren Grundkrankheit nicht die Behandlungsfähigkeit limitiert, vor einer nosokomialen Infektion zu bewahren.

Möglichkeiten der Prophylaxe

Eine systemische Antibiotikagabe zur Prophylaxe von Pneumonien während der Beatmung hat sich nicht bewährt; in vielen Untersuchungen konnte gezeigt werden, daß diese systemische Antibiotikaprophylaxe nicht nur ineffektiv war, sondern durch Resistenz- und Selektionsentwicklungen Pneumonien mit dann schwer therapierbaren resistenten fakultativ pathogenen Mikroorganismen induzierten. Am besten untersucht sind lokale Dekontaminationsmaßnahmen im Bereich der Atemwege, des Oropharynx und des oberen Gastrointestinaltraktes, nämlich die intratracheale Aminoglykosidapplikation und die lokale antimikrobielle Kolonisationsprophylaxe.

Nach den Untersuchungen von Soutenbeek et al. [7] die eine Regredienz nosokomialer Pneumonien bei polytraumatisierten Intensiv-Patienten um mehr als 50% durch eine lokale antimikrobielle Therapie erzielten, haben zahlreiche Studien gezeigt, daß bei langzeitbeatmeten Patienten durch eine lokale antimikrobielle Prophylaxe (SDD) Pneumonien signifikant reduziert werden können. Allerdings konnte meist kein Unterschied in der Letalität festgestellt werden. Verschiedene neuere Untersuchungen zeigen ebenfalls eine signifikante Reduktion

von Pneumonien mit dieser Methode, jedoch keinen Einfluß auf die
Letalität der Patienten.

Endotracheale Aminoglykosidapplikation

Klastersky et al. [3] berichteten 1972 über positive Erfahrungen mit
einer intratrachealen Anwendung von Aminoglykosiden zur Behandlung von Bronchopneumonien. 1979 haben wir dieses Verfahren in
modifizierter Form zur Prophylaxe bronchopulmonaler Infektionen
bei langzeitbeatmeten Patienten übernommen. Auch andere Arbeitsgruppen haben ähnliche Ergebnisse mit dieser Methode erzielt.

Beatmete Patienten erhalten jeweils 40 mg Aminoglykosid (Gentamycin, Tobramycin), d. h. 1 ml der handelsüblichen Lösung zur intravenösen Injektion, unverdünnt nach sorgfältigem endobronchialem
Absaugen durch den Tubus intratracheal appliziert. Das Applikations-
intervall beträgt 6 Stunden, bei Patienten mit eingeschränkter Nierenfunktion (Kreatinin im Serum über 1,5 mg%) 12 Stunden.

Seit 1979 wurden zahlreiche Untersuchungen über die Wirksamkeit
und Nebenwirkungsrate der lokalen Aminoglykosidapplikation von
der eigenen Arbeitsgruppe und anderen Autoren durchgeführt, die
ebenso wie klinische Beobachtungen bei über 2000 Patienten belegen,
daß diese Methode eine hohe Effektivität bei geringer Nebenwirkungsrate aufweist. In mikrobiologisch kontrollierten klinischen Untersuchungen konnte gezeigt werden, daß die bakterielle Kolonisa-
tions- und Pneumonierate in behandelten Patientenkollektiven geringer war als in den Kontrollgruppen. Wesentliche Nebenwirkungen,
insbesondere eine klinisch bedeutsame Resistenz- oder Selektionsent-
wicklung, konnten nicht beobachtet werden.

In einer prospektiven und randomisierten Studie zeigte sich eine
statistisch signifikante Reduktion der bakteriellen Kolonisation des
Tracheobronchialsystems und eine Reduktion der während der Beatmung auftretenden Pneumonien um 50% bei den Patienten, die
endotracheal Tobramycin erhielten (Abb. 1). Lokale oder systemische
allergische Nebenwirkungen konnten auch in dieser Untersuchung
nicht beobachtet werden.

Bei der Auswertung der Pneumoniehäufigkeit wurde unterschieden zwischen bereits vor der Beatmungstherapie entstandenen Lun-
geninfiltraten und sekundär unter Beatmung erworbenen Pneumonien.
In der Behandlungsgruppe lag die Inzidenz sekundär erworbener Pneu-

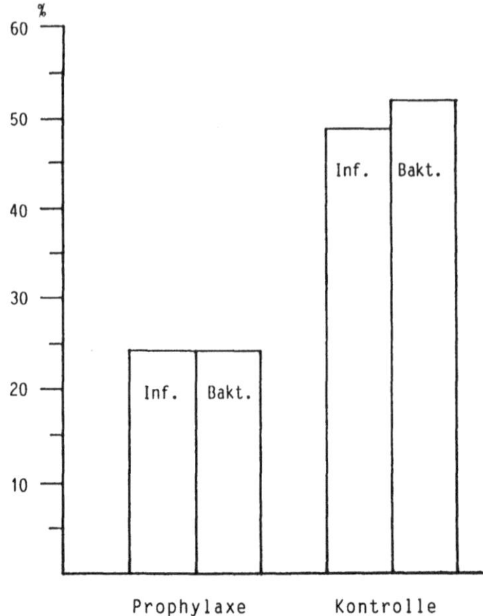

Abb. 1. Relative Häufigkeit von Pneumonien und bakterieller Kolonisation des Trachealsekrets während Beatmung. *Inf* Infiltrate; *Bakt* bakterielle Kolonisation des Trachealsekrets

monien mit 23% signifikant unter der Häufigkeit der Kontrollgruppe mit 48% (p = 0,0018), wobei die Gesamtpneumonierate mit 73% versus 84% keinen wesentlichen Unterschied zeigt. Stellt man den prozentualen Anteil von sekundären Pneumonien in Abhängigkeit von der Beatmungsdauer dar, so findet sich in der Gruppe mit endotrachealer Tobramycinprophylaxe ein zeitlich späteres Auftreten sowie einen Rückgang im Anschluß an den Häufigkeitsgipfel, wobei die Kontrollgruppe bereits am 2. Beatmungstag zu 20% Patienten mit sekundären Pneumonien aufweist. Nach einem Maximum am Tag 7 bleibt die Erkrankungshäufigkeit mit 20−25% konstant.

Die relative Häufigkeit bereits vorbestehender primärer Pneumonien ist in der Behandlungsgruppe mit 50% höher als in der Kontrollgruppe mit 36%. Dennoch kommt es bei einheitlicher systemischer Antibiotikatherapie unter endotrachealer Anwendung von Tobramycin bei vier von 15 Patienten (27%) häufiger zu einer Regredienz der Infiltrate als in der Gruppe ohne topische Applikation. Hier zeigt sich eine Besserung nur bei einem von neun Patienten (11%). Die

Häufigkeit persistierender Infiltrationen oder einer Befundprogredienz ist in beiden Gruppen etwa gleich groß.

In einer prospektiven, randomisierten und doppelblind durchgeführten Studie bei 34 Patienten fand sich mit der intratrachealen Aminoglykosidapplikation eine Reduktion der Pneumonierate von 100 auf 53%, besonders in den ersten 24 Stunden von 70 auf 29%. Entsprechend war die Kolonisation des Respirationstrakts mit Bakterien von 87% auf 54% reduziert worden, jedoch fand sich eine Zunahme der Sproßpilze von 6 auf 21%.

Treu zeigte 1987 einen Pneumoniereduktion mit der intratrachealen Aminoglykosidapplikation von 46 auf 12% bei einer Behandlungsdauer unter 7 Tagen, von 70 auf 33% bei einer Behandlungsdauer über 7 Tage [8].

Geiss stellte 1989 eine Verminderung der Pneumoniehäufigkeit um 40 bis 50% mit der intratrachealen Aminoglykosidgabe fest, die einer Reduktion der bakteriellen Kolonisation des Trachealsekrets mit Pseudomonas, Enterobakterien und Staphylococcus aureus entsprach; auch hier zeigte sich eine leichte Zunahme der Sproßpilzbesiedelung (+ 13%) [1].

In einer prospektiven, randomisierten und placebokontrollierten Doppelblindstudie der Studiengruppe „Endotracheale Pneumonieprophylaxe" unter der Leitung von Lode konnte jedoch keine signifikante Reduktion der Pneumonierate erzielt werden, während die Letalität in der Verumgruppe geringer als in der Placebogruppe war. Wie in den anderen Untersuchungen auch fand sich eine signifikante Reduktion der bakteriellen Kolonisation. Mögliche Erklärung für die unterschiedlichen Ergebnisse sind die verschiedenen Patientenkollektive.

Die Untersuchungen der Aminoglykosidkonzentration im Serum ergaben Serumspiegel bei nierengesunden Patienten im Bereich unter 1 µg/ml, wobei auch in Langzeitbeobachtungen über 16 Tage keine relevanten Blutspiegel nachzuweisen waren, einzelne Maximalwerte lagen bei 1,5 µg/ml. Bei niereninsuffizienten Patienten mit einem Kreatinin im Serum über 1,5 mg% bewegten sich bei einer Dosierung von 4 × 40 mg Aminoglykosid die Talkonzentrationen vor Applikation zwischen 1 und 3 µg/ml und stiegen nach Applikation bis auf 5 µg/ml an. Dabei kam es zu starken intra- und interindividuellen Schwankungen, so daß bei diesen Patienten die Dosierung halbiert werden muß, d. h. 2 × 40 mg pro Tag.

Die Urinwiederfindungsrate lag bei nierengesunden Patienten bei etwa 20%, bei niereninsuffizienten Patienten bei etwa 10%.

Schlußfolgerung

Die hohe Zahl bronchopneumonischer Komplikationen bei langzeitbeatmeten Intensivpatienten macht die Notwendigkeit einer Infektionsprophylaxe deutlich. Neben den Basismaßnahmen, der konsequenten Beachtung hygienischer Regeln und der „Lungendehnungsbeatmung" (IRV), sind zwei Prophylaxemethoden mit guten Ergebnissen untersucht worden, die intratracheale Aminoglykosidapplikation und die lokale antimikrobielle Kolonisationsprophylaxe.

Beide Methoden zeigen in den meisten Untersuchungen eine signifikante Reduktion der Pneumonierate verbunden mit einer verminderten Kolonisation des Respirationstrakts mit Bakterien. Für die endotracheale Aminoglykosidgabe sprechen geringerer Aufwand und Kosten sowie die Tatsache, daß hier Antibiotika nicht in ein normalerweise besiedeltes Biotop, wie es der Mund-Rachenraum darstellt, sondern in ein keimfreies oder keimarmes Gebiet appliziert wird. Somit ist die Gefahr der Entwicklung von resistenten Keimen oder der Selektion bei dieser Methode geringer als bei der SDD.

Literatur

1. Geiss HK, Heidt J (1989) Klinische Infektiologie: Ein Konzept zur Bekämpfung nosokomialer Infektionen. Hygiene und Medizin 14: 4–22
2. Gramm H-J, Lode H (1989) Endotracheale Penumonieprophylaxe mit Gentamicin bei Beatmungspatienten. In: Werner H, Heizmann WR (Hrsg) Infektiologische Probleme bei Patienten auf Intensivstationen. Schattauer, Stuttgart New York
3. Klastersky J, Genning E, Mourawad D, Daneau D (1972) Endotracheal gentamycin in bronchial infection in patients with tracheostomy. Chest 61: 117
4. Klasteresky J, Carpenter-Meunier F, Kaham-Coppenz L, Thys J (1976) Endotracheally administered antibiotics for gram-negative broncho-pneumonia. Chest 75: 586
5. Lode H, Gramm HJ, Goecke J, Barkow H, Hartenauer U, Schwiegon CP, Meyer N, König HJ (1990) Endotracheal gentamicin prophylaxis of pneumonia in ventilated patients (in press)
6. Rommelsheim K, Krausgrill P, Vogel F, Kühnen E, Exner M (1985) Grundlagen der Pneumonieprophylaxe durch die intratracheale Instillation von Aminoglykosid-Antibiotika. Anästhes Intensivmed 20: 277
7. Stoutenbeek CP, van Saene HKF, Zandstra DF (1987) The effect of oral nonabsorbable antibiotics on the emergence of resistant bacteria in patients in an intensive care unit. J Antimicrob Chemother 19: 513

8. Treu T, Geske R, Schulz M (1987) Ergebnisse einer intratrachealen Gentamy-
   nosokomialer durch intratracheale Aminoglykosidapplikation bei Lungenkrkh
   1573

9. Unertl K, Lenhart FP, Ruckdeschel G (1988) Neue Strategien zur Prävention nosokomialer Pneumonien. In: Lawin P, et al (Hrsg) Intensivmedizin 1988. Thieme, Stuttgart New York

10. Vogel F, Kleinschmidt R, Rommelsheim K, Exner M (1989) Prophylaxe von Beatmungspneumonien durch intratracheale Aminoglykosidapplikation. In: Werner H, Heizmann WR (Hrsg) Infektiologische Probleme bei Patienten auf Intensivstationen. Schattauer, Stuttgart New York

11. Vogel F, Werner H, Exner M, Marx M (1981) Prophylaxe und Therapie von Atemwegsinfektionen bei beatmeten Patienten durch intratracheale Aminoglykosidgabe. Dtsch Med Wschr 106: 898–903

12. Vogel F, Krausgrill P, Rommelsheim K (1988) Prävention von Beatmungspneumonien. Atemw-Lungenkrkh 14: 108–112

Korrespondenz: Prof. Dr. F. Vogel, Medizinische Klinik III der Kliniken des Main-Taunus-Kreises, Lindenstraße 10, D-W-6238 Hofheim/Ts., Bundesrepublik Deutschland.

Selektive Darmdekontamination (SDD)

A. N. Laggner[1] und **W. Graninger**[2]

[1] I. Medizinische Universitätsklinik und [2] Universitätsklinik für Chemotherapie,
Wien, Österreich

Ziel der selektiven Darmdekontamination (SDD) ist die Elimination von gramnegativen Enterobakterien aus Oropharynx und Gastrointestinaltrakt, um damit die Kolonisation und das Auftreten von nosokomialen Pneumonien, Septikämien und Multiorganversagen bei Intensivpatienten zu verhindern.

Bei der SDD werden Antibiotika und Fungostatika topisch (Polymyxin E, Gentamycin, Tobramycin, Amphotericin B) und systemisch (Cefotaxim) eingesetzt. Die topische Anwendung von Antibiotika zur Pneumonieprophylaxe ist nicht neu. Bereits 1973 wurden in Boston Pseudomonas-Pneumonien durch topische Anwendung von Polymyxin E vermindert. 91% der Pneumonien, die jedoch unter dieser Prophylaxe auftraten, waren durch Erreger bedingt, die primär gegen Polymyxin E resistent waren. Da die Letalität dieser Patienten mit 64% deutlich über der Kontrollgruppe ohne topische Antibiotika lag, wurde die Prophylaxe eingestellt [6].

1983 führte Stoutenbeek in Groningen die SDD ein und konnte in der Folge nach einigen Modifikationen phantastische Erfolge beobachten. In diesen Studien wurden eine klebrige Paste mit 2%igem Amphotericin B-, Tobramycin- und Polymyxin E-Gehalt (Orabase®, Squibb) 4mal täglich auf Mund und Rachenschleimhaut aufgetragen. Zusätzlich wurde ebenfalls 4mal täglich eine Lösung mit 500 mg Amphotericin B, 100 mg Polymyxin E und 80 mg Tobramycin in die Magensonde verabreicht. Nach der Medikamentenapplikation wurde die Magensonde 1 Stunde lang geklemmt. Außerdem erhielten die Patienten eine systemische Antibiotikatherapie mit Cefotaxim plus Tobramycin bzw. Ceftazidim plus Tobramycin [20]. Die meisten Nach-

A. N. Laggner und W. Graninger

Tabelle 1. Methoden der selektiven Darmkontamination (SDD)

Autor (Lit.)	Intervall	Oral	Intragastral	iv
Stoutenbeek [20]	4 x/d	2% TPA Paste	80 T 100 P 500 A	3 d CTX
Kerver [8]	4 x/d	2% TPA Paste	80 T 200 P 500 A	5 – 7 d CTX
Konrad [10]	4 x/d	2% TPA Paste	80 T 100 P 500 A	3 – 4 d CTX
Ledingham [12]	4 x/d	2% TPA Paste	80 T 100 P 500 A	4 d CTX
Sydow [21]	4 x/d	2% TPA Paste	80 T 100 P 500 A	5 d CTX
Thülig [23]	4 x/d	2% TPA Paste	80 T 100 P 500 A	4 d CTX
van Dalen [26]	4 x/d	NPA Paste	NPA	5 d CTX
Unertl [25]	4 x/d	25 P 40 G 150 A	25 P 40 G 150 A	
Brun-Buisson [1]	4 x/d	PVJ	1000 Ne 50 P 1000 Na	
Schardey [18]	3 x/d	PBSp 27 T 167 A	53 T 333 A	
Ulrich [24]	4 x/d	2% PNA Paste	100 P 50 N 500 A	TMP

T Tobramycin, *P* Polymyxin, *A* Amphotericin B, *CTX* Cefotaxim, *N* Norfloxacin, *G* Gentamycin, *PVJ* Polyvidon, *Ne* Netilmycin, *Na* Nalidixinsäure, *TMP* Trimethoprim; Dosen in mg

ahmer der SDD verwenden dieses Regime. Modifiziert wurde das SDD-Schema von Brun-Buisson, Schardey, Ulrich, Unertl und van Dalen [1, 18, 24, 25, 26] (Tabelle 1). Von der Akzeptanz des Pflegepersonals her scheint das Stoutenbeek-Regime dem Unertl-Regime überlegen [9].

Wirkungsmechanismen

Polymyxin E wird bei intakter Mukosa nicht absorbiert, wirkt gegen viele gramnegative Keime (Ausnahmen: Serratia und Proteus) und ist auch in niedrigen Konzentrationen bakterizid. Polymyxin E wird an die Mukosa adsorbiert und erreicht dort hohe Konzentrationen. Wesentlicher Nachteil von Polymyxin E ist, wie bereits ausgeführt, die Selektion primär resistenter Keime [6].

Der Zusatz von Tobramycin bzw. Gentamycin ist wegen Proteus und Serratia erforderlich. Amphotericin B dient als Fungostatikum. Die SDD muß sowohl oropharyngeal wie auch intragastral appliziert werden. Die alleinige intragastrale Gabe der SDD würde zur Pneumonieprophylaxe nicht reichen, da ja der Ausgangspunkt für die bronchiale Kolonisation auch ein bakterienbesiedelter Oropharynx sein kann [6]. Die zusätzliche Gabe intravenöser Antibiotika soll Pneumonien von Erregern verhindern, die bereits vor bzw. bei der Aufnahme des Patienten auf die Intensivstation ins Tracheobronchialsystem gelangt sind. Die Tatsache, daß Cefotaxim die Anaerobier nicht beeinflußt, wird als günstig erachtet, da die Anaerobier die „Kolonisationsresistenz" erhalten sollen [20].

Klinische Studien

Die bisherigen Untersuchungen wurden bei allgemeinen, chirurgischen, posttraumatischen und langzeitbeatmeten Intensivpatienten durchgeführt. Während zuerst historische und randomisierte Kontrolldaten publiziert worden sind, sind zuletzt auch plazebo-kontrollierte Daten veröffentlicht worden (Tabelle 2). Unter der SDD kommt in allen Studien zu einer signifikanten Reduktion der oropharyngealen Kolonisationsraten. Dabei muß allerdings berücksichtigt werden, daß die topischen Antibiotika lokal sehr hohe Konzentrationen erreichen, wodurch die Entdeckung von Keimen erschwert wird. Diese Tatsache könnte zumindest zum Teil die SDD-bedingte Abnahme der oropharyngealen Kolonisationsraten erklären [6].

Tabelle 2. SDD – Klinische Studien: Patienten und Studiendesign

Autor (Lit.)	Design	Patienten	Contr/SDD
Godard [3]	Placebo-Ko	allgemeine Intensivpat.	84/97
Thülig [23]	Placebo-Ko	chir. Intensivpat.	45/45
Hartenauer [4]	Placebo-Ko	chir. Intensivpat.	101/99
Ulrich [24]	randomisiert	chir. Intensivpat.	52/48
Unertl [25]	randomisiert	SHT, neurochir.	20/19
van Dalen [26]	randomisiert	Langzeitbeatmete	18/21/17
Brun-Buisson [1]	rsp. + random.	intern. Intensivpat.	124/50/36
Tetteroo [22]	randomisiert	Ösophagusresektion	38/38
Kerver [8]	randomisiert	chir. Intensivpat.	48/48
Schardey [18]	prospektiv	chir. Intensivpat.	55/41
Konrad [10]	prosp. h. C.	chir. Pat. langzeitbeatmet	83/82
Ledingham [12]	prosp. h. C.	allg. Intensivpatienten	161/163
Sydow [21]	prosp. h. C.	Polytrauma	48/50
Stoutenbeek [20]	prosp.	chir. Intensivpat.	25

Tabelle 3. Effektivität der SDD: Pneumonierate und sekundäre respiratorische Infekte

Autor (Lit.)	Noso-komiale Kon-trolle	Pneu-monien SDD	Sek. respir. Kon-trolle	Infek-tionen SDD
Godard [3]	8%	0%*		
Thülig [23]	57%	18%		
Hartenauer [4]			46%	10%
Unertl [25]	45%	0,5%	70%	21%
Ledingham [12]			19%	3%
Kerver [8]			40%	6%
Sydow [21]	67%	7%		
Konrad [10]	42%	6%		
van Dalen [26]			62%	6%
Brun-Buisson [1]			22%	19.5% ns
Tetteroo [22]			21%	5% ns
Ulrich [24]			44%	6%*

* sig. Unterschied zwischen SDD und Kontrolle

Tabelle 4. Effektivität der SDD: Mortalität

Autor (Lit.)		Mortalität %	
		Kontrolle	SDD
Godard [3]		18%	13%
Thülig [23]		74%	36%*
Ledingham [12]		24%	24%
(Polytrauma)		(35%)	(0%)
Unertl [25]		30%	26%
Brun-Buisson [1]		26%	41%
Konrad [8]		22%	30%
Hartenauer [4]	ICU 1	48%	38%
	ICU 2	43%	31%
Sydow [21]		15%	0%
Kerver [8]		32%	28%
Ulrich [24]		54%	31%*

* sig. Unterschied zwischen SDD und Kontrolle

Unbestritten kommt es aber unter der SDD zu einer deutlichen und signifikanten Reduktion von Pneumonien und sekundären respiratorischen Infekten. Der Effekt hinsichtlich Mortalität ist weniger eindrucksvoll. Überhaupt scheinen nur einige spezielle Krankheitsgruppen von dieser Prophylaxe zu profitieren. Die Ergebnisse der klinischen Studien sind in den Tabellen 3 und 4 dargestellt. Eine weitere günstige Wirkung der SDD scheint in der Tatsache zu liegen, daß auch Patienten, die selbst keine SDD erhalten, niedrigere intestinale Kolonisationsraten mit gramnegativen Enterobakterien aufweisen, wenn auf der Intensivstation andere Patienten mit der SDD behandelt werden [1]. Möglicherweise kann man mit der SDD auch den Ausbruch endemischer Infektionen mit multiresistenten gramnegativen Enterobakterien verhindern [1].

Einwände gegen die SDD

Bei der topischen Anwendung von Antibiotika werden primär resistente Keime selektiert [6]. Außerdem ist auch die Gefahr einer sekundären Resistenzentwicklung besonders groß. In einer rezenten Studie wurden unter der SDD vor allem Aminoglykosid-, Cefotaxim-, und Oxacillin-resistente Staphylokokken selektiert [10]. Gleichzeitig nahm auch die Zahl Cefotaxim-resistenter Enterobakterien und Pseudomonaden statistisch signifikant zu. Besonders problematisch muß auch die Selektion Oxacillin-resistenter Staphylococcus aureus-Fälle erscheinen, da diese Erreger besonders schwere Infektionen verursachen, die nur mit überdurchschnittlich toxischen Antibiotika behandelt werden können [7].

Weiters kommt es unter der SDD zu einer signifikanten Zunahme von Enterokokken und Staphylokokken im Dickdarm [1]. Diese Tatsache hat enorme Relevanz, weil es unter der SDD zu einer verstärkten Translokation von Bakterien aus dem Darm in die mesenterialen Lymphknoten und in die Zirkulation kommt [5]. Es ist daher nicht verwunderlich, daß Fälle grampositiver Septikämien unter SDD bereits beobachtet werden konnten [5, 15].

Auf Grund dieser Ausführungen sollte die SDD nur unter strengster mikrobiologischer Kontrolle durchgeführt werden. Ob eine systemische Antibiotikaprophylaxe mit Cefotaxim überhaupt erforderlich ist, muß offen bleiben, da bereits in zwei Studien die Pneumoniehäufigkeit durch Lokalantibiotika alleine gesenkt wurde [16, 25].

Alternativen zur SDD

Auf Grund dieser Komplikationen der SDD wurde vielfach nach Alternativen gesucht. Einen wesentlichen Beitrag zur Reduktion von nosokomialen Pneumonien scheint die Streßulkusprophylaxe mit Sucralfat anzubieten, da bei dieser Art der Ulkusprophylaxe die Acidität des Magensaftes erhalten bleibt und durch die Bakterizide von Sucralfat ein Bakterienwachstum im Magen verhindert wird [2].

Auch durch alleinige lokale Desinfektionsmaßnahmen im Oropharynx gelang eine Reduktion der Keimbesiedelung, sodaß der Gebrauch lokal wirksamer Antibiotika offenbar überhaupt nicht erforderlich ist [19]. Nach eigenen Erfahrungen scheint bereits die Kombination Streßulkusprophylaxe mit Sucralfat plus lokale oropharyngeale Desinfektion in der Prophylaxe von nosokomialen Pneumonien sehr wirksam und mit den Ergebnissen der SDD-Studien durchaus vergleichbar. Wesentlicher Vorteil unseres Vorgehens ist, daß keine topischen Antibiotika verabreicht werden müssen.

Darüberhinaus wird auch noch die subglottische Sekretabsaugung durch spezielle Tuben zur Pneumoniepropyhlaxe empfohlen [13].

Die SDD stellt eine effektive Maßnahme zur Prävention von nosokomialen Pneumonien und sekundären Infekten des Respirationstraktes dar. Ob mit dieser Maßnahme auch tatsächlich eine Besserung der Letalität von Intensivpatienten erzielt werden kann, muß allerdings offen bleiben. Möglicherweise profitieren einige Subgruppen von Intensivpatienten (z. B. Polytrauma) besonders von der SDD. Als wesentliche Gefahr der SDD ist die Selektion von primär und sekundär resistenten Keimen, besonders grampositive Kokken, im Darm mit dem Risiko einer Translokation in die Zirkulation, zu beachten. Die SDD sollte daher nur unter strenger mikrobiologischer Überwachung durchgeführt werden.

Literatur

1. Brun-Buisson C, Legrand P, Rauss A, Richard C, Montravers F, Besbes M, Meakins JL, Soussy CJ, Lemaire F (1989) Intestinal decontamination for control of nosocomial multiresistant gramnegative bacilli. Ann Intern Med 110: 873–881
2. Editorial (1989) Stress ulcer prophylaxis in critically ill patients. Lancet ii: 1255–1256
3. Godard J, Guillaume C, Reverdy ME, Bachmann P, Bui-Xuan B, Nageotte A, Motin J (1990) Intestinal decontamination in a polyvalent ICU. A double blind study. Intensive Care Med 16: 307–311

4. Hartenauer U (1989) Selektive Darmdekontamination (SDD). In: Intensivmedizin 1989. INA Band 71. G Thieme, Stuttgart New York, S 127–133

5. Jackson R J, Smith SD, Rowe MI (1990) Selective Bowel decontamination results in grampositive-translocation. J Surg Res 48: 444–447

6. Johanson WG (1989) Infection prevention by selective decontamination in intensive care. Intensive Care Med 15: 417–419

7. Kappstein I, Daschner F (1989) Resistenzentwicklung bei selektiver Darmdekontamination. Dt Ärztebl 86: A 2977–78

8. Kerver AJH, Rommes JH, Mevissen-Verhage EAE, Hulstaert PF, Aart V, Verhoef J, Wittebol P (1988) Prevention of colonisation and infection in critically ill patients: a prospective randomized study. Crit Care Med 16: 1087–1093

9. Konrad F, Deller A, Heeg K, Graf H, Ahnefeld FW (1989) Kolonisationsprophylaxe zur Reduzierung nosokomialer Pneumonien langzeitbeatmeter Patienten – Vergleich zweier Regime. Anaesthesist 38 (S 1): 351

10. Konrad F, Schwalbe B, Heeg K, Wagner H, Wiedeck H, Killian J, Ahnefeld FW (1989) Kolonisations-, Pneumoniefrequenz und Resistenzentwicklung bei langzeitbeatmeten Intensivpatienten unter selektiver Dekontamination des Verdauungstraktes. Anaesthesist 38: 99–109

11. Laterre PF, Torres H, Hannique G, Dugernier T, de Hemptinne B, Carlier M, Van Obbergh L, Otte JB, Reynaert M (1990) Evaluation of selective digestive decontamination in 35 patients with orthotopic liver transplantation. Intensive Care Med 16: S 7

12. Ledingham IMcA, Alcock SR, Eastaway AT, McDonald JC, McKay IC, Ramsay G (1988) Triple regimen of selective decontamination of the digestive tract, systemic cefotaxime, and microbial surveillance for prevention of acquired infection in intensive care. Lancet i: 785–790

13. Mahul P, Auboyer C, Jospe R, Guerin C, Ros A, Galliez M, Dumont A (1990) Prevention of nosocomial pneumoniae (NP) in mechanically ventilated patients: respective role of mechanical sub-glottic secretion drainage (SSD) and stress ulcer prophylaxis (Antacids vs sucralfate). Intensive Care Med 16: S 19

14. Misset B, Mahe P, Kitzis MD, Conscience G, Goldstein FW, Bleriot FP, Carlet J (1990) Effect of selective decontamination of digestive tract (SDD) with colistin, gentamycin and amphotericin B on fecal flora of ICU factors. Intensive Care Med 16: S 18

15. McClelland P, Coakley J, Williams PG, Bone JM, Mostafa SM (1988) Staphylococcal peritonitis following selective decontamination of digestive tract. Lancet ii: 800

16. Nardi G, Bartaletti R, DeMonte A, Giordano F, Muzzi R (1990) Is it necessary to associate a systemic antibiotic prophylaxis to selective digestive decontamination? Intensive Care Med 16: S 33

17. Rossaint R, Slama K, Bauer R, Raakow R, Blumhardt G, Neuhaus P, Falke K (1990) Prevention of pneumonia after liver transplantation using early extubation and selective decontamination of the digestive tract. Intensive Care Med 16: S 6

18. Schardey M, Meyer G, Kern M, Marre R, Hohlbach G, Schildberg F (1989) Die nosokomiale Lungeninfektion: Präventive Maßnahmen bei chirurgischen Intensivpatienten. Intensivmedizin 26: 242–249

19. Schäfer A, Höltermann W, Knoch M, Müller E (1989) Untersuchungen zur wirkungsvollen Prophylaxe nosokomialer Infektionen im Bereich der oberen Atemwege bei langzeitbeatmeten Patienten durch Mundpflege mit antibakteriell wirksamen pflanzlichen Substanzen (PVJ). Anaesthesist 38 (S 1): 248
20. Stoutenbeek CP, van Saene HK, Miranda DR, Zandstra DF (1984) The effect of selective decontamination of the digestive tract on colonisation and infection rate in multiple trauma patients. Intensive Care Med 10: 185–192
21. Sydow M, Burchardi H, Fraatz T, Crozier TA, Seyde W, Rüchel R (1988) Prevention of nosocomial pneumonia in mechanical ventilated patients in a respiratory intensive care unit. Intensive Care Med 14 (S 1): 310
22. Tetteroo GWM, Wagenvoort JHT, Bruining HA, Tilanus HW (1988) A randomised study to the efficacy of selective decontamination in patients undergoing oeseophageal resection, and its epidemiological effects. Intensive Care Med 14 (S 1): 311
23. Thülig B, Hartenauer U, Fegeler W, Lawin P (1989) Effektive Infektionskontrolle durch selektive Darmdekontamination (SDD) bei thoraxchirurgischen Intensivpatienten. Anaesthesist 38 (S 1): 352
24. Ulrich C, Harinck-de Weerd JE, Bakker NC, Jacz K, Doornbos L, de Ritter VA (1989) Selective decontamination of the digestive tract with norfloxacin in the prevention of ICU-acquired infections: a prospective randomized trial. Intensive Care Med 15: 424–431
25. Unertl K, Ruckdeschl G, Selbmann HK, Jensen U, Forst H, Lenhart FP, Peter K (1987) Prevention of colonization and respiratory infections in long term ventilated patients by local antimicrobial prophylaxis. Intensive Care Med 13: 106–113
26. van Dalen R, Aerdts S (1988) Prevention of infections by selective decontamination in mechanically ventilated patients. A prospective randomized trial. Intensive Care Med 14 (S 1): 310

Korrespondenz: Univ.-Doz. Dr. A. N. Laggner, I. Medizinische Universitätsklinik, Lazarettgasse 14, A-1090 Wien, Österreich.

Prävention von Staphylokokkeninfektion durch antiinfektiöse Polymeroberflächen

B. Jansen

Institut für Medizinische Mikrobiologie und Hygiene, Universität Köln,
Bundesrepublik Deutschland

Einleitung

Der Einsatz von Kunststoffmaterialien (Polymeren) für diagnostische
und therapeutische Zwecke (Katheter, Implantate) hat in der modernen
Medizin in den letzten Jahren stark zugenommen. Einerseits hat dies
sicherlich zum Fortschritt in der Medizin und zum Wohle des Patienten
geführt, andererseits führt der häufige Einsatz solcher Materialien aber
auch zu einem Anstieg von Infektionen, die erst durch deren Verwendung verursacht werden („Plastikinfektionen", Fremdkörperinfektionen, polymer-assoziierte Infektionen). Solche Infektionen sind
heutzutage zu einem nicht mehr wegzudenkenden Problem geworden.
Nach einer US-amerikanischen Schätzung aus dem Jahre 1978 muß
bei einer Verwendung von ca. 1 000 000 intravasalen Kathetern sowie
bei 150 000 durchgeführten Gelenkersatzoperationen und ca. 400 000
Brustverstärkungen mit Silikonprothesen eine Zahl von etwa 850 000
Katheter- oder implantatbezogene Infektionen angenommen werden
[3].

Diese Infektionen werden dabei überwiegend von Mikroorganismen verursacht, die zur Haut- und Schleimhautflora des Menschen
gehören und eigentlich als apathogen gelten. Erst in Verbindung mit
dem Einsatz von Fremdkörpermaterialien erlangen diese Mikroorganismen eine pathogene Bedeutung, so daß die polymer-assoziierten
Infektionen als eine besondere Art iatrogener Infektionen aufgefaßt
werden müssen.

An der Ätiologie solcher Infektionen sind vor allen Dingen Staphylokokken beteiligt. Lediglich bei Infektionen, die durch Harn-wegskatheter oder durch Intrauterinpessare verursacht werden, spielen *Enterobacteriaceae* oder *Pseudomonas* eine dominierende Rolle. Vor allem koagulasenegative Staphylokokken (CNS) — und unter diesen vor allem *S. epidermidis* — werden als Hauptverursacher bei Infektionen von intravasalen Kathetern [5, 24], CAPD-Kathetern [6], künstlichen Herzklappen [1] sowie von Liquorableitungssystemen [2, 22] gefunden. Weiterhin werden sie auch bei spät auftretenden Infektionen von endokardialen Schrittmacherelektroden sowie von Gelenkprothesen isoliert. Neuere Arbeiten weisen auch auf eine ätiologische Bedeutung von CNS bei der Kapselfibrose nach Mammeaugmentation mit Sili-konprothesen [23], bei der sogenannten aseptischen Gelenkprothesen-lockerung nach Hüftgelenksersatz [20] sowie bei der Spätendoph-thalmitis nach Linsenersatz nach Kataraktoperation [4] hin. Koagu-lasepositive Staphylokokken, also in der Regel *S. aureus*, dominieren hingegen bei Infektionen von Hämodialyseshunt-Systemen und Ge-fäßprothesen und bei früh auftretenden Infektionen von Herzschritt-macheraggregaten.

Es wird heute angenommen, daß die Kontamination eines Fremd-körpers und damit eine Infektion überwiegend zum Zeitpunkt des Eingriffs (Katheterisierung, Implantation) erfolgt und sich trotz sorg-fältigster Hygienemaßnahmen nicht in allen Fällen vermeiden läßt. Die verursachenden Keime stammen von der Haut- und Schleimhautflora des Patienten oder des medizinischen Personals. Nach dem Zeitpunkt des Auftretens erster Symptome wird zwischen Früh-(„early-onset") und Spät-(„late-onset")infektionen unterschieden. Dabei ist bei den Spätinfektionen auch ein hämatogener Entstehungsweg der Infektion zu einem späteren Zeitpunkt zu diskutieren.

Durch *S. aureus* hervorgerufene polymer-assoziierte Infektionen können — entsprechend der höheren Virulenz des Erregers — Krank-heitsbilder mit deutlicher lokaler oder generalisierter Symptomatik zeigen, die unter Umständen einen fulminanten Verlauf mit Entwick-lung eines septischen Schocks aufweisen und sich dabei nicht we-sentlich von dem Bild einer *S. aureus*-Sepsis ohne Fremdkörperbetei-ligung unterscheiden.

Das klinische Bild der durch CNS verursachten Fremdkörperin-fektionen erscheint in den meisten Fällen eher undramatisch und ist durch einen chronisch larvierten Verlauf gekennzeichnet, so daß sich die Diagnosestellung einer durch CNS hervorgerufenen polymer-assoziierten Infektion oftmals als schwierig erweist. Trotzdem ist ihre Therapie — wegen häufigen Versagens der Wirtsabwehr und Nichtansprechen auf eine adäquate Antibiotikatherapie — in vielen Fällen sehr schwierig und erfordert häufig die Entfernung eines Katheters oder eines Implantats [18].

Aufgrund vieler Untersuchungen über die Entstehung von Fremdkörperinfektionen wird heute die Adhäsion von Mikroorganismen an das Fremdkörpermaterial als der erste bedeutende Schritt in der Pathogenese angesehen. Die in der modernen Medizin verwendeten Materialien sind größtenteils hochmolekulare synthetische Kunststoffe (Polymere) wie Polyaethylen, Polypropylen, Polyurethane, Polymethylmethacrylat, Fluorpolymere wie Teflon, Silikonkautschuk und andere. Die Adhäsion von Mikroorganismen (Bakterien) ist zum Gegenstand vieler Forschungsarbeiten geworden, wobei die meisten Studien an Staphylokokken als den Hauptverursachern von Fremdkörperinfektionen durchgeführt wurden [3, 7, 16]. Dabei zeigte sich, daß offenbar vor allem CNS eine besondere Affinität zur Adhäsion an Kunststoffe besitzen.

Die zugrundeliegenden Mechanismen der Bakterienadhäsion an Polymere sind bisher nur zu einem Teil aufgeklärt worden. In Abwesenheit von Serumproteinen oder anderen Blut- oder Gewebsbestandteilen wird die Adhäsion überwiegend durch sogenannte unspezifische Wechselwirkungen — elektrostatische, van der Waals und hydrophobe Wechselwirkungen — bestimmt. Unter in vivo-ähnlichen Bedingungen scheinen allerdings Serum- und Gewebsproteine eine führende Rolle in der Vermittlung der Adhäsion von Bakterien an eine Kunststoffoberfläche einzunehmen. Nach Einführen eines Katheters in die Blutbahn oder Implantation eines Kunststoffs in den Körper werden die Materialien unmittelbar von Serumproteinen oder anderen Serum- und Gewebsbestandteilen benetzt, so daß spezifische Wechselwirkungen zwischen der Polymeroberfläche und der Bakterienzelle in einer Art Adhäsion — Rezeptor-Wechselwirkung möglich werden. Bisher konnte vor allem für Fibrinogen und Fibronektin eine adhäsionsvermittelnde Bedeutung für die Adhäsion von sowohl *S. aureus* wie auch *S. epidermidis* an Kunststoffe nachgewiesen werden. Ausführliche Übersichtsarbeiten über die bisherigen Kenntnisse zur bakteriellen Adhäsion an Polymere sind kürzlich von Dankert et al. und von unserer Gruppe erschienen [3, 12].

In morphologischen Studien zur Pathogenese von (staphylokok-

keninduzierten) Fremdkörperinfektionen konnte anhand von raster-
elektronenmikroskopischen Aufnahmen gezeigt werden, daß im Verlaufe der Kolonisierung von Polymeroberflächen vor allem CNS in
der Lage sind, extrazelluläre Substanzen („Schleim", extrazelluläre
Schleimsubstanz = ESS) zu bilden [17]. Diese Schleimsubstanz kann
mehrere Staphylokokkenzellagen wie eine Art Schutzfilm umhüllen.
Sie interferiert außerdem mit der Opsonophagozytose als dem wichtigsten Abwehrmechanismus gegenüber Staphylokokken und setzt dadurch die Wirtsabwehr in entscheidender Weise herab. Weiterhin gibt
es aus mehreren Untersuchungen Anhaltspunkte dafür, daß „Schleim"
eine mechanische Barriere für die Penetration von Antibiotika darstellt.
Aus diesen Beobachtungen heraus läßt sich das häufige Therapiever-
sagen von (vor allem staphylokokkeninduzierten) Fremdkörperinfektionen erklären [17, 19].

Neuere Ansätze zur Prävention von Fremdkörperinfektionen

Wegen der beschränkten Therapierbarkeit von Fremdkörperinfektionen und den damit verbundenen möglichen Konsequenzen für den
einzelnen Patienten wird eine Reduzierung solcher Infektionen drin-
gend notwendig. Wie bereits erwähnt, muß als primärer Entstehungsweg die Einschleppung von Keimen während der Insertion eines Katheters oder der Implantation eines Kunststoffs angesehen werden.
Ein möglicher Ansatzpunkt zur Lösung dieses Problems wäre die
Entwicklung von infektionsresistenten Fremdkörpermaterialien. Aufgrund der bisherigen Kenntnisse über die Pathogenese kommt der
Adhäsion von Mikroorganismen an ein Polymer eine entscheidende
Bedeutung im Gesamtgeschehen einer Fremdkörperinfektion zu. Die
Verhinderung der bakteriellen Adhäsion am Fremdkörpermaterial
scheint daher ein sehr geeigneter Weg zur Prävention solcher Infek-
tionen zu sein.

   Dabei erscheinen uns im wesentlichen zwei Lösungswege als sehr
erfolgversprechend. Einerseits sollte es möglich sein, durch Beschichtung von Kunststoffen mit antimikrobiell wirksamen Substanzen (z. B.
Antibiotika) bzw. deren Inkorporierung in Kunststoffe zu einer Verhinderung der bakteriellen Adhäsion auf der Polymeroberfläche oder
aber zu einer Elimination von bereits auf der Kunststoffoberfläche
adhärenten Keimen zu gelangen. Der andere Lösungsweg geht von
der Überlegung aus, durch physikalisch-chemische Modifizierung der

Polymeroberfläche (z. B. durch Glimmentladungstechnik oder strahlenchemische Modifizierungsverfahren) eine veränderte Wechselwirkung zwischen Polymeroberfläche und Bakterienzelle zu erreichen, die zu einer Reduktion oder sogar zu einer Verhinderung der bakteriellen Adhäsion führt (Tabelle 1).

Die Beschichtung von Kunststoffen mit Antibiotika bzw. die Inkorporierung von Antibiotika oder anderen antimikrobiell wirksamen Substanzen ist bereits von einigen Arbeitsgruppen mehr oder weniger intensiv untersucht worden. Ein Beispiel für die kommerzielle Anwendung solcher Antibiotika-Polymer-Systeme ist die Gentamicin-Kette (Septopal®), die erfolgreich zur Behandlung der chronischen Osteomyelitis verwendet wird. Die weitaus meisten Arbeiten haben sich bisher mit der Beschichtung oder Einbringung von Antibiotika in Katheter oder Gefäßprothesen beschäftigt; ein kommerziell erhältlicher infektionsresistenter Katheter ist aber unseres Wissens nach bisher nicht auf dem Markt.

Tabelle 1. Entwicklung antiinfektiöser Kunststoffe

---

1. Modifizierung von Kunststoffen mittels chemischer, strahlenchemischer oder Glimmentladungsmethoden

$$\Rightarrow$$

Einführung von funktionellen Gruppen in die Polymeroberfläche, die
   - antiadhäsive Wirkung ausüben *oder*
   - selektiv bestimmte Blut- oder Gewebsbestandteile adsorbieren und dadurch zu einer verminderten bakteriellen Adhäsion führen *oder*
   - antimikrobielle Eigenschaften besitzen *oder*
   - an die antimikrobielle Substanzen gekoppelt werden können.

2. Inkorporierung von antimikrobiellen Substanzen in Polymere bzw. Beschichtung von Polymeren mit solchen Substanzen

$$\Rightarrow$$

Freisetzung des antimikrobiellen Wirkstoffs bei Kontakt des Kunststoffs mit Körperflüssigkeiten
   - Verhinderung der bakteriellen Adhäsion *oder*
   - Elimination von adhärenten Keimen von der Polymeroberfläche.

In ersten Studien zur Beschichtung von Polymeren (Polyetherurethanen) mit Antibiotika (Flucloxacillin, Clindamycin, Vancomycin, Ciprofloxacin u. a.) durch Inkubation der Kunststoffe in den entsprechenden Antibiotikalösungen zeigte es sich, daß das Antibiotikum bei dieser Technik nur relativ schwach an der Oberfläche gebunden wird [11]. Wie Messungen der Antibiotikumfreisetzung mittels Bioassay ergaben, wird bei der Elution der Hauptanteil des Wirkstoffes sehr schnell abgelöst, so daß insgesamt nur eine kurzdauernde antimikrobielle Wirkung des Polymers resultiert. Eine verbesserte Haftung von Antibiotika kann allerdings bei dieser Technik durch vorherige — aber auch anschließende — Behandlung des Kunststoffs in einer Glimmentladung erzielt werden [13]. Dabei wird durch Einführung neuer chemischer Gruppen in die Polymeroberfläche die Anzahl der möglichen Bindungsstellen für ein Antibiotikum erhöht. Durch eingehendere Untersuchungen der Wechselbeziehungen zwischen Kunststoffeigenschaften, Eigenschaften des Antibiotikums (vor allem Wasserlöslichkeit oder Lipidlöslichkeit) sind wir mittlerweile in der Lage, durch bestimmte Wahl der experimentellen Bedingungen (Auswahl des Lösungsmittels) zu Polymer-Antibiotika-Systemen zu gelangen, die längere Zeit antimikrobiell wirken und in vitro zu einer Verhinderung der Kolonisation der Polymeroberfläche führen.

Erfolgversprechende Untersuchungen zur Kopplung von Glykopeptiden an hydrophile Polyurethankatheter sowie Versuche zur Beschichtung von Silikonkathetern zur Prophylaxe von Liquorshuntinfektionen werden zur Zeit — auch auf tierexperimenteller Ebene — durchgeführt.

Wesentlich höhere Freisetzungsraten werden bei der Inkorporierung von Antibiotika in Kunststoffe (z. B. Polyurethane) durch Auflösung des Kunststoffs, Hinzumischen des Antibiotikums sowie späterem Abdampfen des Lösungsmittels erzielt. Dadurch wird eine mehr oder weniger homogene Verteilung des Wirkstoffes in der Polymermatrix erreicht [15]. Je nach Wahl der experimentellen Parameter (Variation von Antibiotikumkonzentrationen, Abdampftemperatur und -druck) lassen sich Antibiotika-Polymer-Mischungen mit unterschiedlicher Wirkstofffreisetzung herstellen, die dann eine kürzere oder längere Wirkdauer aufweisen [21].

Bei dem Lösungsansatz auf der Basis der Polymeroberflächenveränderung mit Hilfe von physikalisch-chemischen Methoden soll die modifizierte Oberfläche veränderte Wechselwirkungen mit Serum- und

Gewebsbestandteilen (vor allem mit Proteinen) und dadurch auch mit der Bakterienzelle eingehen, die zu einer Reduktion oder kompletten Unterdrückung der bakteriellen Adhäsion führen sollen. So konnten wir zum Beispiel anhand von modifizierten und dadurch hydrophiler gestalteten Polyurethanoberflächen zeigen, daß solche hydrophile Oberflächen bevorzugt Albumin und weniger Fibrinogen oder Fibronektin adsorbieren [8]. Parallel dazu ist die in vitro-Adhäsion bestimmter *S. epidermidis*-Stämme erniedrigt, wie auch interessanterweise die Adsorption von Thrombozyten [14]. Offenbar scheint eine erhöhte Albumin-Adsorption die Polymeroberfläche vor einer massiven Ablagerung von Blutplättchen bzw. vor einer stärkeren bakteriellen Adhäsion zu schützen, eine Beobachtung, die gerade für Kunststoffe mit Anwendung im intravasalen Bereich (Katheter, Gefäßprothesen) interessant zu sein scheint. In kürzlich durchgeführten Arbeiten über die Adhäsion von *S. epidermidis* an durch Glimmentladung modifizierten Polymeren (chloriertes Polyethylen, Polyurethan, Silikonkautschuk) konnten wir eine ähnliche Tendenz feststellen. Kunststoffe, die durch Aufbringen einer dünnen Schicht aus sehr hydrophilem Polyvinylmethylacetamid auf die Polymeroberfläche modifiziert wurden, wiesen eine höhere Antithrombogenität in verschiedenen in vitro-Tests gegenüber dem unbehandelten Vergleichsmaterial auf [9, 10]; gleichzeitig war die Adhäsion von *S. epidermidis* am modifizierten Kunststoff signifikant geringer als am Originalpolymer.

Ausblick

Wie die vorgestellten Konzepte und erste Ergebnisse zeigen, gibt es bereits vielversprechende Ansätze zur Prävention von polymer-assoziierten Infektionen. Ob diese schon Perspektiven für eine klinische Anwendung zeigen, ist jetzt sicherlich noch nicht entscheidbar. Die Beschichtung von Kunststoffen mit Antibiotika ist ein Konzept, das sich vom theoretischen Ansatz her für die Verhinderung von früh auftretenden („early-onset") Fremdkörperinfektionen eignet, da solche Systeme initial hohe Mengen an Antibiotikum freisetzen und es dadurch zu einer hohen lokalen Wirkstoffkonzentration kommt, die ausreichen sollte, um im Einzelfall die Kolonisation einer Kunststoffoberfläche mit z. B. Staphylokokken zu verhindern. Langfristig gesehen ist es aber unser Ziel, zu modifizierten Polymeren mit primär antiadhäsiven Eigenschaften zu gelangen, die dann auch in der Lage wären, Spätinfektionen zu unterdrücken. Weiterhin ist es sicherlich sinnvoll, für sekundäre Modifikationen (Kopplung von antimikrobiell wirksamen Substanzen) Stoffe zu verwenden, die nicht zu den klassischen antibakteriell wirksamen Substanzen (Antibiotika) gehören. Hier sind in nächster Zeit neue Ansätze notwendig und zu erwarten.

Literatur

1. Amoury RA, Bouman FO, Mahn JR (1966) Endocarditis associated with intracardiac prostheses. J Thorax Cardiovasc Surg 51: 36–47
2. Callaghan RR, Cohen SJ, Stewart JT (1961) Septicemia due to colonization of Spitz-Holter valves by staphylococci. Five cases treated with methicillin. Br Med J 14: 860–863
3. Dankert J, Hogt AH, Feijen J (1986) Biomedical polymers: bacterial adhesion, colonization and infection. CRC Crit Rev Bood Compatibil 2(3): 219–301
4. Driebe jr WT, Mandelbaum S, Foster RK, Schwartz LK, Culbertson WW (1986) Pseudophakic endophthalmitis-diagnosis and management. Ophthalmology 93: 442
5. Duma RJ, Warner JF, Dalton HP (1977) Septicemia from intravenous infusions. N Engl J Med 284: 257–260
6. Gokal R (1982) Peritonitis in continuous ambulatory dialysis. J Antimicrob Chemother 9: 417–422
7. Hogt AH, Dankert J, de Vries JA, Feijen J (1983) Adhesion of coagulase negative staphylococci to biomaterials. J Gen Microbiol 129: 2959–2968
8. Jansen B, Ellinghorst G (1984) Modification of polyetherurethane for biomedical application by radiation induced grafting. II. Water sorption, surface properties and protein adsorption of grafted films. J Biomed Mater Res 18: 655–669
9. Jansen B, Steinhauser H, Prohaska W (1986) Plasma modification of the inner surface of polymer tubings for the improvement of their anticoagulant properties. Adv Biomat 6: 207–212
10. Jansen B, Steinhauser H, Prohaska W (1988) In vitro blood compatibility of glow discharge grafted silicone rubber tubings. Angew Makromol Chem 164: 115–124
11. Jansen B, Peters G, Schareina S, Steinhauser H, Schumacher-Perdreau F, Pulverer G (1988) Development of polymers with antiinfectious properties. In: Gebelein CG (ed) Applied bioactive materials. Plenum Press, New York, pp 97–113
12. Jansen B, Peters G, Pulverer G (1988) Mechanisms and clinical relevance of bacterial adhesion to polymers. J Biomat Appl 2: 520–543
13. Jansen B, Schumacher-Perdreau F, Peters G, Pulverer G (1989) New aspects in the pathogenesis and prevention of polymer-associated foreign body infections caused by cogulase negative staphylococci. J Investigat Surg 2: 361–380
14. Jansen B (1990) New concepts in the prevention of foreign body infections. Zbl Bakt 272: 401–410
15. Jansen B, Schareina S, Treitz U, Peters G, Schumacher-Perdreau F, Pulverer G (1990) Antibiotic-containing polyurethanes for the prevention of foreign body infections. In: Gebelein CG, Dunne RL (eds) Progress in biomedical polymers. Plenum, New York, pp 347–354

16. Ludwicka A, Jansen B, Wadström T, Switalski LM, Peters G, Pulverer G (1984) Attachment of staphylococci to various polymers. In: Polymers as biomaterials. Plenum, London New York, pp 241–255
17. Peters G, Locci R, Pulverer G (1982) Adherence and growth of coagulase negative staphylococci on surfaces of intravenous catheters. J Infect Dis 146: 479–482
18. Peters G, Pulverer G (1984) Pathogenesis and management of S. epidermidis plastic foreign body infections. J Antimicrob Chemother 14 [Suppl D]: 67–71
19. Peters G, Schumacher-Perdreau F, Jansen B, Bey M, Pulverer G (1987) Biology of S. epidermidis slime. In: Clinical significance and pathogenicity of coagulase negative staphylococci. Gustav Fischer, Stuttgart, pp 15–32
20. Peters G, Schumacher-Perdreau F, Jansen B, Ludwig C, Rütt R (1990) "Aseptic" prosthetic hip loosening — a chronic polymer-associated infection by coagulase negative staphylococci? Zbl Suppl, Gustav Fischer, Stuttgart New York (in press)
21. Schierholz J, Jansen B, Steinhauser H, Peters G, Schumacher-Perdreau F, Pulverer G (1990) Drug release from antibiotic-containing polyurethanes. New Polymer Mater (in press)
22. Schimke RT, Black PH, Mark VH, Schwarz MN (1961) Indolent staphylococcus albus or aureus bacteremia after ventriculo-astrostomy. N Engl J Med 264: 264–270
23. Schumacher-Perdreau F, Peters G, Digon-Gusman F, Jansen B, Pulverer G (1988) Incidence of coagulase negative staphylococci in fibrous capsular contracture after augmentation mammaplasty with silicone. ICAAC, Los Angeles, Abstract No. 996
24. Sugarman B, Young EJ (1984) Infections associated with prosthetic devices. CRC Press, Boca Raton

Korrespondenz: Dr. med. Dr. rer.nat. B. Jansen, Institut für Medizinische Mikrobiologie und Hygiene, Goldenfelsstraße 19 – 21, D-W-5000 Köln 41, Bundesrepublik Deutschland.

Bakterielle Exotoxine und ihre mögliche Relevanz für die Pathogenese des septischen Schocks

S. Bhakdi

Institut für Medizinische Mikrobiologie, Universität Mainz,
Bundesrepublik Deutschland

Einleitung

Die Mehrzahl menschenpathogener Bakterien produziert Exotoxine, deren primärer Angriff auf die Plasmamembran der Zielzellen gerichtet ist. Ein Hauptmechanismus für diese Schädigung besteht in der Bildung von Poren, welche die Membran durchlöchern und zum raschen Zusammenbruch des lebensnotwendigen „milieu interieur" der Zelle führen. Prototypen solcher Porenbildner sind das α-Toxin von *S. aureus*, die Familie der sulfhydryl-aktivierten Toxine (mit Streptolysin-O als ein Hauptvertreter) sowie die in jüngster Zeit entdeckte Familie der mit dem *E. coli*-Hämolysin verwandten Toxine [1, 2]. Bislang wurde membranschädigenden Toxinen wenig Beachtung als möglichen Pathogenitätsfaktoren geschenkt. In den letzten Jahren ist jedoch klar geworden, daß diese Toxine tiefgreifende pathophysiologische Prozesse auslösen und schwere Organschädigungen verursachen können. In dieser kurzen Übersicht soll die mögliche Relevanz bakterieller Exotoxine für die Pathogenese des septischen Schocks diskutiert werden.

Porenbildende bakterielle Exotoxine

Porenbildende Toxine werden als wasserlösliche Proteine von den Bakterien abgegeben. Einige (Beispiel: *S. aureus* α-Toxin) binden an spezifische „Akzeptoren" auf Zelloberflächen; andere (Beispiel: *E. coli*-Hämolysin) interagieren wahrscheinlich über absorptive, unspezifische Bindungen mit der Lipiddoppelschicht. Nach der Bindung an die

Zielmembran erfolgt eine konformationelle Änderung der Art, daß hydrophobe Polypeptiddomänen exponiert werden und in die Membran eindringen. Dieser Vorgang ist oft gekoppelt an eine Oligomerisierung der Toxinmoleküle, wobei mehrere Toxinmonomere miteinander in der Membran kollidieren und supramolekulare Strukturen bilden. Beispiele solcher oligomerisierenden Porenbildner sind das α-Toxin von *S. aureus* und das Streptolysin-O (Abb. 1). Dagegen scheint das *E. coli*-Hämolysin als Monomer zu wirken.

Wird der Membranschaden nicht repariert, geht die Zelle notwendigerweise zugrunde, weil sie rasch ATP verliert und außerstande ist, lebensnotwendige metabolische Vorgänge aufrechtzuerhalten. Der Zelltod an sich kann unmittelbare Folgen haben. Beispielsweise bedingt das Absterben von Endothelzellen den Verlust der Integrität der Endothelzellbarriere; nach Perfusion von α-Toxin oder E. coli-Hämolysin durch eine isolierte Kaninchenlunge kommt es daher zum Austritt von Makromolekülen und Wasser aus dem Gefäßraum und zur Ausbildung eines Lungenödems [3 – 6]. Der Angriff dieser Toxine auf Monozyten bedingt den Zusammenbruch der Phagozytose-Abwehrfunktion im Gewebe [7]. Zusätzlich zu solchen unmittelbaren Konsequenzen können in sterbenden Zellen sekundäre Reaktionen aus-

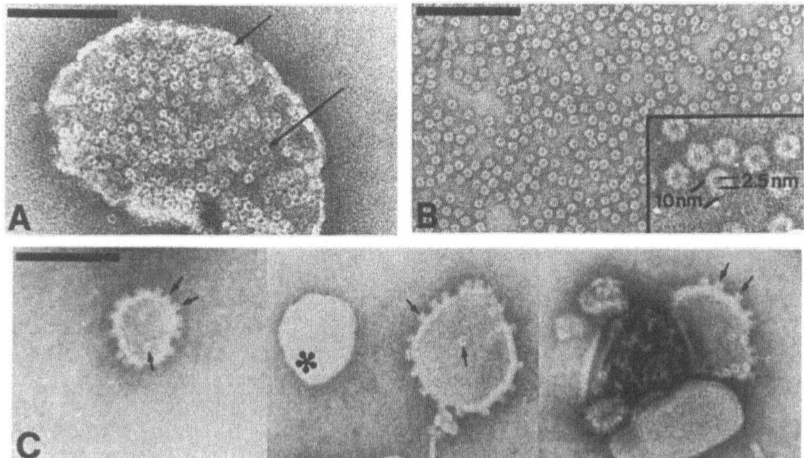

Abb. 1. A Rotes Blutkörperchen nach erfolgtem Angriff durch S. aureus α-Toxin. Die Toxinporen sind als kleine Ringstrukturen auf der Oberfläche sichtbar. **B** Isolierte α-Toxinporen; jede Ringstruktur besteht aus sechs Toxinmolekülen. **C** Liposomen mit wiedereingebauten Toxinporen

gelöst werden, die ebenfalls von pathophysiologischer Bedeutung sind. Hauptverantwortlich für solche Sekundärreaktionen dürfte der massive Einstrom von Kalziumionen vom extrazellulären Raum in die Zellen sein [1, 2]. Zum einen bedingt dies eine Stimulation des Arachidonsäure-Stoffwechsels und die Produktion hochpotenter Lipidmediatoren (Prostaglandine, Leukotrienen) [3 − 5, 8, 9]. So löst ein Toxinangriff auf Endothelzellen die Überproduktion von Prostazyklin aus; das entstehende Thromboxan bedingt über seine vasokonstriktorische Wirkung einen steilen Druckanstieg in der A. pulmonalis [3 − 5, 8]. Der Einstrom von Kalzium in geschädigte Plättchen löst sekretorische Vorgänge aus, wodurch es zu einer Freisetzung von Plättchen-Faktor 4 und Faktor V kommt. Da Plättchen ein bevorzugtes Ziel für den Angriff durch *S. aureus*-α-Toxin darstellen, greift dieses Exotoxin unmittelbar in die Hämostase ein und wirkt prokoagulatorisch [10, 11]. Eine weitere, biologisch potentiell relevante Reaktion ist die Freisetzung von Interleukin-1β aus Monozyten. Verschiedene Substanzen (z. B. Endotoxin) stimulieren die Bildung des Interleukin-1β-Precursors, der zunächst in den Zellen gespeichert wird. Zur Freisetzung des biologisch aktiven Interleukins-1β bedarf es einer Spaltung des Precursors und der Sekretion des aktiven Produktes aus der Zelle. Die Bildung von Poren in der Monozytenmembran (durch *S. aureus* α-Toxin und *E. coli*-Hämolysin) löst diesen Sekretionsvorgang aus, so daß binnen kurzer Zeit große Mengen an Interleukin-1β freigesetzt werden [12, 13]. Alle drei genannten Vorgänge (Produktion von Lipidmediatoren, Störung der Hämostase, Freisetzung von Interleukin-1β) könnten pathogenetische Rollen bei der Entstehung von lokalen und systemischen Schäden im Rahmen schwerer bakterieller Infektionen spielen.

Antikörperabhängige Neutralisation von bakteriellen Zytolysienen

Obwohl neutralisierende Antikörper gegen die wichtigsten bakteriellen Porenbildner im Plasma aller gesunden Individuen vorkommen, reichen deren Titer in der Regel nicht aus, um unter physiologischen Bedingungen einen effektiven Schutz gegen die Toxine zu gewährleisten. Die mangelnde Effizienz der Antikörper beruht zum Teil wohl auf einer zu niedrigen Affinität, zum anderen auf einer zu langsamen Bindungskinetik. Auf diese Tatsache wird im folgenden Beispiel näher eingegangen. Im Experiment A wurde *S. aureus*-α-Toxin für zwei Minuten mit einem neutralisierenden monoklonalen Antikörper zuerst inkubiert; die darauf folgende Gabe des Toxins mit dem Antikörper zum zellreichen Plasma blieb ohne Effekt auf die Thrombozytenaggregation und die ATP-Freisetzung, da eine Toxinneutralisation durch den Antikörper stattgefunden hatte. Wurde dieser Probe eine zweite Toxingabe zugeführt, kam es aufgrund der Porenbildung zur Plättchenaggregation und zur Freisetzung von ATP. Dieses Phänomen beruhte nicht darauf, daß die neutralisierende Kapazität des Antikörpers überschritten wurde, da die Antikörper in einem Überschuß vorlagen. Im Experiment B wurde α-Toxin gleichzeitig mit dem neutralisierenden Antikörper appliziert; in diesem Fall war der Antikörper nicht in der Lage, das Toxin zu neutralisieren. Im dritten Versuch

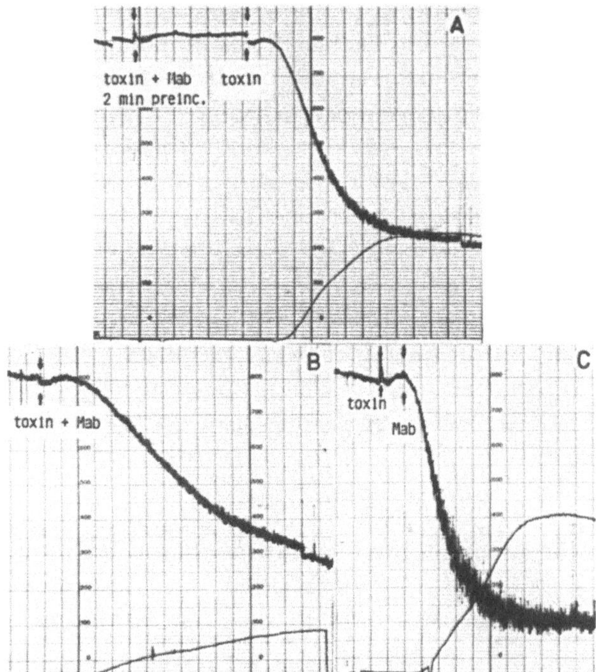

Abb. 2. Auslösung der Thrombozytenaggregation (obere Kurve) und ATP-Freisetzung (untere Kurve) im plättchenreichen Plasma durch α-Toxin. **A** Erste Gabe von Toxin nach Vorinkubation mit neutralisierendem monoklonalen Antikörper bleibt ohne Wirkung; zweite Toxingabe führt zur Thrombozytenaktivierung. **B, C** gleichzeitige bzw. verspätete Antikörpergabe bleibt ohne Schutzwirkung

wurde der Antikörper 30 Sekunden nach Gabe des α-Toxins appliziert; in diesem Fall fehlte jegliche Schutzwirkung des Antikörpers. Die Versuche verdeutlichen, daß neutralisierende Antikörper unter Umständen außerstande sein werden, einen effektiven Schutz gegen den Angriff eines Zytolysins zu gewährleisten, wenn die Bindung des Toxins an eine empfindliche Zielzelle sehr rasch und effektiv stattfindet.

Aufgrund dieser Tatsachen ergab sich die Überlegung, ob hochtitrige Hyperimmunglobuline gegen bakterielle Zytolysine einen besseren Schutz gegen die Toxine gewährleisten können. Ein von Dr. K. D. Hungerer (Behringwerke, Marburg) entwickeltes Toxoid wurde zur Gewinnung eines hochtitrigen humanen Hyperimmunglobulins verwendet. Es zeigte sich, daß diese Antikörper aufgrund ihrer hohen Affinität und schnellen Bindungskinetik alle zellschädigenden Wirkungen des α-Toxins in vitro und in vivo aufzuheben vermochten [14]. In Abb. 3 wurde plättchenreiches Plasma mit α-Toxin in Ab-

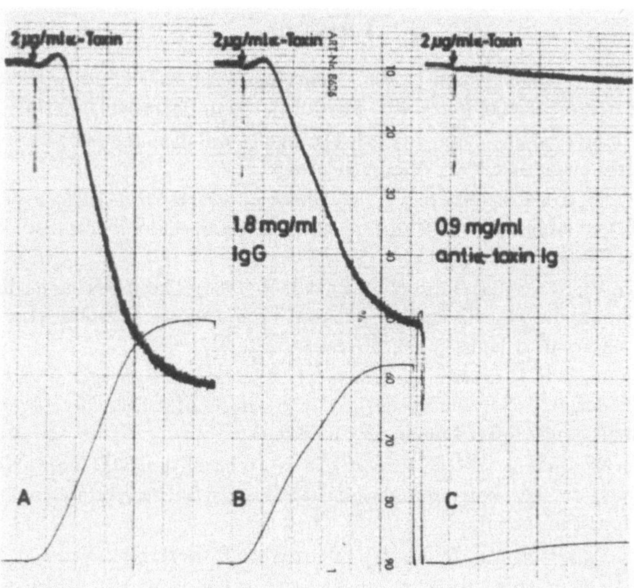

Abb. 3. Thrombozytenaggregation (obere Kurve) und ATP-Freisetzung (untere Kurve) aus Plättchen nach Gabe von 2 µg/ml α-Toxin zum plättchenreichen Plasma. **A** Kontrolle; **B** Zugabe von 1,8 mg/ml eines kommerziellen IgG-Präparates; **C** Zugabe von 0,9 mg/ml Hyperimmunglobulin gegen α-Toxin zum Plasma

wesenheit oder in Gegenwart eines kommerziellen Immunglobulin-
präparates oder des Hyperimmunglobulins behandelt. Das Hyperimmunglobulin war in der Lage, die Plättchenaggregation und die ATP-
Freisetzung zu verhindern, während kommerzielle Präparate ohne Wirkung blieben. Zur Prüfung der Wirksamkeit des Hyperimmunglobulins wurden zusätzlich einige Versuche mit Cynomolgus-Affen
durchgeführt. In ungeschützten Affen kam es nach Toxinapplikation
zu einem raschen Abfall des Blutdruckes und der Plättchenzahl; die
Tiere verstarben innerhalb kurzer Zeit an den Folgen eines Lungenödems. Bei den antikörpergeschützten Tieren kam es nur zu einem
geringen Abfall der Thrombozytenzahl; die Toxingaben blieben ohne
lethale Wirkung. Andere Versuche haben gezeigt, daß auch Endothelzellen und Monozyten durch das Hyperimmunglobulin effektiv
geschützt werden. Aufgrund dieser Befunde werden gegenwärtig
Überlegungen angestellt, das Hyperimmunglobulin bei Patienten mit
schweren *S. aureus*-Infektionen therapeutisch einzusetzen. Die klinische
Erprobung solcher Hyperimmunglobulinpräparate steht jetzt an.

Literatur

1. Bhakdi S, Tranum-Jensen J (1987) Damage to mammalian cells by proteins that form transmembrane pores. Rev Physiol Biochem Pharmacol 107: 147–223
2. Bhakdi S, Tranum-Jensen J (1988) Damage to cell membranes by pore-forming bacterial cytolysins. Prog Allergy 40: 1–43
3. Seeger W, Bauer M, Bhakdi S (1984) Staphylococcal α-toxin eleicits hypertension in isolated rabbit lungs due to stimulation of the arachidonic acid cascade. J Clin Invest 74: 849–858
4. Seeger W, Walter H, Suttorp N, Bhakdi S (1988) Thromboxane-mediated hypertension and vascular leakage evolved by low doses of Escherichia coli hemolysin in rabbit lungs. J Clin Invest 84: 220–227
5. Grimminger F, Walmrath D, Birkemeyer RG, Bhakdi S, Seeger W (1990) Leukotriene- and hete-generation elicited by low doses of Escherichia coli hemolysin in rabbit lungs. Infect Immun 58: 2659–2663
6. Seeger W, Birkemeyer RG, Ermert L, Suttorp N, Bhakdi S, Duncker HR (1990) Staphylococcal α-toxin-induced vascular leakage in isolated perfused rabbit lungs. Lab Invest (in press)
7. Bhakdi S, Greulich S, Muhly M, Eberspächer B, Becker H, Thiele A, Hugo F (1989) Potent leukocidal action of Escherichia coli hemolysin mediated by permeabilization of target cell membranes. J Exp Med 169: 737–754
8. Suttorp N, Seeger W, Dewein E, Bhakdi S, Roka L (1985) Staphylococcal α-toxin stimulates synthesis of prostacyclin by cultured endothelial cells from pig pulmonary arteries. Am J Physiol 248: C 127–C 135

9. Grimminger F, Thomas M, Obernitz R, Walmrath D, Bhakdi S, Seeger W (1990) Inflammatory lipid mediator generation elicited by viable hemolysin-forming Escherichia coli in lung vasculature. J Exp Med 172: 1115–1122
10. Bhakdi S, Muhly M, Mannhardt U, Hugo F, Klapettek K, Mueller-Eckhardt C, Roka L (1988) Staphylococcal α-toxin promotes blood coagulation via activation of human platelets. J Exp Med 168: 527–542
11. Arvand M, Bhakdi S, Dahlbäck B, Preissner KT (1990) Staphylococcus aureus α-toxin attack on human platelets promotes assembly of the prothrombinase complex. J Biol Chem 265: 14377–14381
12. Bhakdi S, Muhly M, Korom S, Hugo F (1989) Release of interleukin-1β associated with potent cytocidal action of staphylococcal alpha-toxin on human monocytes. Infect Immun 57: 3512–3519
13. Bhakdi S, Muhly M, Korom S, Schmidt G (1990) Effects of Escherichia coli hemolysin on human monocytes. Cytocidal action and stimulation of interleukin-1 release. J Clin Invest 85: 1746–1753
14. Bhakdi S, Mannhardt U, Muhly M, Ronneberger HJ, Hungerer KD (1989) Human hyperimmune globulin protects against the cytotoxic action of staphylococcal alpha-toxin in vitro and in vivo. Infect Immun 57: 3214–3220

Korrespondenz: Prof. Dr. S. Bhakdi, Institut für Medizinische Mikrobiologie, Universität Mainz, Hochhaus am Augustusplatz, D-W-6500 Mainz, Bundesrepublik Deutschland.

EDV-unterstützte Analyse bakteriologischer Daten zur Erfassung von Resistenzänderungen an einer internistischen Intensivstation

H. Vedovelli[1], K. Lenz[1], W. Graninger[2], W. Druml[1], A. Laggner[1], G. Grimm[1], O. Janata[2], Ch. Madl[1], B. Schneeweiß[1] und Ch. Reichetzeder[3]

[1] I. Medizinische Universitätsklinik, [2] Klinik für Chemotherapie und [3] Institut für Medizinische Computerwissenschaften (IMC), Universität Wien, Österreich

Einleitung

Seit dem Jahre 1982 wird an der Intensivstation der I. Medizinischen Universitätsklinik eine EDV-mäßige Verarbeitung bakteriologischer Befunde durchgeführt [1].

In diesem Infektionskontrollprogramm werden alle Antibiogramme hinsichtlich Keimspektrum und Resistenzverhalten der Keime ausgewertet. Aufgabe dieses Infektionskontrollprogrammes ist es, den Hygienestandard einer Station zu kontrollieren und dadurch prophylaktische Maßnahmen sinnvoll einzusetzen. Nicht erfaßt wurde jedoch bislang die antibiotische Therapie.

1988 wurde daher eine Erweiterung des Infektionskontrollprogrammes eingeführt. Es wird nun auch die antibiotische Chemotherapie aller aufgenommenen Patienten erfaßt, und eine kombinierte Auswertung von Antibiogrammen und Chemotherapie durchgeführt.

Durch die Erfassung der zeitlichen Zusammenhänge zwischen der Antibiotikagabe und dem Resistenzverhalten der Keime wird dabei versucht, die Effektivität einer antibiotischen Therapie hinsichtlich Keimelimination zu beurteilen. Weiters soll hiermit auch das Auftreten resistenter Keime erkannt werden.

Folgende Fragen stehen dabei im Vordergrund:

— *Elimination* oder *Persistenz* von Keimen, die bei Therapiebeginn bereits nachgewiesen waren

— *Auftreten* resistenter oder empfindlicher Keime im Laufe der Therapie.

Hardware (Abb. 1)

Alle Operationen des Infektionskontrollprogrammes werden auf dem Großrechner des IMC (Institut für Medizinische Computerwissenschaften) der Universität Wien durchgeführt. Auf der Station stehen Terminal und Matrixdrucker zur Verfügung, außerdem ist ein Personal Computer mit Thermodrucker an den Großrechner angeschlossen, der softwareunterstützt über eine Emulation als Terminal verwendet werden kann.

Software (Abb. 2)

Die Eingabe der Antibiogramme erfolgt im WAMIS (Wiener Allgemeines Medizinisches Informationssystem), der zentralen Datenbank des AKH (Allgemeines Krankenhaus der Stadt Wien), im Rahmen unserer Basisdokumentation [2]. Pro Antibiogramm bzw. Keim wird dabei 1 Datensatz angelegt. Direkten Zugriff auf diese Datenbank haben in der Programmiersprache PL/1 geschriebene Programme, welche die Auswertung des ursprünglichen Infektionskontrollprogrammes durchführen.

Zentrales Werkzeug des erweiterten Infektionskontrollprogrammes ist das Datenbank- und Statistikpaket SAS (Statistical Analytical System), weshalb die antibiotische Chemotherapie auch direkt in die-

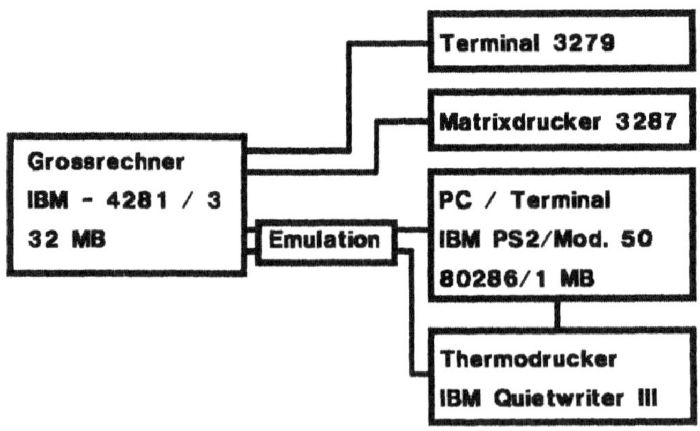

Abb. 1. Hardware

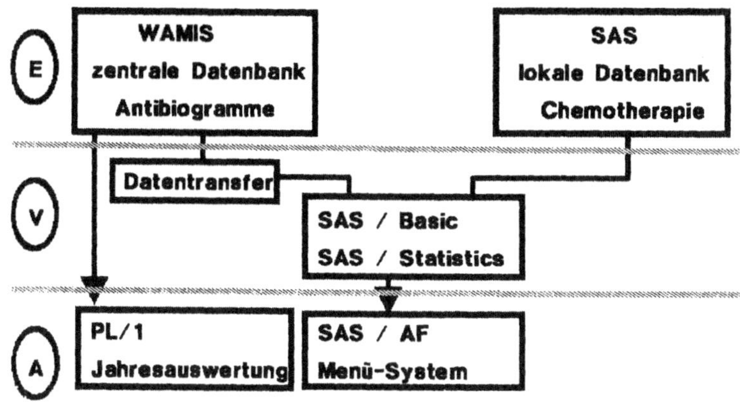

Abb. 2. Software

sem System abgespeichert wird [3, 4]. Pro Patient wird dabei 1 Datensatz angelegt, in dem sich bis zu 10 verschiedene Chemotherapien speichern lassen.

Für die Verarbeitung müssen die Antibiogramme zunächst in das System SAS transferiert werden, welches dann 2 Dateien zur Verfügung hat, die über die Patientenidentifikation eindeutig zu verknüpfen sind.

Alle Programme sind weiters in einem Menüsystem zusammengefaßt [5], welches eine Datenabfrage im Dialog erlaubt (Tabelle 1).

Datenauswertung

Die *Zählung* der Keime erfolgt nach dem Vorbild des ursprünglichen Infektionskontrollprogrammes referenzweise, d. h. ein Keim wird 1 × pro Patient und Abnahmeort gezählt. *Bedingung* dafür, daß ein Keim in die Statistik eingeht, ist der zeitliche Zusammenhang mit der Therapie: d. h., er muß frühestens 4 Tage vor Therapiebeginn und spätestens 4 Tage nach Therapieende auf das entsprechende Antibiotikum ausgetestet worden sein.

Das Resistenzverhalten des einzelnen Keimes wird sodann in Bezug zur Therapie gesetzt: jeweils für die Phase vor und nach Therapiebeginn wird bestimmt, ob der Keim empfindlich, resistent oder nicht nachgewiesen war, und aus diesen beiden Informationen eine von 8 möglichen Variationen gebildet.

Tabelle 1. Menü

		Hauptmenü	
1. Übersicht	2. Chemotherapie	3. Resistenzverhalten unter Therapie	4. Antibiotika-profil
		Untermenüs	
	1. Applikations-frequenz 2. Applikations-dauer	Ordnungskriterien für Tabelle (Keim, Therapie, Abnahmeort) Auswahl des Erregerverhaltens 1. prim. empfindlich 2. prim. resistent 3. Neuauftreten 4. Alle 3	Auswahl Antibiotikum
		Output: Tabellen	
n Patienten, Therapien, Antibiogramme (gesamt, positiv, ausgetestet)	s. o.	Tabellen in 1−3 Dimensionen in beliebiger Ordnung	Antibiotika-Information Applikat., Antibiogramme Resistenzver-halten bei allen Patienten, unter Therapie

Z. B.: Keim ist vor Therapiebeginn empfindlich gegen das Therapeutikum, wird nach Therapiebeginn nicht mehr nachgewiesen → Elimination eines empfindl. Keimes usw.

Ergebnisse

Resistenzverhalten primär empfindlicher Keime unter Therapie

Die Tabelle 2 enthält eine Aufsummierung aller Keime aus dem Zeitraum vom 1. 11. 88 bis 31. 8. 90, die bei Therapiebeginn als empfindlich gegen das verabreichte Antibiotikum ausgewiesen wurden. Von den 177 Keimen konnten durch die Antibiotikatherapie 146 Keime eli-

Tabelle 2. Resistenzverhalten unter Therapie. Primär empfindliche Keime
(1/11/88 − 31/8/90)

Antibiotikum	Keime gesamt	Elimin. (%)	Persist. (%)	→ Resist. (%)
Amoxycillin + Clavulansäure	26	26 (100)	0 (0)	0 (0)
Ceftazidim	26	16 (61)	7 (27)	3 (12)
Clindamycin	17	17 (100)	0 (0)	0 (0)
Imipenem	28	16 (57)	12 (43)	0 (0)
Cefmenoxim	21	20 (95)	1 (5)	0 (0)
Flucloxacillin	14	14 (100)	0 (0)	0 (0)
Gentamicin	17	16 (94)	1 (6)	0 (0)
Vancomycin	19	15 (79)	4 (21)	0 (0)
Ciprofloxacin	9	6 (67)	3 (33)	0 (0)

miniert werden, 28 Keime persistierten und 3mal wurde eine Resistenzentwicklung beobachtet.

In einer Aufschlüsselung der Antibiotika zeigte sich unter *Amoxycillin + Cls, Clindamycin* und *Flucloxacillin* eine hundertprozentige, unter *Cefmenoxim* und *Gentamicin* eine fast hunderprozentige Elimination primär empfindlicher Keime. Entsprechend den Wirkungsspektren der Antibiotika handelte es sich dabei v. a. um *E. coli* (Amoxycillin + Cls 9, Cefmenoxim 8, Gentamicin 1), *Klebsiella-species* (Amoxycillin + Cls 9, Cefmenoxim 5, Gentamicin 2), bzw. *Staph. aureus* (Clindamycin 10, Flucloxacillin 11) und *Staph. epidermidis* (Clindamycin 3, Flucloxacillin 2).

Im Gegensatz dazu peristierten unter *Imipenem* und *Vancomycin* empfindliche Keime in 43 bzw. 21% der Fälle. Die häufigsten Keime waren hierbei *Acinetobacter* (Imipenem 3), *Pseudomonas* (Imipenem 6, davon 3 im Bronchialsekret, 2 am Katheter und 1 vom Hautabstrich), sowie *Staph. aureus* (Vancomycin 3), während es unter *Ceftazidim* neben der hohen Inzidenz von Persistenzen zu 3 Resistenzentwicklungen von *Pseudomonas aeruginosa* kam. Es handelte sich dabei um Patienten mit nosokomialer Pneumonie, bzw. ausgedehnter Verbrennung, und einer langen Verweildauer an der Intensivstation.

Neuauftreten von Keimen unter der Therapie

Ein Auftreten neuer Keime wurde bei 22,8% der behandelten Patienten beobachtet, wobei empfindliche Keime bei 17,4% und resistente Keime bei 13,8% aller behandelten Patienten auftraten (Tabelle 3).

                    H. Vedovelli et al.

Tabelle 3. Resistenzverhalten unter Therapie. Neuauftreten von resistenten und empfindlichen Keimen unter Therapie (1/11/88 − 31/8/90)

Antibiotikum	Patienten n	Empfindlich (%)	Resistent (%)
Amoxycillin + Clavulansäure	227	17 (7,5)	24 (10,6)
Ceftazidim	104	17 (16,3)	4 (3,8)
Clindamycin	81	3 (3,7)	14 (17,3)
Imipenem	48	9 (18,8)	4 (8,3)
Cefmenoxim	46	2 (4,5)	2 (4,5)
Flucloxacillin	44	3 (6,8)	2 (4,5)
Gentamicin	24	9 (37,5)	2 (8,3)
Vancomycin	23	9 (39,1)	0 (0)
Ciprofloxacin	13	5 (38,5)	0 (0)
Alle	334	58 (17,4)	45 (13,8)

Tabelle 4. Resistenzverhalten unter Therapie. Neuauftreten von resistenten Keimen unter Therapie mit Amoxycillin + Clavulansäure (1/11/88 − 31/8/90)

	Blut	Bronchialsekret	Harn	Andere
Enterobacter aerogenes	0	0	0	1
Enterobacter cloacae	0	6	1	9
Escherichia coli	0	1	0	0
Hafnia	0	1	0	0
Klebsiella pneumoniae	0	2	0	0
Moraxella	0	0	0	1
Proteus morganii	0	3	1	2
Serratia	0	2	0	4
Gesamt	0	15	2	17

Unter der Therapie mit dem am häufigsten verwendeten Antibiotikum, *Amoxycillin + Cls*, traten bei 17 Patienten *empfindliche* Keime auf. Es handelte sich dabei vor allem um *E. coli* (7 Patienten) u. *Klebsiella-species* (9 Patienten).

Resistente Keime traten v. a. unter der Therapie mit Clindamycin und Amoxycillin + Cls auf.

Unter den 14 Patienten, die unter *Clindamycin* resistente Keime entwickelten, fanden sich bei 8 Patienten *Enterokokken*, bei 4 Patienten *Staph. epidermidis*.

Bei 10% aller mit *Amoxycillin* + *Cls*, dem verwendeten Basisantibiotikum der Station, behandelten Patienten traten resistente Keime auf, wobei die 24 Patienten 34 verschiedene Keime aufwiesen.

In einer Aufschlüsselung dieser Keime nach dem Abnahmeort zeigte sich ein vermehrtes Auftreten von resistenten Keimen v. a. im Bronchialsekret (Tabelle 4), in Blutkulturen konnte keine Resistenzentwicklung beobachtet werden.

Diskussion

Aufgabe eines Infektionskontrollprogrammes ist es, den Hygienestandard einer Station zu kontrollieren. Dies geschieht durch eine routinemäßige Kontrolle von Harn, Sekreten, Abstrichen u. a. hinsichtlich Keimwachstum. Eine weitere Aufgabe ist der zielführende Einsatz einer antibiotischen Therapie. Da in der Regel das Resistenzverhalten eines Keimes zu Therapiebeginn nicht bekannt ist, muß aus einem Infektionskontrollprogramm auch das Resistenzverhalten der Keime in den verschiedenen Körperflüssigkeiten hervorgehen.

Bislang konnte jedoch nicht eruiert werden, inwieweit diese empirische Ersttherapie richtig war. Im Rahmen dieser Studie konnte gezeigt werden, daß dieses Initialtherapie in 83% der Fälle richtig war. Allerdings muß dieser Prozentsatz noch höher angenommen werden, da Antibiotikakombinationen in diesem Programm nicht berücksichtigt wurden. Eine weitere Therapieüberprüfung durch ein erweitertes Infektionskontrollprogramm kann durch Eruierung der Elimination eines Keimes unter Therapie gemacht werden. In der dargestellten Studie konnte bei 81% der nachgewiesenen Keime eine Elimination gefunden werden. Allerdings muß auch hier der Prozentsatz unter dem Blickwinkel der Nichterfassung von Antibiotikakombinationen gesehen werden.

Eines der großen Probleme in der antibiotischen Therapie bei Intensivpatienten stellt die Resistenzentwicklung dar. Diese betrug im beobachteten Zeitraum 1,3%. Eine Resistenzentwicklung konnte ausschließlich bei jenen Patienten gefunden werden, bei denen eine antibiotische Therapie mehr als 1 Monat erforderlich war.

In der Auswertung bezüglich Resistenz und Persistenz, bezogen auf einzelne Antibiotika, muß weiters beachtet werden, ob es sich um Antibiotika handelt, die in der Initialphase des Krankenhausaufenthaltes oder erst bei langer Krankheitsdauer verwendet wurden. So zeigte sich, daß die Initialmedikamente unserer Station, Amoxycillin + Cls, Clindamycin, Flucloxacillin, Cefmenoxim und Gentamicin eine fast hundertprozentige Elimination aufwiesen. Erst bei Medikamenten, die in der Spätphase eingesetzt wurden (Imipenem, Ceftazidim, Vancomycin), konnten Persistenzen und Resistenzen beobachtet werden.

Konklusion

Mit Hilfe einer EDV-mäßigen Verarbeitung von bakteriologischen Daten in Kombination mit der Therapie kann einerseits die Effektivität überprüft und andererseits ein Auftreten von Resistenzen frühzeitig erkannt werden.

Durch das Wissen über die Keimsituation an der Intensivstation, die Empfindlichkeit der Erreger und den Auswirkungen der durchgeführten antibiotischen Therapie kann eine sinnvolle Antibiotikatherapie durchgeführt und das Auftreten hochresistenter Keime hintangehalten werden. Etwas verfälscht kann diese Zusammenstellung allerdings durch Antibiotikakombinationen werden, sodaß die 3. Phase unseres Infektionskontrollprogrammes nun zur Aufgabe haben wird, auch Antibiotika-Kombinationen mit zu berücksichtigen.

Literatur

1. Base W, Kleinberger G, Dorda W, Perkmann W, Reichetzeder Ch, Grabner H, Laggner A, Lenz K, Schneeweiß B (1985) EDV-unterstützte Auswertung bakteriologischer Befunde einer Intensivstation. Intensivmedizin 22: 38–44
2. Grabner H, Marksteiner A, Dorda W, Wolf W, Grabner G (1981) WAMIS: a medical information system. Conception and clinical usage. J Clin Comp 10: 154–169
3. SAS Institut Inc (1985) SAS user's guide: basics version, 5th edn. SAS Institute Inc, Cary, NC, pp 1290
4. SAS Institut Inc (1985) SAS user's guide: statistics version, 5th edn. SAS Institute Inc, Cary, NC, pp 956
5. SAS Institut Inc (1985) SAS/AF user's guide, 5th edn. SAS Institute Inc, Cary, NC, pp 223

Korrespondenz: Dr. H. Vedovelli, I. Medizinische Universitätsklinik, Lazarettgasse 14, A-1090 Wien, Österreich.

Liposomales Amphotericin B (Ambisome®): Erste Ergebnisse zur Behandlung lebensbedrohlicher, systemischer Mykosen

E.-R. Kuse[1], B. Ringe[2], H. Bunzendahl[2], O. Ringdén[3],
G. Ksionski[4], S. Wenner-Ziegler[5], I. Pichlmayr[1]
und R. Pichlmayr[2]

[1] Zentrum Anästhesiologie, Abteilung IV und [2] Abdominal- und Transplantations-
chirurgie, Medizinische Hochschule Hannover, Bundesrepublik Deutschland,
[3] Abteilung Klinische Immunologie, Karolinska Institut, Stockholm, Schweden,
[4] Vestar Inc., San Dimas, USA,
[5] Medizinische Mikrobiologie, Medizinische Hochschule Hannover, Bundesrepublik
Deutschland

Die Organtransplantation stellt beim akutem Versagen oder chronischen Erkrankungen einzelner Organsysteme im Endstadium, sofern
alle alternativen, konventionellen Therapiemodalitäten ausgeschöpft
sind und der Patient durch die Erkrankung bzw. deren Folgen in
absehbarer Zeit vital bedroht ist, die einzige Therapiemöglichkeit dar.
Zur Prophylaxe und Therapie von Abstoßungsreaktionen unterliegen
transplantierte Patienten einer immunsuppressiven Therapie
(Tabelle 1). Diese Patienten weisen eine hohe Inzidenz septischer Komplikationen auf. Bei den in der frühen postoperativen Phase (< 60
Tage) versterbenden Patienten stellt die Infektion die häufigste Todesursache dar [13, 16, 21]. Pilzinfektionen treten bei $14-44\%$ der
Patienten nach Lebertransplantation mit einer Letalität zwischen 33
und 82% auf (Tabelle 2) [10, 13, 21, 26, 42]. Candidainfektionen stellen
dabei den Hauptanteil. Mittel der Wahl zur Behandlung der Candidainfektion ist nach wie vor Amphotericin B in Kombination mit 5-
Flucytosin (Ancotil®). Diese Kombinationsbehandlung ist regelmäßig
von einer Reihe von Nebenwirkungen begleitet (Tabelle 3), bei denen
zwischen Akuttoxizität (unter Applikation) und Toxizität unter der

Tabelle 1. Immunosuppression nach Lebertransplantation

Basisimmunosuppression:

Cyclosporin A
Prednisolon
Azathioprin
ATG

Zur Abstoßungsbehandlung:

Hochdosiert Methyprednisolon oder OKT 3

Tabelle 2. Inzidenz und Letalität von Pilzinfektionen nach Lebertransplantation in der Literatur

Autor	Kollektiv (n)	Pilzinfektionen		Letalität (%)
		Anzahl	(%)	
Colonna (1988)	35	9	26	33
Kusne (1988)	101	17	14	82
Wajszczuk (1985)	62	26	42	77
Ho (1983)	43	22	44	40
Dummer (1983)	24	10	42	60

Langzeitbehandlung unterschieden wird, und die zu einer vitalen Bedrohung des Patienten führen können.

Seit Anfang 1989 steht uns eine liposomale Amphotericinpräparation zur Verfügung, die sich von der bisherigen dadurch unterscheidet, daß das Polyen von einer Phospholipidhülle umgeben wird. Es handelt sich dabei um die erste liposomale Präparation in stabiler Form, die kommerziell verfübar sein wird.

Wir haben diese Amphotericinpräparation im Rahmen eines „compassionate use"-Programms bei 15 Patienten mit lebensbedrohlichen Pilzinfektionen zur Anwendung gebracht und berichten mit den vorliegenden Daten erstmals über den klinischen Einsatz.

Tabelle 3. Nebenwirkungen der Behandlung mit konventionellem Amphotericin B (zusammengestellt nach [2, 7, 18, 33, 41, 43])

A: Nebenwirkungen unter der Applikation

Fieber
Schüttelfrost
Übelkeit
Erbrechen
Kopfschmerzen
Thrombophlebitis
Muskel- und Gelenkschmerzen
Allergische Reaktionen
Krampfanfälle

B: Nebenwirkungen unter der Langzeitbehandlung

Aplastische Anämie
Normocytäre, normochrome Anämie
Thrombopenie
Nierenfunktionseinschränkung
Irreversible Niereninsuffizienz
Hypokaliämie
Tubuläre Azidose
Hypomagnäsiämie
Reversible Leberschädigung
Leberausfall

Die dabei untersuchten Fragestellungen waren:
1. Welche Nebenwirkungen treten unter der Applikation auf?
2. Besitzt diese Präparation des Amphotericins dieselbe Nephrotoxizität wie die bisher gebräuchliche?
3. Treten Zeichen der Hepatotoxizität auf?
4. Wie hoch ist die Rate der Behandlungserfolge?

Patienten, Methodik und Material

Es wurden 15 Patienten, bei denen eine Candidainfektion durch Erregernachweis belegt war (Tabelle 4) in das „compassionate use"-Programm aufgenommen, sofern folgende Voraussetzungen erfüllt waren:

— Infektionen mit Pilzen für deren Behandlung Amphotericin B als „Mittel der Wahl" gilt,

— Nebenwirkungen, die zum Absetzen der Therapie mit konventionellem Amphotericin B führten und/oder Nephrotoxizität unter konventioneller Behandlung,

Tabelle 4. Grunderkrankungen, therapeutische Interventionen, Diagnostik der Pilzinfektion und nachgewiesene Erreger bei den untersuchten Patienten

Pat.	Vorerkrankung	Intervention	Diagnose	Erreger
1	B-Hepatitis Leberzirrhose	OLTX	C, S	Candida alb.
2	Trauma Hepatektomie	OLTX, Re-OLTX wegen initialem Transplantat-versagen	C, S	Candida alb.
3	Primär biliäre Zirrhose	OLTX, Re-OLTX wegen chron. Abstoßung	C, S	Candida alb.
4	Diabetes mellitus Endocarditis	NTX, AKE	C, S	Candida alb.
5	Diabetes mellitus	NTX und PTX	C	Candida alb.
6	Sklerosierende Cholangitis, Leberzirrhose	OLTX	C	Candida alb.
7	B-Hepatits Leberzirrhose	OLTX, Re-LTX wegen initialem Transplantat-versagen	C	Aspergillus
8	Polytrauma	Laparotomie, Osteosynthese	C, S	Candida alb.
9	Pankreaskopf-karzinom	OP nach Whipple	C	Candida alb.
10	B-Hepatitis, Leberzirrhose	OLTX	C	Aspergillus
11	B-Hepatits	OLTX	C	Candida alb.
12	Non-A-Non-B Hepatitis	OLTX	C, S	Candida alb.

S Serologisch, *C* Kultur, *OLTX* Orthotope Lebertransplantation, *NTX* Nierentransplantation, *PTX* Pankreastransplantation, *AKE* Aortenklappenersatz

    – Therapieversager unter Amphotericin B,
    – Einverständnis des Patienten oder seiner Angehörigen.
Die Vorerkrankungen und chirurgischen Eingriffe bzw. therapeutischen Interventionen, sowie die entsprechende Diagnostik der Pilzinfektionen sind in Tabelle 4

wiedergegeben. Die Diagnose der Pilzinfektion wurde gestellt, wenn der entsprechende Erreger in der Blutkultur und/oder in relevanten Abstrichen bei entsprechender Klinik nachgewiesen wurde (z. B. in der Bronchiallavage beim radiologischen Bild einer Pneumonie, intraabdominellen Abstrichen bei Relaparotomien). Begleitend wurde der Candida-Antigen-Test der Fa. Ramco (Houston, USA) durchgeführt. Ein Antigentiter > 1 : 4 wurde bei nicht nachweisbaren Rheumafaktoren als Hinweis auf eine Candidainfektion gewertet, jedoch nicht als beweisend angesehen.

Es wurden 15 Patienten behandelt. Die Daten von 3 Patienten wurden nicht in die Auswertung einbezogen, da die Behandlungsdauer weniger als 7 Tage betrug. Die Gruppe der 12 ausgewerteten Patienten setzte sich aus 7 Frauen und 5 Männern zusammen. Bei 10 der 12 Patienten handelte es sich um Patienten nach Organtransplantation (8 × Lebertransplantation, 1 × kombinierte Pankreas- und Nierentransplantation, 1 × Nierentransplantation). Das durchschnittliche Alter dieser Patienten war 45 Jahre (min. 14, max. 63), das mittlere Körpergewicht betrug 68,5 kg (min. 40, max. 83). Die Behandlungsdauer betrug minimal 10 Tage, maximal 70 Tage (Median 19 Tage). Die mittlere kumulative Dosis pro Patient betrug 1509 mg (min. 596, max. 5160).

Eingesetzt wurde das liposomale Amphotericin B (Ambisome®, Vestar Inc., San Dimas, USA), das der in Tabelle 5 angegebenen Zusammensetzung entspricht.

Das liposomal Amphotericin wurde steril, pyrogenfrei als Lyophilisat in Glascontainern á 50 mg zur Verfügung gestellt.

Dieses wurde in 23,5 ml Wasser für Injektionszwecke (2 − 8 °C) gelöst und für 10 Minuten in einem Wasserbad von 65 °C inkubiert. Danach wurde durch Verdünnung mit 5%iger Glukose die zu infundierende Lösung so hergestellt, daß die Endkonzentration 0,5 mg/ml betrug. Die Applikationsdauer betrug in allen Fällen 60 Minuten.

Die Anfangsdosierung entsprach 0,25 mg/kg KG und wurde täglich um 0,2 mg/kg KG gesteigert bis der klinische Behandlungserfolg oder die Maximaldosierung von 2,5 mg/kg KG und Tag erreicht war. Während der Applikation wurde auf das Auftreten der in Tabelle 3 aufgeführten Nebenwirkungen als Zeichen der Akuttoxizität geachtet.

Als Parameter der Nierenfunktion wurden 2mal wöchentlich die Kreatininclearance sowie der Serumspiegel für Kreatinin bestimmt. Um potentielle Hepatotoxizität abschätzen zu können, wurden täglich GPT, GOT und Bilirubin bestimmt.

Tabelle 5. Zusammensetzung des liposomalen Amphotericins B (Ambisome®) pro 50 mg Ampulle

Amphotericin B	51,72 mg
Phosphatidylcholin	202,70 mg
DSPG	79,43 mg
Cholesterol	52,61 mg
Wasseranteil	1,1 %

Ergebnisse

Akuttoxizität

Es wurden 274 Einzelapplikationen vorgenommen. Die applizierten Mengen lagen zwischen 0,25 und maximal 2,5 mg/kg KG und Tag. Bei einer Patientin kam es nach 7 Tagen vorangegangener Applikationen am achten Tag unter der Infusion zur Ausbildung von Myalgien. Diese traten gegen Infusionsende auf. Es handelte sich um ein einmaliges Ereignis, das zwar zeitgleich mit der Applikation auftrat, da die Behandlung jedoch an den Folgetagen in der gleichen Dosierung fortgeführt wurde, ohne daß es erneut zum Auftreten von Myalgien kam, ist ein ursächlicher Zusammenhang unwahrscheinlich, aber nicht ausgeschlossen.

Bei einem Patienten kam es als mögliche Nebenwirkung zu einem Krampfanfall vom Grand-mal-Typ. Im kranialen Computertomogramm stellte sich eine Raumforderung in der rechten Hemisphäre dar. Post mortem wurde die Diagnose eines Aspergillusabzesses gestellt.

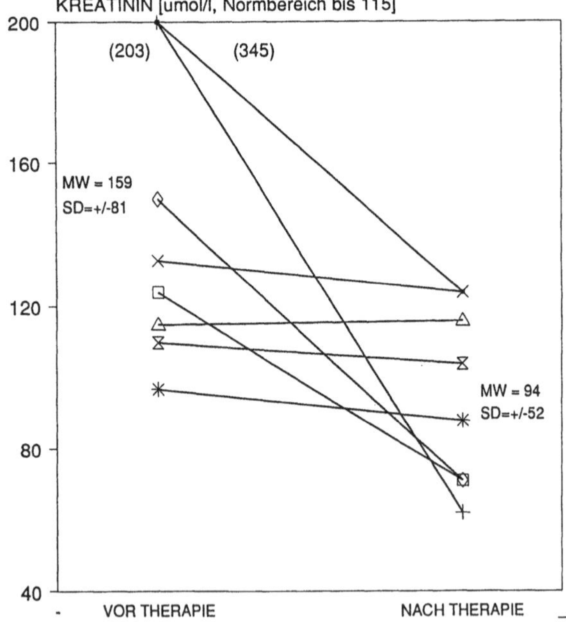

Abb. 1. Serumkreatinin vor und nach Therapie mit liposomalem Amphotericin

272 Applikation verliefen ohne Auffälligkeiten. Die Rate der akuten Nebenwirkungen entsprach damit 0,7%.

Nierenfunktion

Von den 15 behandelten Patienten waren 7 bei Behandlungsbeginn
dialysepflichtig. Von den 8 nicht dialysepflichtigen Patienten wiesen
vor Behandlungsbeginn 6 Patienten Serumkreatininwerte oberhalb der
Normgrenze auf (> 115 µmol/l), nur bei 2 Patienten befand sich das
Serumkreatinin im Normbereich. Der mittlere Serumkreatininspiegel
lag bei 159 µmol/l (SD ± 81). Nach Behandlungsende befanden sich
5 Patienten hinsichtlich dieses Parameters im Normbereich. Der mittlere Serumspiegel betrug 94 µmol/l (SD ± 52).

Bei 7 der 8 Patienten kam es unter Behandlung zu einem Abfall
des Serumkreatinins, ein Patient zeigte vor und nach Behandlung
gleichbleibende Werte (Abb. 1).

Die Werte der Kreatininclearance zeigten ein entsprechendes Ver-
halten. Der Mittelwert vor Behandlung betrug 61 ml/min (SD ± 27),
der nach Behandlung 74 ml/min (SD ± 21) (Abb. 2). Vor Behandlung

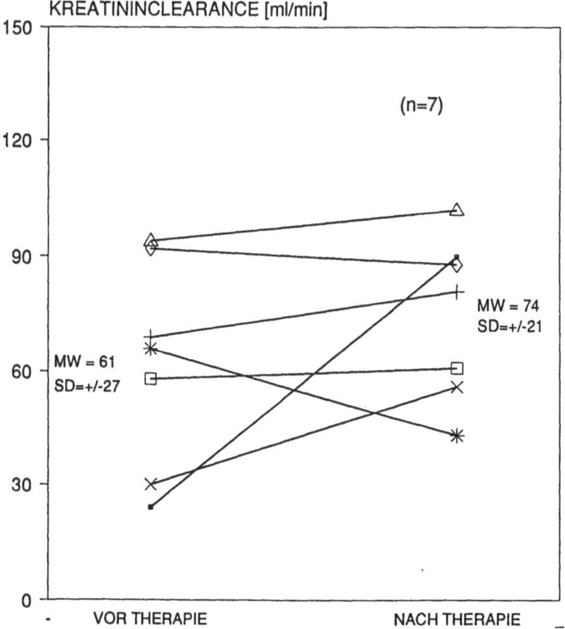

Abb. 2. Kreatininclearance vor und nach Therapie mit liposomalem Amphotericin

lagen die Werte zweier Patienten im Normbereich, nach Behandlung zeigten 4 Patienten eine normale Kreatininclearance. Zu einer Einschränkung der Kreatininclearance kam es bei einem Patienten, der kumulativ 5160 mg Amphotericin B über 70 Tage erhalten hatte. Die Kreatininclearance betrug vor Behandlungsbeginn 66 ml/min, nach Behandlungsende 43 ml/min.

Hepatotoxizität

Die GPT und GOT vor Behandlungsbeginn und nach Therapieende zeigten einen gleichsinnigen Verlauf: der Wert für die GPT lag vor Behandlungsbeginn bei einem Mittelwert von 68,5 U/l (SD ± 56,7), für die GOT bei 63 U/l (SD ± 30,3). Nach Beendigung der Therapie lagen die Mittelwerte für die GPT und GOT bei 46,9 (SD ± 40) bzw. 26 U/l (SD ± 12) (Abb. 3 und 4). Für die GPT kam es unter der Therapie bei 6 der 12 Patienten zu einem Abfall der Werte, sie blieben gleich (im Normbereich) bei 2 Patienten. Bei 4 Patienten stiegen die Werte unter der Therapie an, nur einer dieser Patienten wies zu Be-

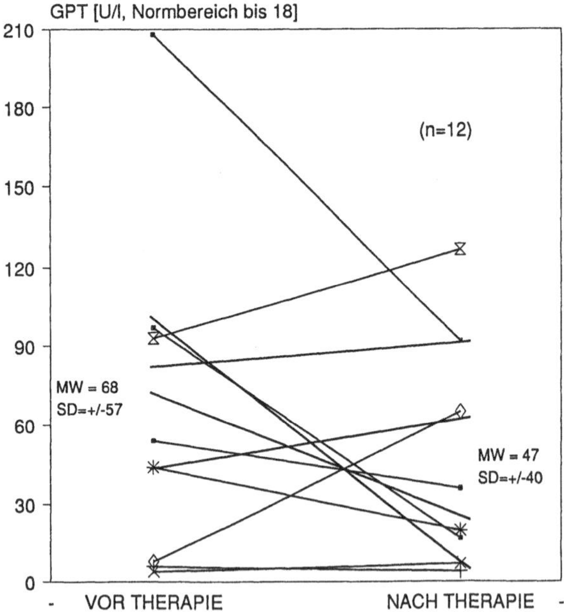

Abb. 3. GPT vor und nach Behandlung mit liposomalem Amphotericin

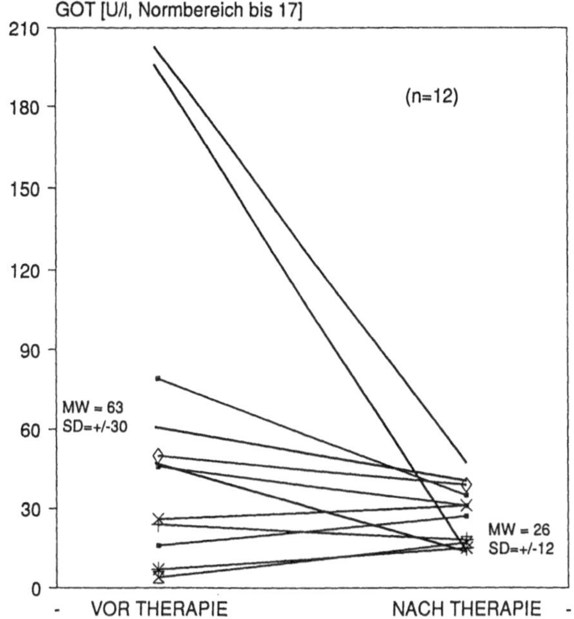

Abb. 4. GOT vor und nach Therapie mit liposomalem Amphotericin

handlungsbeginn eine GPT im Normbereich auf. Für die GOT kam es bei 9 Patienten zu einem Abfall der GOT, bei einem Patienten blieben die Werte stabil, in zwei Fällen war ein Anstieg zu verzeichnen.

Der mittlere Serumbilirubinspiegel lag vor der Therapie bei 132 µmol/l (SD ± 120). Der mittlere Wert nach Beendigung der Therapie betrug 50 µmol/l (SD ± 50). Es war in allen Fällen bis auf einen zu einem Abfall der Bilirubinspiegel gekommen, sodaß kein Anhalt für eine cholestatische Wirkung des liposomalen Amphotericins bestand (Abb. 5).

Therapieerfolge

Von den 15 in die Untersuchung aufgenommenen Patienten konnten 4 Patienten hinsichtlich des Behandlungserfolges nicht beurteilt werden. Ein Patient verstarb während der Behandlung an einer akut nekrotisierenden Pankreatitis, ein Patient an einer intracerebralen Blutung, ein Patient an einer Kombination aus Pseudomonassepsis, Multiorganversagen und Candidainfektion bei Polytrauma, ein Patient

                                E.-R. Kuse et al.

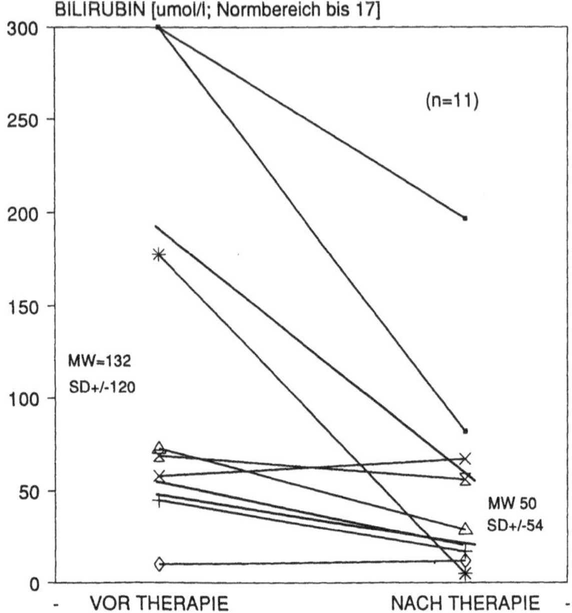

Abb. 5. Bilirubin vor und nach Behandlung mit liposomalem Amphotericin

wurde in ein auswärtiges Krankenhaus verlegt ohne daß dort die Behandlung weitergeführt wurde.

Ein Patient besserte sich vom Krankheitsverlauf, bei dem klinischen Bild der überstandenen Infektion war jedoch weiterhin der Erreger nachweisbar (Aspergillus fumigatus). 10 Patienten wurden als geheilt eingestuft.

Diskussion

Das Polyen-Antimykotikum Amphotericin, das 1953 entdeckt wurde, ist nach wie vor der „golden standard" in der Behandlung lebensbedrohlicher systemischer Mykosen. Die Möglichkeiten der Behandlung sind jedoch durch die Toxizität dieser Substanz begrenzt. Die Angaben über die Inzidenz von Nebenwirkungen, die unter der Applikation auftreten, reichen bis zu 78% [41].

Der Mechanismus der Amphotericintoxizität besteht in der Bindung des Polyenmoleküls an Zellmembranen (in der Gegenwart von Sterolen) und Ausbildung transmembranöser Kanäle und Poren, über die es zum Austritt von Ionen kommt [19, 30, 33]. Die dadurch entstehenden osmotischen Veränderungen in der Zelle werden für die Toxizität des Amphotericins B verantwortlich gemacht. Daß Amphotericin B als Therapeutikum eingesetzt werden kann, basiert auf dem Umstand, daß die Substanz eine höhere Affinität gegenüber dem Ergosterolanteil der Pilzzellwand aufweist als gegenüber dem Cholesterin, das das Gegenstück in den Membranen menschlicher Zellinien darstellt [8, 14, 19, 30, 35].

Die am häufigsten beschriebene Nebenwirkung ist die Einschränkung der Nierenfunktion, die bei bis zu 72% der behandelten Patienten auftreten soll [5, 20, 24, 31]. Zum Mechanismus dieser Toxizität gibt es mehrere Hypothesen:

— Butler [6] konnte durch tierexperimentelle Studien zeigen, daß es durch die intravenöse und intraarterielle Amphotericin B-Applikation zu einer Vasokonstriktion der Nierenarteriole kommt, die weder durch Adrenorezeptorenblocker noch durch Ganglienblocker zu verhindern war. Diese resultiert in einer Verminderung des renalen Plasmaflusses und der glomerulären Filtrationsrate.

— Andreoli und Monahan u. a. [1] beschrieben als mögliche Ursache eine Zunahme der Permeabilität der Tubuluszellmembran durch die Interaktion zwischen Amphotericin B und dem Cholesterinanteil der Zellmembran, die zu einer passiven Rückdiffusion von Wasserstoffionen, und der Unfähigkeit der Tubuluszelle einen transepithelialen Wasserstoffgradienten zu bilden, führt [11].

— Gerkens und Branch [17], sowie Heidemann [20] führen die durch Amphotericin verursachte Vasokonstriktion und die Abnahme der Filtrationsleistung auf die Aktivierung des tubuloglomerulären feedback zurück. Dieser Mechanismus ist ein intrarenaler Reflex, der darin besteht, daß eine vermehrte Absorption von Natriumchlorid im Bereich der Makula densa des distalen Tubulus zur akuten Abnahme der glomerulären Filtrationsrate im selben Einzelnephron führt [37]. Diese Abnahme der glomerulären Filtrationsrate wird durch eine Vasokonstriktion der afferenten Arteriole bedingt [4]. Die Aktivität des tubuloglomerulären feedback ist abhängig vom Kochsalzbestand des Körpers: eine Natriumchloridverarmung führt zur Steigerung, ein hoher Bestand zur Verringerung der Aktivität [4, 40, 44].

Es ist bisher auf verschiedenste Weise versucht worden, die Nebenwirkungsrate des Amphotericins herabzusetzen. Eine der Möglichkeiten dazu war die Präparation in Form eines semisynthetischen

Methylesters. Dieser wies zwar gute fungizide Eigenschaften auf, jedoch mußte die klinische Erprobung wegen mehrerer Fälle von letal verlaufender Leukencephalopathie abgebrochen werden [15].

Die geringe Toxizität des liposomalen Amphotericins ist begründet durch die höhere Selektivität des liposomalen Carriers hinsichtlich der Bindung an Pilzzellmembranen und des schnelleren transmembranösen Transports des Amphotericins in die Pilzzelle im Gegensatz zum langsameren Transport in menschliche Zellinien [3, 9, 12, 35].

Die größere therapeutische Breite verschiedener liposomaler Amphotericinpräparation wurde bereits durch Untersuchungen mit nicht kommerziell erhältlichen Präparationen belegt. Die entsprechenden Studien wurden sowohl in vitro (an LLCPK1-Zellen, einer porcinen Nierenzellinie, die eine Reihe Charakteristika proximaler Tubuluszellen aufweist) [22, 25] als auch tierexperimentell [23, 35] und unter Therapiebedingungen [27, 28, 39] durchgeführt.

Die neue liposomale Präparation des Amphotericins zeichnete sich bei den von uns behandelten Patienten durch eine sehr gute Verträglichkeit während der einstündigen Applikation aus. Bei 274 Einzelapplikationen sind möglicherweise bei 2 Applikationen (0.7%) Nebenwirkungen aufgetreten, bei einem dieser Fälle ist eine kausal andere Erklärung wahrscheinlicher.

Die sehr gute Verträglichkeit unter der Applikation, sowie eine äußerst geringe Rate an Nebenwirkungen bestätigte sich auch bei der Langzeitbehandlung.

Bei den von uns behandelten Patienten zeigte ein Patient eine Einschränkung der Nierenfunktion (kumulative Dosis > 5 g). Dieser Patient befand sich sowohl vor Behandlungsbeginn, als auch nach dem Abschluß der Behandlung im Stadium der kompensierten Niereninsuffizienz.

Gemessen am Verlauf der Transaminasen und des Bilirubins des Gesamtkollektivs war eine hepatotoxische oder cholestatische Wirkung des liposomalen Amphotericins nicht nachweisbar. Jedoch ist hierbei zu berücksichtigen, daß es sich bei 8 der 12 bewertbaren Patienten in dem von uns behandelten Kollektiv um Lebertransplantierte handelte, bei denen die Enzym- und Bilirubinspiegel stark abhängig sind von immunologischen Reaktionen im Transplantat, den mechanischen Abflußbedingungen des Gallenwegssystems, toxischen Reaktionen durch Immunsuppressiva und nicht zuletzt durch entzündliche Mitreaktionen des Lebergewebes. Hinsichtlich der fehlenden

Nephro- und Hepatotoxizität bei den von uns behandelten Patienten müssen unsere Ergebnisse bei der noch geringen Fallzahl als „Trendmeldungen" angesehen werden. Bei den Parametern der Hepato- bzw. Nephrotoxizität wurde auf die Anwendung weitergehender statistischer Verfahren verzichtet, da alle Parameter eine Verbesserung anzeigten. Eindeutige Antworten werden uns erst durch den Vergleich des konventionellen mit dem liposomalem Amphotericin B im Rahmen einer randomisierten, prospektiven Untersuchung bei genügend großer Fallzahl zur Verfügung stehen. Vergleicht man die Berichte über die Behandlungserfolge lebertransplantierter Patienten mit Pilzinfektionen mit dem von uns erzielten Ergebnis, so muß das liposomale Amphotericin B dem bisher verwendeten als überlegen angesehen werden. Der Vorteil dieser Präparation ist seine größere therapeutische Breite, so daß höhere Dosierungen zum Einsatz kommen können und dadurch die Behandlungsergebnisse verbessert werden können.

Literatur

1. Andreoli TE, Monahan M (1968) The interaction of polyene antibiotics with thin lipid membranes. J Gen Physiol 52: 300–325
2. Berger Ch, Frei R, Gratwohl A, Tichelli A, Osterwalder B, Levak A, Nussbaumer B, Pena B, Honkanene H, Speck B (1988) Ambulante Therapie mit Amphotericin B. Schweiz Med Wschr 118: 592
3. Bolard J, Seigneuret M, Boudet G (1980) Interaction between phospholipid bilayer membranes and the polyene antibiotic amphotericin B: lipid state and cholesterol content dependence. Biochim Biophys Acta 599: 280–293
4. Briggs JP, Wright FS (1979) Feedback control of glomerular filtration rate: site of the effector mechanism. Am J Physiol 236: F 40–F 47
5. Burgess JL, Birchall R (1972) Nephrotoxicity of amphotericin B with emphasis on changes in tubular function. Am J Med 53: 77–84
6. Butler WT, Hill GJ, Szwed CF, Knight V (1964) Amphotericin B renal toxicity in the dog. J Pharmacol Exp Ther 143: 47–56
7. Carnecchia M, Kurtzke F (1960) Fatal toxic reaction of amphotericin B in cryptococcal meningo-encephalitis. Ann Intern Med 53: 1027
8. Chen WC, Bittman R (1977) Kinetics of association of amphotericin B with vesicles. Biochemistry 16: 4145–4149
9. Clejan S, Bittman (1985) Rates of amphotericin B and filipin association with sterols. A study of changes in sterol structure and phospholipid composition of vesicles. J Biol Chem 260: 2884–2889
10. Colonna JO, Winston DJ, Brill JE, Goldstein LI, Hoff MP, Hiatt JR, Quinones-Baldrich W, Ramming KP, Busttil RW (1988) Infectious complications in liver transplantation. Arch Surg 123: 360–364
11. Douglas JB, Healy JK (1969) Nephrotoxic effects of amphotericin B, including renal tubular acidosis. Am J Med 46: 154–162

12. Dufourc EJ, Smith IC, Jarell HC (1984) Amphotericin and model membranes. The effect of amphotericin B on cholesterol-containing systems as viewed by 2H-NMR. Biochim Biophys Acta 776: 317–329

13. Dummer JS, Hardy A, Poorsaatar A (1983) Early infections in kidney, heart and liver transplant recipients on cyclosporine. Transplantation 36: 259–267

14. Edwards DI (1980) Antimicrobial drug action. University Park Press, Baltimore

15. Ellis WG, Sobel RA, Nielsen SL (1982) Leukoencephalopathy in patients treated with amphotericin B methylester. J Infect Dis 146: 125–137

16. Fulginiti VA, Scribner R, Groth CG (1968) Infections in recipients of liver homografts. N Engl J Med 279: 619–626

17. Gerkens JF, Branch RA (1980) The influence of sodium and furosemide on canine acute amphotericin B nephrotoxicity. J Pharmacol Exp Ther 214: 306–311

18. Gigliotti F, Shenep JL, Lott L, Thornton D (1987) Induction of prostaglandin synthesis as the mechanism responsible for the chills and fever produced by infusing amphotericin B. J Infect Dis 156: 784

19. Hamilton-Miller JM (1973) Chemistry and biology of the polyene macrolide antibiotics. Bacteriol Rev 37: 166–169

20. Heidemann HT, Gerkens JF, Spickard WA (1983) Amphotericin B nephrotoxicity in humans decreased by salt repletion. Am J Med 75: 476–481

21. Ho M, Wajszczuk CP, Har A (1982) Infections in kidney, heart and liver transplant recipients on cyclosporine. Transplant Proc 15 [Suppl 1]: 2768–2772

22. Juliano RL, Grant CWM, Barber KR, Kalp M (1987) Mechanisms of the selective toxicity of amphotericin B incorporated into liposomes. Mol Pharmacol 31: 1–11

23. Juliano RL, Lopez-Bernstein G, Hopfer RL, Metha R, Metha K, Mills K (1985) Selective toxicity and enhanced therapeutic index of liposomal polyene antibiotics in systemic fungal infections. Ann NY Acad Sci 446: 390–402

24. Koldin MH, Medoff G (1983) Antifungal chemotherapy. Pediatr Clin North Am 30: 49–61

25. Kraus HJ, Juliano RL (1988) Interaction of liposom-incorporated amphotericin B with kidney epithelial cell cultures. Mol Pharmacol 34: 286–297

26. Kusne S, Dummer S, Ningh N, Iwatsuki S, Makowka L, Esquivel C, Tzakis A, Starzl T, Ho M (1988) Infections after liver transplantation — an analysis of 101 consecutive cases. Transplantation 67: 132–143

27. Lopez-Bernstein G, Bodey GP, Frankel LS, Metha K (1987) Treatment of hepatosplenic candidiasis with liposomal amphotericin B. J Clin Oncol 5: 310–317

28. Lopez-Bernstein R, Fainstein V, Hopfer R, Metha K, Sullivan M, Keating M, Rosenblum MG, Metha M, Luna M, Hersh EM, Reuben J, Juliano L, Bodey GP (1985) Liposomal amphotericin B for the treatment of systemic fungal infections in patients with cancer: a preliminary study. J Infect Dis 151: 704–710

29. Lopez-Bernstein R, Metha R, Hopfer RL, Mills K, Kasi L, Metha K, Fainstein V, Luna M, Hersh EM, Juliano R (1983) Treatment and prophylaxis of disseminated infection due to Candida albicans in mice with liposomal amphotericin B encapsulated amphotericin B. J Infect Dis 147: 939–945

30. Medoff G, Brajburg J, Kobayashi GS, Bolard J (1983) Antifungal agents useful in therapy of systemic fungal infections. Annu Rev Pharmacol Toxicol 23: 303–304

31. Medoff G, Kobayashi GS (1980) Strategies in treatment of systemic fungal infections. N Engl J Med 302: 145–155

32. Metha R, Lopez-Bernstein R, Hopfer R, Mills K (1984) Liposomal amphotericin B is toxic to fungal cells but not to mammalian cells. Biochim Biophys Acta 770: 230–234

33. Miller MA (1984) Reversible hepatotoxicity related to amphotericin B. Can Med Assoc J 131: 1245

34. Norman AW, Spielvogel AM, Wong RG (1976) Polyene antibiotic-sterol interaction. Adv Lipid Res 14: 127–170

35. Readio JD, Bittman R (1982) Equilibrium binding of amphotericin B and methyl ester and borate complex to sterols. Biochim Biophys Acta 685: 219–224

36. Rhodes ER, Ginn HE, Muchmore HG, Smith WO, Hammarsten JF (1960) The effect of amphotericin upon renal function in man. Antimicrobiol Agents Annu 81 [Suppl 2]: 539–542

37. Schnermann J (1975) Regulation of single nephron filtration rate by feedback — facts and theories. Clin Nephrol 3: 75–81

38. Schnermann J, Briggs J (1982) Concentration dependend sodium chloride transport as the signal in feedback control of glomerular filtration rate. Kidney Int 22 [Suppl 12]: 82–89

39. Sculier JP, Coune A, Meunier F, Brassinne C, Laduron C, Hollaert C, Collete N, Heymans C, Klastersky J (1988) Pilot study of amphotericin B entrapped in sonicated liposomes in cancer patients with fungal infections. Eur J Cancer Clin Oncol 24: 527–538

40. Thurau KWC (1975) Modification of angiotensin mediated tubulo-glomerular feedback by extracellular volume. Kidney Int 8 [Suppl 5]: 202–207

41. Tynes BS, Utz JP, Bennet JE, Alling DW (1962) Reducing amphotericin reactions — a double blind study. Am Rev Respir Dis 87: 264–268

42. Wajszczuk CP, Dummer JS, Ho M, et al (1985) Fungal infections in livertransplant recipients. Transplantation 40: 347–353

43. Wegemann T (1986) Medizinische Mykologie — ein praktischer Leitfaden, 3. Aufl. Edition Roche, Basel

44. Wright FS, Briggs JP (1977) Feedback regulation of glomerular filtration rate. Am J Physiol 233: F 1–F 7

Korrespondenz: Dr. med. E.-R. Kuse, Medizinische Hochschule Hannover, Zentrum Anästhesiologie, Abteilung IV, Transplantationsintensivstation 12 B, Konstanty-Gutschow-Straße 8, D-W-3000 Hannover 61, Bundesrepublik Deutschland.

Kontinuierliche Infusion von i.v.-Immunglobulin M im septischen Schock

K. Lanser[1] und S. Balikcioglu[2]

[1]Kreiskrankenhaus Bruhnsbüttel und [2]Biotest Pharma, Frankfurt, Bundesrepublik Deutschland

Einleitung

Zur Entwicklung der septischen Komplikation einer Infektionskrankheit gehört neben der lokalisierten Keimansammlung die Generalisation. Die Invasion von Erregern in die Blutbahn als sog. Bakteriämie ist von der Septikämie abzugrenzen, die meist einer Endotoxinämie entspricht. Das Frühstadium des septischen Schocks ist charakterisiert durch eine hyperdyname Kreislaufregulation mit einem Herzindex $> 6\,l/min/m^2$ und einem peripheren Gefäßgesamtwiderstand $< 600\,dyn/sec/cm^{-5}$. In der prognostisch sehr ungünstigen hypodynamen Phase im Spätbild des septischen Kreislaufversagens ist der Herzindex $< 2,5\,l/min/m^2$ und der periphere Gesamtwiderstand $> 1200\,dyn/sec/cm^{-5}$ [1].

Trotz der Therapie mit hochwirksamen Antibiotika im gramnegativen septischen Schock ist die Mortalität in der hypodynamen Phase sehr hoch. Allein in der Frühphase gilt heute die Kombination von antibakterieller und antitoxischer Behandlung als noch ausreichend erfolgversprechend. Da die antimikrobielle medikamentöse Behandlung einer Wirksamkeitslatenz unter klinischen Gesichtspunkten bedarf, kommt der sofort einsetzenden Wirkung von antitoxischen Maßnahmen eine besondere Bedeutung zu [2, 3, 4].

Therapie mit Immunglobulinpräparaten (i.v.)

IgM-angereicherte Immunglobulinpräparate zur intravenösen Verabreichung scheinen optimale Voraussetzungen für eine rasch einsetzende anti-endotoxische Wirkung zu besitzen [5, 6, 7]. Das IgM-angereicherte Immunglobulinpräparat Pentaglobin beinhaltet Antikörper gegen die häufigsten Sepsiserreger. Rosenthal [8] berichtete 1986 über die Ergebnisse einer multizentrischen Studie, bei der in einem Zweijahres-Zeitraum (1983 – 1985) aus Blutproben von 11 Instituten aus der Bundesrepublik Deutschland, zwei Instituten aus Westberlin und zwei Instituten aus Österreich bei 8500 Patienten und 8999 Erreger angezüchtet und analysiert wurden. In über 80% waren Spezies von Staphylokokken, Streptokokken, Pseudomonas, E. coli, Klebsiellen, Serratia und Proteus für die Induktion des septischen Krankheitsbildes verantwortlich. Nach Stephan et al. [9] enthält das humane Immunglobulin M-Präparat, Pentaglobin, Antikörper gegen alle diese bakteriellen Antigene.

Kontrollparameter und Therapieschema

Entsprechend der bisherigen Therapieempfehlung (300 ml Pentaglobin/Tag an 3 aufeinanderfolgenden Tagen) wurden 6 Patienten im Frühstadium eines septischen Schocks unterschiedlicher Ätiologie behandelt. Die Vitalparameter der Atmung und des Herz/Kreislauf-Systems (System = arterieller, pulmonalarterieller und pulmonalkapillärer Druck, Herzminutenvolumen, Atem- und Herzfrequenz sowie Blutgasanalyse) wurden routinemäßig auf der Intensivstation intermittierend registriert. Als permanenter Verlaufsparameter wurde die Kerntemperatur mit Hilfe einer rektalen Sonde erfaßt und mikroprozessorgesteuert gespeichert.

Der jeweilige Therapiezyklus konnte mit Hilfe der Computerverarbeitung als in 4 Segmenten darstellbar analysiert werden (Abb. 1).

Die Medikamentenphase entspricht überwiegend dem Zeitraum der parenteralen Zufuhr des Immunglobulin M-Präparates. Überlappend beginnt eine sog. Reaktionsphase, bei der es zu einer zunehmenden Toxin-/Antitoxin-Interaktion kommt. Eine erhöhte Körpertemperatur sinkt progredient, gegebenenfalls bis zur Normothermie. Im anschließenden etwa 6 – 8stündigen Zeitraum stehen Antitoxin und Toxin im Gleichgewicht. Diese Neutralisationsphase geht mit weitgehend normalen Körpertemperaturen und nur gering ausgeprägten klinischen Symptomen einher, und die Atmungs- sowie Kreislaufparameter sind stabil. Danach setzt eine Phase ein, die durch erneute Verschlechterung der klinischen Parameter gekennzeichnet ist und

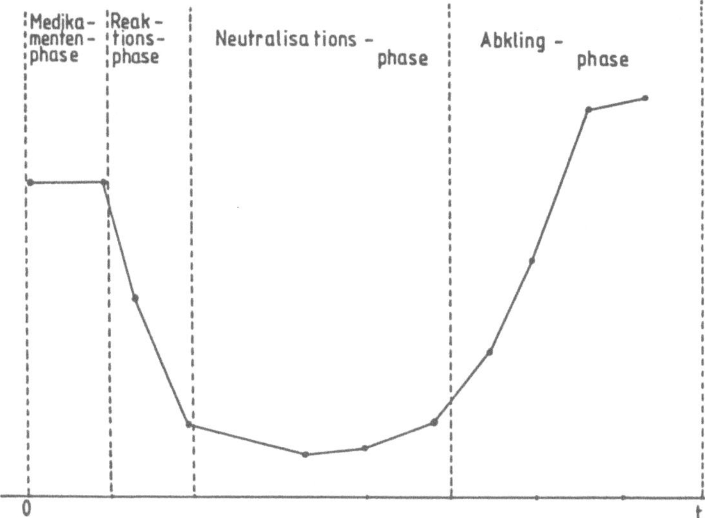

Abb. 1. Zeitliches Auftreten unterschiedlicher Toxin-/Antitoxin-Interaktionen bei Gabe eines Immunglobulin M-haltigen Präparates in der hyperdynamen Phase des septischen Schocks (Medikamenten-, Reaktions-, Neutralisations-, Abklingphase)

einer abklingenden antitoxischen Effizienz des Immunpräparates entspricht. Sofern die antibakterielle Behandlung noch nicht einen optimalen Wirkungsgrad erreicht hat, können am Ende der Abklingphase gleiche Bedingungen wie in der initialen Schockphase vor der Therapie beobachtet werden. Dieser Verlauf entspricht früheren Beobachtungen bei septischen Krankheitsbildern, die als „endogener antitoxischer Reaktionszyklus" beschrieben wurden.

Beobachtungen, Analysen und gedankliche Interpretation der zugrundeliegenden Reaktionsmechanismen in den einzelnen Therapiesegmenten führten zur Neuformulierung einer antiendotoxischen Behandlung mit Hilfe eines IgM-angereicherten Immunglobulin-Präparates.

Die Gabe einer initial hohen Substanzmenge sollte zur Etablierung der klinisch und prognostisch günstigen Neutralisationsphase führen. In der anschließenden Behandlungsphase unterliegt das therapeutische Streben den Bedingungen, ein Gleichgewicht zwischen den Quantitäten von Toxinen und Antitoxinen zu erreichen und zu erhalten. Dieses kann durch eine permanente intravenöse Applikation von Pentaglobin bis zur Optimierung der antibakteriellen Behandlung erreicht werden.

Bei bisher 18 Patienten mit beginnendem septischen Schock, hervorgerufen durch unterschiedliche Infektionserreger, wurde 100 ml Pentaglobin als Initialdosis verabfolgt. Die Patienten wurden aufgrund klinischer Sepsiskriterien in die Studie aufgenommen. Einzelheiten der Studie, Einschlußkriterien, demographische Daten und klinische Diagnosen der Patienten werden nach Vorliegen der Analyse der einzelnen Meßparameter an anderer Stelle berichtet [10]. Über einen Perfusor erfolgte die weitere Behandlung mit 8 ml Pentaglobin/Stunde. Beispielhaft sind in der Abb. 2 die Kerntemperaturverläufe von 3 Patienten [9, 13, 14] dargestellt.

Die Gabe der „loading dose" von 100 ml erfolgte innerhalb eines Zeitraumes von 60 – 90 Minuten. Anschließend wurden 8 ml Pentaglobin/Stunde über die automatische Infusionspumpe verabfolgt. Auch hier ist nach der Medikamenten- und Reaktionsphase die Ausbildung einer Neutralisationsphase zu erkennen. Durch die permanente Zufuhr des Immunglobulin M-Präparates unterbleibt die Ausbildung der sogenannten Abklingphase. Die Dauer der permanenten Wirkstoffzufuhr war bei den einzelnen Patienten unterschiedlich und wurde bis zu 112 Stunden fortgeführt.

Die Menge des stündlich zugeführten Pentaglobins konnte im Laufe der Behandlung jeweils reduziert werden. Führte eine stündliche Gabe von 2 ml Pentaglobin nicht mehr zu einem Anstieg der Körpertemperatur, so wurde in allen Fällen bei stabilen Atmungs- und Kreislaufverhältnissen und befriedigendem Gesamtbild diese Therapie beendet.

Ergebnisse und Diskussion

Von den 24 in die Studie aufgenommenen Patienten haben 23 überlebt. Nebenwirkungen oder Interaktionen mit anderen Medikamenten durch das Immunglobulin M-Präparat wurden nicht beobachtet.

Bei 3 Patienten kam es unter dem angeführten Therapieschema zu keiner klinischen Besserung. Bei einer Patientin wurde eine Miliartuberkulose bei vorangegangener immunsuppressiver Therapie bestätigt. Eine weitere Patientin litt unter einer Sepsis bei pseudomembranöser Enterokolitis durch *Clostridium difficile*. Deren Temperaturverlauf ist als Nr. 5 in der Abb. 2 eingezeichnet. Pentaglobin enthält keinen

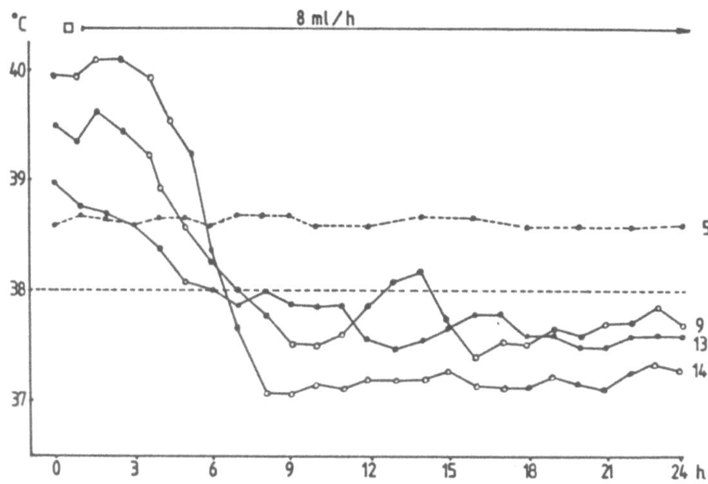

Abb. 2. Medikamentenreaktions- und Neutralisationsphase am Beispiel des Kerntemperaturverhaltens nach 1stündiger parenteraler Zufuhr von 100 ml Pentaglobin (□) und anschließend stündlich kontinuierlicher Zufuhr von 8 ml Pentaglobin im Zeitraum von 24 Stunden. Die Patienten Nr. 9, 13 und 14 sind Responder, Patientin Nr. 5 ist Non-Responder, da der auslösende Keim (*Clostridium difficile*) nicht im Antikörperspektrum von Pentaglobin enthalten ist

Antikörper-Titer gegen diesen seltenen Erreger. Ein dritter Patient verstarb, bei dem weder intra vitam ein Erregernachweis gelang noch post mortem ein Infektionsherd gefunden werden konnte. Dies bestätigt, daß auch unter Kosten-Nutzen-Relation bettseitige Schnelltests spezifischer Endotoxinspiegel notwendig wären. Das bisher auf dem Markt befindliche Testverfahren kann dieser Forderung noch nicht gerecht werden.

Unser gegenwärtiger Erfahrungsstand läßt den Schluß zu, daß die kontinuierliche Infusion von i.v.-Immunglobulin M im frühen septischen Schock günstigere klinische Erfolge erbringen wird, als dies mit der bisherigen Therapieempfehlung als Bolusgabe möglich war. Im Stadium der Septikämie genügt eine geringe Initial- und Erhaltungsdosis.

Die hyperdyname Schockphase der Sepsis erfordert eine „loading dose" von 100 – 300 ml sowie eine anschließende stündliche Applikation von 10 ml in absteigender Dosierung nach klinischem Bild. Diese Form der anti-endotoxischen Behandlung entspricht einer „permanenten Titrierung des aktuellen Toxinspiegels". Die Effizienz der

Behandlung wird sicherlich vom frühzeitigen Beginn der Behandlung und davon abhängig sein, ob der entsprechende spezifische Antikörper-Titer im Immunpräparat enthalten ist.

Literatur

1. Duswald KH, Welter H, Jochum M, Fritz H (1985) Der septische Schock in der Chirurgie. Münch Med Wschr 127: 707–709
2. Fink PC (1986) Endotoxinämie und Anti-Endotoxin-Antikörper. Labor Med 9: 79–86
3. Rother K (1986) Antiinfektiöse Therapie mit Immunglobulinen. Die gelben Hefte 3/26: 97–104
4. Schumacher K (1986) Therapie mit Immunglobulinen. Dtsch Med Wschr 111: 550–556
5. Dichtelmüller H, Stephan W (1987) Untersuchung zur Wirksamkeit von Immunglobulin M-angereicherten, intravenösen Immunglobulinen gegen bakterielle Infektionen und zur Neutralisation bakterieller Toxine. Arzneim-Forsch/Drug Res 37 (II), 11: 1273–1276
6. Seifert J, Nitsche D (1987) Immunglobulin M − Eigenschaften, Wirksamkeit und klinischer Nutzen. DMW 112: 1267–1271
7. Nitsche D, et al (1987) Haben IgG- und IgM-angereicherte Präparate einen antiendotoxischen Effekt bei der abdominalen Sepsis? Acta Chirurgica Austriaca, 28. Tagung der Österreichischen Gesellschaft für Chirurgie, Linz, 18. bis 20. Juni 1987
8. Rosenthal EJK (1986) Septikämie-Erreger 1983–1985. Ergebnisse einer multizentrischen Studie. Dtsch Med Wochenschrift 111: 1874–1880
9. Stephan W, Dichtelmüller H, Schedel I (1985) Eigenschaften und Wirksamkeit eines humanen Immunglobulin M-Präparates für die intravenöse Anwendung. Arzneim-Forsch/Drug Res 35 (I), 6: 933–936
10. Lanser K, Balikcioglu S: Kontinuierliche parenterale Behandlung des septischen Schocks mit einem angereicherten IgM-Präparat. (In Vorbereitung)

Korrespondenz: Prof. Dr. K. Lanser, Kreiskrankenhaus Bruhnsbüttel, Delbrückstraße 2, D-W-2212 Bruhnsbüttel, Bundesrepublik Deutschland.

Sepsis-Therapie mit 5-S-Immunglobulinen

P. Lehmkuhl und I. Pichlmayr

Zentrum Anästhesiologie, Abteilung IV, Medizinische Hochschule Hannover,
Bundesrepublik Deutschland

Nach Schock oder Trauma können unter der Intensivtherapie Funktionseinschränkungen einer oder mehrerer Organfunktionen auftreten. Bei reduzierter Resistenz und einer großen Zahl potentieller Eintrittspforten sowie durch eine initiale Endotoxinämie ausgelöst, kann ein Mehrorganversagen bei Sepsis eintreten. Eine durch lokale Infektion, Trauma oder Schock ausgelöste Endotoxinämie kann zu vaskulären Veränderungen, zu Schädigungen des Lungenendothels und über Modulatoren zu Enzymaktivierungen führen [1, 2, 3, 4]. Eine Sepsis mit Mehrorganversagen ist mit einer hohen Mortalität verbunden. Dabei kann ein frühes Lungenversagen als initiales Symptom oder als Folge eines septischen Schocks auftreten [5, 6]. Für die Intensivtherapie nach Trauma oder unter Sepsis wird vor allem zur Reduktion der initialen Endotoxinämie eine Therapie mit Immunglobulinen empfohlen [7, 8]. Wird bei Peritonitis, Trauma oder Verbrennungen eine Endotoxinämie reduziert, so kann die Frühentwicklung einer Sepsis möglicherweise beeinflußt werden. Nehrlich entwickelte die Hypothese, daß Trauma mit folgenden entzündlichen Reaktionen und kleinere septische Schädigungen, z. B. durch eine Endotoxinämie, ausgelöst durch Permeabilitätsschäden im Darmbereich ein Multiorganversagen initiieren können. Die Entwicklung einer Sepsis mit hoher Letalität wird in einer derartigen Patientengruppe gehäuft beobachtet [9]. Daher ist es zu erwarten, daß durch die frühzeitige Therapie mit Immunglobulinen ein günstiger Effekt auf den gesamten Krankheitsverlauf und auf die Entwicklung einer Sepsis erzielt wird. Dabei könnte unter der Intensivtherapie eine Reduktion der Zahl der Organfunktionsstörungen und der Zahl der auftretenden Komplikationen gesehen werden. Entscheidend für die Therapie ist die Wahl des richtigen Zeitpunktes und die gezielte Auswahl der Patientengruppe, die von einer Immunglobulingabe profitieren könnte. Auch ist eine Erfolgskontrolle bei Patienten mit einer Vielzahl von Funktionsstörungen erschwert. Daher liegen über den prophylaktischen Einsatz von Immunglobulinen nach intraabdominellen Eingriffen oder Trauma nur wenige randomisierte, doppelblinde Studien, die die klinischen Effekte dieser Therapie dokumentieren, vor.

Score-Systeme, die ein objektives Maß für die Krankheitsschwere und den Ausprägungsgrad eines Mehrorganversagens darstellen, könnten Therapieentscheidung und Verlaufsbeurteilung erleichtern [10, 11]. In der hier vorgestellten Studie sollte daher der Einsatz eines Score-Systems zur Überwachung einer frühen postoperativen 5-S-Immunglobulingabe zur Verhinderung der Entwicklung einer Sepsis oder eines Mehrorganversagens getestet werden.

Methodik

100 Patienten wurden doppelblind randomisiert einer Placebogruppe (1%ige Lösung Humanalbumin) oder einer Verumgruppe (5-S-Globuline, Gammavenin HS 5 g in 100 ml) zugeteilt. Patienten der Verumgruppe erhielten am OP-Tag 2 × 150 mg/KG 5-S-Globuline sowie am Tag 1, 2 und 3 einmalig 150 mg/kg KG 5-S-Globuline. In der prospektiven Studie wurde das Hannover-Intensiv-Score (HIS) [12] und das Simplified acute physiologie Score (SAPS) [13] eingesetzt. Die Parameter des HIS sind der Tabelle 1 zu entnehmen. Mit steigenden Score-Summen steigt die zu erwartende Letalität. Bei einem Score von mehr als 8 Punkten besteht eine Wahrscheinlichkeit von 50% und mehr im Verlauf der Erkrankung zu sterben. Anhand der bei Aufnahme auf die Intensivstation erhobenen HIS-Punkte wurden die Patienten einer Gruppe mit geringem und einer Gruppe mit hohem Risiko zugeteilt. Stratum 1 beinhaltete Patienten mit 6 − 8 HIS-Punkten (n = 65), Stratum 2 bestand aus Patienten mit 9 − 12 HIS-Punkten (n = 32). Zur Auswertung kamen 49 Patienten der Verumgruppe und 48 Patienten der Placebogruppe. Das mittlere Alter betrug 58 ± 15 Jahre in der Verumgruppe und 57 ± 16 Jahre in der Placebogruppe. Im Stratum 2 mit den Patienten mit größerer Krankheitsschwere war das mittlere Alter erwartungsgemäß mit 61 ± 12 Jahren höher als im Stratum 1 (56 ± 16 Jahre). Die Patienten wurden nach Trauma oder ausgedehnten chirurgischen Eingriffen zur Nachbetreuung und Beatmung auf die Intensivstation verlegt. In der Auswertung besonders berücksichtigt wurden auch Patienten nach abdominalchirurgischen Operationen (n = 61). Die Geschlechtsverteilung war auf alle Gruppen gleichmäßig, es überwogen jedoch im Stratum 1 Frauen (61,5%), im Stratum 2 Männer (56,3%). Zur Auswertung wurden der Verlauf von HIS und SAPS in den ersten 7 Tagen nach Aufnahme auf die Intensivstation, Zahl und Art der postoperativen Komplikationen, Entwicklung einer

Tabelle 1. HIS

Organ-Funktionen	Punkte 0	1	2	3	Zusatz + 1	Summe
Hirn-Funktion						
ZNS	Bewußtseins-klar Gezielte Reaktion auf Anruf	Gezielte Schmerzabwehr Ungezielte Reaktionen auf Anruf	Ungezielte Schmerzabwehr	Keine Schmerz-reaktion Weite, licht-starre Pupillen	Streckkrämpfe Zerebrale Krämpfe Zentrale Regula-tionsstörungen Babinski +	□ + □
Glasgow-Coma-Scale	13–15	7–12	4–6	< 3		
Herz-Kreislauf-Funktion						
Schockindex	≤ 0,85	0,86–0,99	1,0–1,2	> 1,2	Reanimation	□ + □
Herzfrequenz (f/min)	70–110	111–140	141–180	> 180 < 40	Dopamin > 200 mg/Tag Weitere Katecholamine	
Herzrhythmus					VES, SVES Vorhof-dysrhythmien Antiarrhythmika	
Lungen-Funktion						
Atmung	Spontan ø Atemhilfe	Kontrollierte Beatmung Spontanatmung mit Atemhilfe	Augment. Ventilation IRV		Pneumothorax Thoraxdrainage	□ + □
PEEP/CPAP		Bis 10 cm H$_2$O	Über 10 cm H$_2$O			
FiO$_2$	0,21	≤ 0,4	< 0,6	> 0,6		
Magen-Darm-, Leber-, Pankreas-Funktion						
Darmfunktion	Normal	Subileus	Ileus	Operation wegen Ileus Gastroinstestinale Blutung	Anastomosen-insuffizienz Platzbauch	□ + □
Leberfunktion	Normal	OT, PT > 200 U Bilirubin α-Amylase >500 U	OT, PT > 1000 U Manifeste Zirrhose Ikterus			
Quick (%)		< 50	< 20			
PTT. (s)		> 60			Verbrauchs-koagulopathie	
AT III (%)		< 70			Gerinnungs-faktorengabe	
Blutzucker (mmol/l)					< 2,0 > 30,0	
Nieren-Funktion						
Kreat.-Clear.(ml/min)	≥ 100	≥ 50	< 50	Dialyse		□ + □
Serumkreatinin (µmol/l)	< 200	< 400	< 700	> 700		
Serumharnstoff (mmol/l)	3,3–6,7	> 6,7		Urämie		
Urinmenge		Diuretikagabe	Oligurie Polyurie	Anurie	Makrohämaturie	
Serum-K$^+$ (mval/l)				> 6		
Immunologische Funktion						
Temperatur (°C)	36,5–38,5	38,5–38,9 33,9–36,4	39,0–40,9 < 34,0	> 41	Positive Blutkultur	□ + □
Leukozyten/mm²	3000–14900	15000–19900	20000–29900 < 3000	> 30000		
Thrombozyten/mm²					< 120000	
						□□

Sepsis, Beatmungsdauer, Liegedauer und Mortalität herangezogen. Es wurden lediglich beschreibende statistische Verfahren einschließlich des Wilcoxon-Tests herangezogen.

Ergebnisse

Aus der Tabelle 2 sind die HIS-Punktesummen für die Patienten bei Aufnahme auf die Intensivstation zu entnehmen. Die Verteilung der HIS-Punkte war ausgeglichen, bei Patienten der Verumgruppe des Stratum 2 überwogen jedoch Patienten mit 10 HIS-Punkten. Von den 65 Patienten des Stratum 1 starben im Verlauf der Intensivbehandlung 4, das sind 6,2%. Deutlich höher war die Mortalität bei Patienten mit höherem Risiko im Stratum 2 (46,9%). Eine Reduktion der Mortalität war bei mit Immunglobulin behandelten Patienten des Stratum 2 gegenüber den mit Placebo behandelten Patienten des Stratum 2 zu beobachten. Bei Patienten der Verumgruppe betrug die Mortalität 41,2%, dagegen starben in der Placebogruppe des Stratum 2 8 von 15 Patienten (53,3%). Die Mortalität in der ersten Behandlungswoche im Stratum 2 betrug in der Gruppe der mit Immunglobulin behandelten Patienten 11,8%, in der mit Placebo behandelten Patientengruppe 26,7%.

Während in der Placebogruppe von 9 Verstorbenen 6 Patienten eine Sepsis als Todesursache aufwiesen, trat dies nur einmal bei insgesamt 10 Verstorbenen der Verumgruppe auf.

HIS und SAPS konnten zur Dokumentation der Therapieeffekte auf die Entwicklung eines Organversagens herangezogen werden. Dabei erwies sich HIS bezüglich der Trefferquote bei der prognostischen Vorhersage überlegen. Bei Aufnahme lag der HIS in der Placebo-

Tabelle 2. HIS bei Aufnahme

HIS-Punkte	Verum [n]	Placebo [n]
6	14	16
7	10	11
8	8	6
9	3	6
10	8	2
11	4	4
12	2	3

gruppe im Median bei 7, in der Verumgruppe bei 8. Zum Tag 3 erfolgte ein Abfall des Median von HIS, in der Placebogruppe auf 4 Punkte, in der Verumgruppe auf 2 Punkte. Erst am Tag 7 wurde dieser niedrige Wert auch in der Placebogruppe erreicht (Abb. 1). Unterschiede zwischen den mit Globulin behandelten Patienten und den Patienten der Placebogruppe traten bei Patienten des Stratum 2 auf. Diese Patienten hatten sowohl in der Placebo- als auch in der Verumgruppe bei Aufnahme ein Score von 10 HIS-Punkten. Auf Tag 3 war in der Placebogruppe ein Abfall der HIS-Summe auf 8 im Median, in der Gruppe der mit Globulin behandelten Patienten ein Abfall auf 5 Punkte im Median zu registrieren. Im weiteren Verlauf stieg der Median von HIS in der Placebogruppe an Tag 7 und an Tag 10 wieder auf bis zu 11 Punkte an. Die Patienten der mit Globulinen behandelten Gruppe zeigten keine Verschlechterung des HIS-Scores (Abb. 2). Schon am ersten postoperativen Tag wies die Gruppe der mit Globulinen behandelten Patienten einen stärkeren Abfall der HIS-Summen als Patienten der Placebogruppe auf. Die Differenz der HIS-Summen zwischen der Placebo- und der Globulingruppe waren am Tag 2 und 3 signifikant. Am Tag 7 war aufgrund der geringen Patientenzahl und der großen Streuung der Einzelwerte trotz weiterhin hohem HIS in der Placebogruppe eine signifikante Differenz nicht mehr nachzuweisen (Abb. 3). Ein Abfall um mindestens 5 HIS-Punkte auf Tag 1 oder Tag 2 konnte bei denjenigen Patienten des Stratum 2 beobachtet

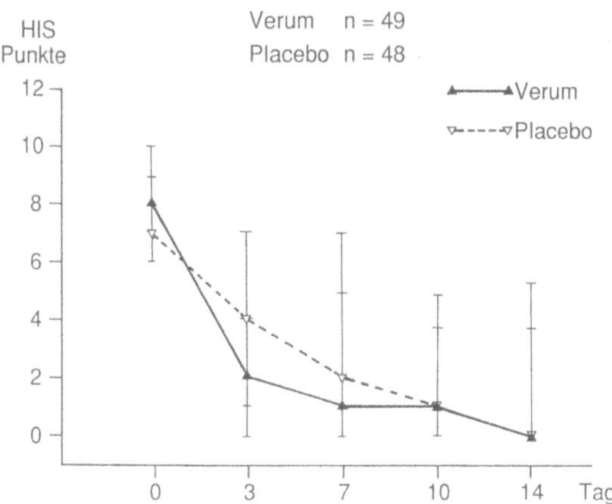

Abb. 1. Gamma-Venin HS bei Intensivpatienten; Median von HIS im Verlauf (Gesamtkollektiv)

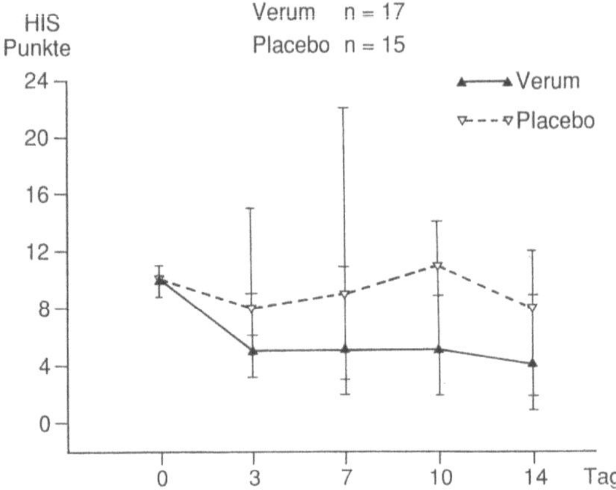

Abb. 2. Gamma-Venin HS bei Intensivpatienten; Median von HIS im Verlauf
(Stratum 2)

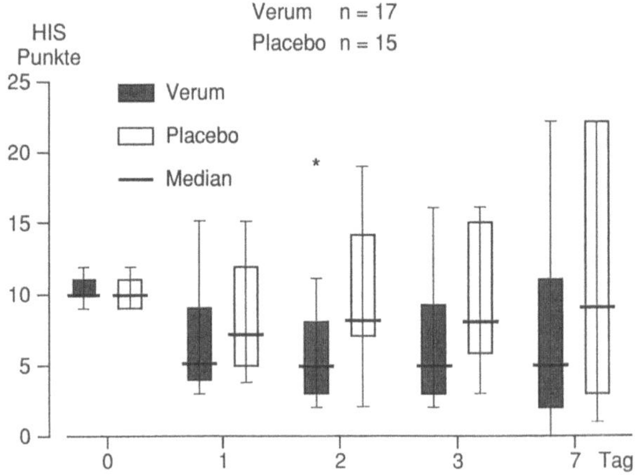

Abb. 3. Gamma-Venin HS® bei Intensivpatienten; Boxplots von HIS im Verlauf
(Stratum 2)

werden, deren Krankheitsverlauf durch die Gabe von 5-S-Globulinen
nachhaltig günstig beeinflußt wurde. Diese Patienten waren als Responder zu bezeichnen. Patienten des Stratum 2, die nach ausgedehnten
intraabdominellen Traumen therapiert wurden, zeigten einen ähnlichen
Verlauf. Patienten der Verumgruppe zeigten eine Abnahme des HIS-Scores um 5,4 Punkte im Mittel auf Tag 2. Patienten der Placebogruppe

wiesen lediglich eine Reduktion um 1,9 Punkte im Mittel vom Aufnahmetag auf Tag 2 auf.

Die Komplikationsrate innerhalb der ersten Behandlungswoche wies deutliche Unterschiede zwischen Placebo- und Globulingruppe auf. Lediglich 2 der mit Globulinen behandelten Patienten wiesen eine Septikämie auf, dagegen 6 Patienten der Placebogruppe. Damit verbunden war auch eine geringere Zahl von Nierenfunktionsstörungen in der Verumgruppe (n = 6) als in der Placebogruppe (n = 9) zu beobachten. Die Inzidenz eines frühen Lungenversagens war mit n = 7 in der Verumgruppe deutlich geringer als mit n = 16 in der Placebogruppe. Bei Betrachtung der Patienten nach intraabdominellen Eingriffen war ebenfalls in der Verumgruppe eine deutlich niedrigere Rate an Sepsis (n = 2) als in der Placebogruppe (n = 5) zu beobachten. Entsprechend den geringeren Komplikationsraten bestand ein deutlicher Effekt der Globulingabe in einer raschen Abnahme der Beatmungsrate. Während in der Placebogruppe am 1. postoperativen Tag 50% der Patienten beatmet wurden, waren dies nur 20 Patienten in der Gruppe, die mit 5-S-Globulinen behandelt wurden. Am Tag 7 wurden nur noch 14 Patienten der Verumgruppe beatmet, während in der Placebogruppe ein leichter Anstieg der Beatmungsrate auf 53% zu verzeichnen war. Erst am Tag 10 näherten sich die zwei Behandlungsgruppen einander wieder an (Abb. 4). Die mittlere Beatmungszeit betrug in der Placebogruppe 5,6 Tage. Dabei wurden Patienten des

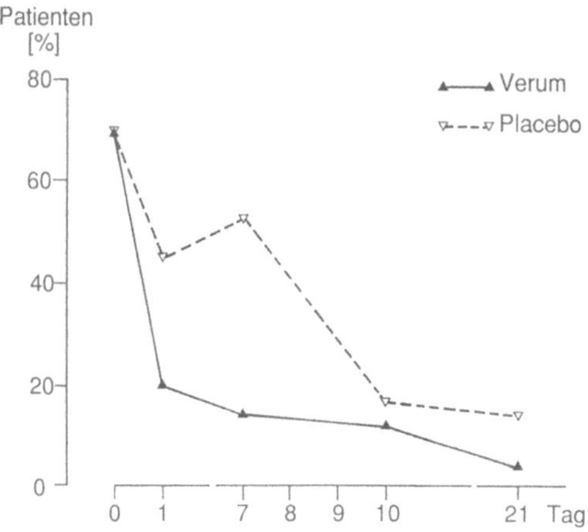

Abb. 4. Gamma-Venin HS^x bei Intensivpatienten; Anteil der Patienten mit Beatmung

Stratum 1 3,5 Tage im Mittel und Patienten des Stratum 2 9,1 Tage im Mittel beatmet. Dagegen lag die mittlere Beachtungszeit in der Verumgruppe bei 3,3 Tagen. Patienten des Stratum 1 wurden hier 1,7 Tage im Mittel, Patienten des Stratum 2 über 6,6 Tage im Mittel beatmet. Damit zeigte sich bei Patienten des Stratum 2, die mit Immunglobulin behandelt worden waren, eine signifikante Verkürzung der Beatmungszeit um 3 Tage im Mittel. Die Verweildauer der Patienten auf der Intensivstation wurde ebenfalls durch die Globulintherapie beeinflußt. Am 7. postoperativen Tag waren noch 50% der Patienten der Verumgruppe aus Stratum 2, dagegen jedoch 85% der Patienten der Placebogruppe aus Stratum 2 auf der Intensivstation.

Schlußfolgerungen

Nach einem Polytrauma oder nach tiefgreifenden intraabdominellen Eingriffen kann als erstes Zeichen eines Mehrorganversagens ein früher pulmonaler Funktionsausfall beobachtet werden [14]. Score-Systeme können zur Erfassung einer Sepsis [15, 16] als auch zur allgemeinen Beschreibung des Mehrorganversagens eingesetzt werden. Sie haben den Vorteil, daß auch geringere Effekte auf den Allgemeinzustand des Patienten objektiv beschrieben werden und somit einer Bewertung unterzogen werden können. Pilz und Werdan haben nach einer Sepsistherapie mit Immunglobulinen in einem internistischen Patientengut bei Therapierespondern einen Abfall der Score-Summen gesehen und diesen als positiven Therapieeffekt interpretiert [11]. Patienten, die in unserer Untersuchung auf die Therapie reagierten, wiesen einen Abfall des HIS und im weiteren Verlauf eine verkürzte Beatmungsdauer auf. Eine rasche Abnahme der HIS-Punkte bei mit Globulinen behandelten Patienten konnte als eine Reduktion des Risikos und eine Verbesserung des Allgemeinzustandes im Sinne einer Verhinderung eines Mehrorganversagens und eine Verminderung der Komplikationsrate interpretiert werden. Als Folge einer Sepsis oder früh-entzündlichen Reaktion können Veränderungen der Lungenepithelien beobachtet werden [17]. Dieser Effekt wird durch ein frühes Lungenversagen klinisch wirksam. Eine Verminderung dieser Komplikation konnte bei mit Globulinen behandelten Therapierespondern beobachtet werden.

Ähnliche Effekte konnten auch von Werdan und Mitarbeitern in einer Studie mit 7-S-Globulinen demonstriert werden [18]. Eine Verkürzung der Beatmungsdauer konnte auch von Just und Mitarbeitern nach der Gabe von Immunglobulinen bei Patienten einer operativen Intensivstation mit Infektionen wie Pneumonie, Septikämie und Peritonitis gesehen werden [19]. Der gleiche Effekt wurde auch von Class und Schorer beim Einsatz eines 5-S-Pseudomonasimmunglobulins bei adjuvanter Therapie bei beatmeten Patienten einer operativen Intensivstation beschrieben [20]. Eine Reduktion der Infektionszeichen und der Sepsisinzidenz wurde als Effekt beim prophylaktischen Einsatz eines IgM-angereicherten Präparates bei Traumapatienten von Rommelsheim gesehen [21]. Eine geringere Sepsisinzidenz konnte auch in unserem mit 5-S-Immunglobulin behandelten Kollektiv beobachtet werden.

Ebenfalls über eine Reduktion der Infektionsrate nach der Gabe von 5-S-Immunglobulin berichteten Itho und Mitarbeiter [22]. Eckert beschreibt einen durch intraabdominelle Eingriffe, Schock und Peritonitis ausgelöste Endotoxinfreisetzung [23]. Als mögliche Therapieform empfiehlt er die Anwendung von Immunglobulinen. Schedel hat bei septisch-toxischen Patienten ebenfalls eine Endotoxinämie nachweisen können [24]. Mit der Zunahme der Endotoxinantikörper sank der Endotoxinspiegel wieder ab. Er konnte durch den Einsatz von IgM-angereicherten Immunglobulinpräparaten die Endotoxinämie frühzeitig reduzieren oder bei prophylaktischer Gabe nahezu verhindern.

Hierdurch war eine Reduktion der Komplikationsrate möglich. Der Verlauf der Endotoxinspiegel in der Placebogruppe — wie Schedel ihn beschrieb — entspricht dem Verlauf der Beatmungsinzidenz in der Placebogruppe unserer Studie. Entsprechend dem raschen Abfall des Endotoxinspiegels bei den mit Immunglobulin behandelten Patienten konnte in unserer Studie eine Abnahme der Beatmungen in der Verumgruppe gezeigt werden. Wiederum wird hier der ursächliche Zusammenhang zwischen hohen initialen Endotoxinspiegeln und frühen Lungenfunktionsveränderungen bei Sepsis oder nach Operation und Trauma bestätigt. Auch 5-S-Globuline scheinen bei frühzeitiger Gabe bei Risikopatienten eine Reduktion an septischen Komplikationen zu bewirken. Die mit Globulinen behandelten Patienten zeigen eine raschere Erholung. Auch bei Patienten mit hoher Gefährdung (Stratum 2) konnte die Mortalität reduziert werden. Dies ist ein positiver Effekt der frühzeitigen Globulintherapie. Unter weiterer Einengung der Eingangskriterien und der Erfolgsparameter sollte auch bei 5-S-Globulin die Wirkungsweise und die Effekte dieser Therapieform bei Risikopatienten weiter untersucht werden.

Literatur

1. Parrat JR, Pacitti N, Rodger IW (1989) Mediators of acute lung injury in endotoxaemia. In: Schlag G, Redl H (eds) Second Vienna shock forum progress in clinical and biological research, vol 308. Alan R Liss, New York, pp 357–370
2. Freudenberg N (1989) Reaction of vascular intima to endotoxin shock. In: Schlag G, Redl H (eds) Second Vienna shock forum progress in clinical and biological research, vol 308. Alan R Liss, New York, pp 77–90
3. Meyrick B, Johnson JE, Brigham KL (1989) Endotoxin-induced pulmonary endothelial injury. In: Schlag G, Redl H (eds) Second Vienna shock forum progress in clinical and biological research, vol 308. Alan R Liss, New York, pp 91–99
4. Suttorp N, Seeger W, Neuhof H (1989) Effects of bacterial exo- and endotoxins on endothelial arachidonate metabolism. In: Schlag G, Redl H (eds) Second Vienna shock forum progress in clinical and biological research, vol 308. Alan R Liss, New York, pp 119–126
5. Villar J, Blazquez MA, Lubillo S, Manzano JL (1989) Septic adult respiratory distress syndrome and multiple system organ failure. In: Schlag G, Redl H (eds) Second Vienna shock forum progress in clinical and biological research, vol 308. Alan R Liss, New York, pp 57–60
6. Villar J, Blazquez MA, Lubillo S, Quintana G, Manzano JL (1989) Septic shock and acute respiratory failure. In: Schlag G, Redl H (eds) Second Vienna shock forum progress in clinical and biological research, vol 308. Alan R Liss, New York, pp 61–66
7. Mao P, Enrichens F, Olivero G, Festa T, Benedetto G, Sciascia C, Visetti E, Mauri A, Olivero S (1981) Early administration of intravenous immunoglobins in the prevention of surgical and posttraumatic sepsis: a double blind randomized clinical trial. Surg Res Commun 5: 93–98
8. Lindquist L, Lundbergh P, Maasing R (1981) Pepsin-treated human gamma globulin in bacterial infections. Vox Sang 40: 329–337
9. Nerlich ML (1989) The trigger for posttraumatic multiple organ failure: surgical sepsis or inflammation? In: Schlag G, Redl H (eds) Second Vienna shock forum progress in clinical and biological research, vol 308. Alan R Liss, New York, pp 413–418
10. Schuster HP (1988) Score-Systeme optimieren die Intensivmedizin. Med Klin 83: 68–70
11. Pilz G, Werdan K (1989) Score-Systeme in der Intensivmedizin. Internist 30: 82–87
12. Lehmkuhl P, Lips U, Pichlmayr I (1986) Der Hannover-Intensiv-Score (HIS) als neues Klassifikationssystem zu Verlaufskontrollen und Prognosestellung bei Intensivpatienten. Med Klin 81: 235–240
13. Le Gall JP, Loirat P, Alperovitch A, Glaser P, Granthil C, Mathieu D, Mercier P, Thomas P, Willers D (1984) A simplified acute physiology score for ICU patients. Crit Care Med 12: 975–977

14. Faist E, Baue AE, Dittmer H, Heberer G (1983) Multiple organ failure in polytrauma patients. J Trauma 23: 775–787
15. Dellinger EP, Wertz MJ, Meakins GL, Solomkin GS, Allo MD, Howard RG, Simmons RL (1985) Surgical infection stratification system for intraabdominal infection. Arch Surg 120: 21–29
16. Elebute EA, Stoner HB (1983) The grading of sepsis. Br J Surg 70: 29–31
17. Schoeffel U, Lansen M, Ruf G, Specht B-U v, Freudenberg N (1989) The overwhelming inflammatory response and the role of endotoxin in early sepsis. In: Schlag G, Redl H (eds) Second Vienna shock forum progress in clinical and biological research, vol 308. Alan R Liss, New York, pp 371–376
18. Werdan K, Pilz G, Kääb S (1989) Haemodynamic effects during treatment of sepsis and septic shock with immunoglobulins and plasmapheresis. In: Schlag G, Redl H (eds) Second Vienna shock forum progress in clinical and biological research, vol 308. Alan R Liss, New York, pp 1025–1030
19. Just H-M, Metzger M, Vogel W, Pelka RB (1986) Einfluß einer adjuvanten Immunglobulintherapie auf Infektionen bei Patienten einer operativen Intensivtherapiestation. Klin Wochenschr 64: 245–256
20. Class J, Schorer R (1989) Adjuvante Therapie mit Pseudomonas-Immunglobulin. Bei beatmeten Patienten einer operativen Intensivstation. Anästh Intensivther Notfallmed 24: 167–171
21. Rommelsheim K (1989) Prophylaktischer Einsatz von Pentaglobin in der Intensivbehandlung von Traumapatienten. Anästh Intensivther Notfallmed 24: 162–166
22. Ito H, Tanaka T, Kurashima T, Ohoba A, Watanabe H (1984) Intravenous gammaglobulin therapy for severe infections caused after treatment for malignant tumors of the female genital tract. Asia-Oceania J Obstet Gynaecol 10: 31–36
23. Eckert P (1982) Immunglobulin-Bestimmung im Serum und Peritonealsekret in der postoperativen Phase — Eine Analyse zum Stand der derzeitigen Therapie in der Chirurgie. In: Doenicke A, Steinbereithner K (Hrsg) Immunologie in der Anästhesiologie und Intensivmedizin — Eine Standortbestimmung — Beiträge zur Anästhesiologie und Intensivmedizin — Schriftenreihe des Ludwig-Boltzmann-Institutes für experimentelle Anästhesiologie und intensivmedizinische Forschung, Wien — Linz 1. W Maudrich, Wien München Bern, S 125–134
24. Schedel I (1988) Ein IgM-angereichertes Immunglobulin-Präparat in der Behandlung von Sepsis und septischem Schock — eine kontrollierte randomisierte Studie. In: Deicher H, Schoeppe W (Hrsg) Klinisch angewandte Immunologie. Sepsistherapie mit IgM-angereichertem Immunglobulin. Springer, Berlin Heidelberg New York Tokyo, S 16–30

Korrespondenz: Prof. Dr. P. Lehmkuhl, Zentrum Anästhesiologie, Abteilung IV, Medizinische Hochschule Hannover, Konstanty-Gutschow-Straße 8, D-W-3000 Hannover 61, Bundesrepublik Deutschland.

Additive Therapie der Pseudomonas-Sepsis mit Pseudomonas-Immunglobulin*

G. Pilz[1], I. Class[2], P. Boekstegers[1], A. Pfeifer[1], U. Müller[1] und K. Werdan[1]

[1] Medizinische Klinik I, Klinikum Großhadern der Universität München, und [2] Abteilung für Anästhesiologie, Marien-Hospital Stuttgart, Bundesrepublik Deutschland

Einleitung

Das Letalitätsrisiko der Pseudomonas-Sepsis gehört zu den höchsten unter den septischen Erkrankungen [9]: so betrug die Sterblichkeit in einer vor kurzem vorgestellten Untersuchung [9] an 274 Patienten 42%. Als ein Versuch, diese ernste Prognose von Patienten mit Pseudomonas-Sepsis und septischem Schock zu verbessern, sind additive, zusätzlich zu den Antibiotika eingesetzte Therapien Gegenstand experimenteller und klinischer Untersuchungen. Hierzu gehören z. B. der Einsatz von Immunglobulinen [3 − 6, 12, 22, 27] oder monoklonalen Antikörpern gegen Pseudomonas-Toxine [11, 14, 25, 26].

Wir berichten über die Ergebnisse einer multizentrischen Verlaufsbeobachtungsstudie bei Intensivpatienten mit Pseudomonas-Sepsis, welche additiv mit Pseudomonas-Immunglobulin behandelt wurden (Psomaglobin®, Troponwerke Vertrieb Cutter, Köln, BR Deutschland), einem an Antikörpern gegen Pseudomonas-Exotoxin A und -Endotoxin mehrfach angereicherten Präparat [6]. Besondere Berücksichtigung fand die Frage, ob eine Besserung von septischer Herz-

---

* *An der Studie waren beteiligt*: Dr. Appelt, Kiel; Dr. Arning, Düsseldorf; Dr. Class, Stuttgart; Dr. Cremer, Hannover; Dr. Drescher, München; Dr. Dvorak-Lansloot, Hannover; Dr. Ernst, Bad Oeynhausen; Dr. Fink, München; Dr. Haferlach, Kiel; Dr. Meyer, Hannover; Dr. Nattermann, München; Dr. Pilz, München; Dr. Reuschel-Janetschek, München; Prof. Dr. Schweigart, München; Dr. Weiß, Hannover, alle: Bundesrepublik Deutschland.

Kreislaufstörung und Multiorganversagen in engem zeitlichen Zusammenhang mit der Immunglobulintherapie nachzuweisen war.

Patienten und Methoden

44 Patienten wurden in diese Studie eingeschlossen (Tabelle 1, „Gruppe 1 + 2"). Dabei handelte es sich einerseits um 29 Patienten, welche in 9 Kliniken von 1988—1990 prospektiv erfaßt wurden (beteiligte Zentren siehe Anlage) und andererseits um 15 Patienten, die im Rahmen einer früher durchgeführten randomisierten Studie [5] therapiert worden waren und von welchen ausreichende Behandlungsdaten zur retrospektiven Beurteilung mittels Score-Systemen [7, 13] zur Verfügung standen. Bei allen Patienten lag der Nachweis oder zumindest der Verdacht einer Pseudomonas-Sepsis bzw. eines septischen Schocks durch Pseudomonas vor (s.u. sowie Tabelle 2). Bei Verschlechterung des klinischen Verlaufs trotz Antibiotikatherapie erfolgte die additive Behandlung mit Pseudomonas-Immunglobulin an zwei konsekutiven Tagen. In einem Subkollektiv von 7 Patienten (Tabelle 1, „Gruppe 1") konnte während des gesamten Beobachtungszeitraumes ein hämodynamisches Monitoring mit einem Swan-Ganz-Katheter durchgeführt werden (Tabelle 2), bei 3 dieser Patienten wurden zusätzlich die Sauerstofftransportparameter [1, 2, 28] gemessen (Tabelle 3). „Gruppe 2" umfaßte jene Patienten, bei welchen keine invasiv gewonnenen hämodynamischen Daten verfügbar waren (Tabelle 1).

Zusätzlich zu den mit Immunglobulin therapierten Patienten (n = 44, Gruppe 1 + 2) waren Scorewerte von 5 mit Plazebo behandelten Patienten aus der o.g. randomisierten Studie [5] retrospektiv auswertbar.

Die Ergebnisse sind als Mittelwert ± SEM angegeben. Zur statistischen Auswertung wurden, wo jeweils anwendbar, herangezogen: Chi-Quadrat-Test (mit Yates-Korrektur), Mann-Whitney-Test, t-Test oder multiple Mittelwertsvergleiche nach Scheffé. Als statistisch signifikant galt ein p-Wert von < 0,05.

Patientencharakteristika vor Beginn der additiven Sepsis-Therapie mit
Pseudomonas-Immunglobulin

Vor Beginn der additiven Sepsistherapie fanden sich in unserem Patientenkollektiv die charakteristischen Sepsiszeichen [20] (Tabelle 2): 61% der Patienten waren im manifesten septischen Schock, der Anteil von Patienten mit Ateminsuffizienz betrug 82%. Bei etwa 1/3 der Patienten konnten Pseudomonas species (P. aeruginosa: 6; P. cepacia: 1; Xanthomonas maltophilia: 1; nicht weiter spezifiziert: 7) in der Blutkultur nachgewiesen werden. Bei den restlichen 29 Patienten wurden in 26 Fällen Pseudomonaskeime (P. aeruginosa: 6; P. cepacia: 1; P. putida: 1; P. maltophilia: 2; nicht weiter spezifiziert: 16) in anderen Kulturen als der Blutkultur nachgewiesen, in 3 Fällen war letztlich kein Pseudomonaskeim nachweisbar. Die quantitative Sepsisbeurteilung anhand des Sepsis-Scores nach Elebute und Stoner [7] ergab einen hohen Mittelwert von 17.8 ± 1.1 (Tabelle 2); dabei wiesen 89% einen Elebute Score von ≥ 12 auf, ein bei chirurgischen Patienten als hochwahrscheinlich für eine Sepsis validierter Wert [10]. Der Schweregrad des Multiorganversagens wurde mittels APACHE II Score [13] mit einem Mittelwert von 20.1 ± 1.2 charakterisiert. In der Patientengruppe 1 ergab das durchgeführte hämodynamische Monitoring einen ausge-

Tabelle 1. Additive Pseudomonas-Immunglobulintherapie bei Sepsis: Klassifizierung der Patientenkollektive 1 und 2 hinsichtlich Patientendaten, Immunglobulingaben und Responder-Kriterien

	Gruppe 1			Gruppe 2			Gruppe 1+2		
	Gesamt	Resp.	Non-Resp.	Gesamt	Resp.	Non-Resp.	Gesamt	Resp.	Non-Resp.
Patientendaten									
Patientenzahl	7	4	3	37	17	20	44	21	23
internistisch	5	4*	1	11	4*	7	6	8*	8
chirurgisch	2	0*	2	26	13*	13	28	13*	15
Alter (Jahre)	47,1	42,0*	54,0*	42,6	44,4*	41,0*	43,3	43,9*	42,7*
Geschlecht (w/m)	1/6	1/3*	0/3*	10/27	5/12*	5/15*	11/33	6/15*	5/18*
Gesamtdosis									
(ml/kg KG)	12,4	12,6*	12,1*	11,3	11,2*	11,3*	11,5	11,5*	11,4*
Responder-Kriterien:									
△ SVR Tag 0→4									
(dyn · cm^{-5} · sec)	+191	+353	−24	−	−	−	−	−	−
△ APACHE II Score									
Tag 0→4	−5,0	−8,5	−0,4	−4,1	−8,8	+0,4	−4,2	−8,7	+0,3
Prognose:									
überlebt/nicht überlebt	4/3	3/1	1/2	27/10	5/2	12/8	31/13	18/3	13/10

SVR Tag 0→Tag 4: SVR-Änderung von Tag 0 (unmittelbar vor Einleitung der Immunglobulintherapie) nach Tag 4. △ APACHE II: Änderung der APACHE II-Score-Punktzahl von Tag 0 nach Tag 4. *Überlebt*: Entlassung aus der Krankenhausbehandlung. Weitere Erläuterungen siehe Text. *p: n. s.

Tabelle 2. Additive Pseudomonas-Immunglobulintherapie bei Sepsis: Initiale Sepsiszeichen sowie Ausgangswerte ($\bar{x} \pm$ SEM) für Herz-Kreislauf-Parameter und Score-Systeme

Parameter	Gruppe		
	1	2	1+2
Initiale Sepsiszeichen			
Hyperzirkulation	7/7	–	–
Septischer Schock	5/7	22/37	27/44
Ateminsuffizienz	7/7	29/37	36/44
(Beatmungspflichtigkeit)	(7)	(23)	(30)
Leukozytose ≥ 15 G/l	5/7	24/37	29/44
(Leukopenie $< 3,5$)	(0)	(7)	(7)
Thrombozytopenie < 100 G/l	4/7	8/37	12/44
Temperatur $> 38,3\,°C$	3/7	31/37	34/44
Positive Blutkulturen	2/7	13/37	15/44
Hämodynamik-Ausgangswerte			
(n)	7		
SVR (dyn $\cdot$ cm^{-5} $\cdot$ sec)	640 ± 93	–	–
CI (l/min $\cdot$ m^2 KOfl)	5,46 ± 0,7	–	–
RAP (mm Hg)	14,3 ± 2,8	–	–
Score-Ausgangswerte			
Elebute	20,7 ± 2,6	17,2 ± 1,2	17,8 ± 1,1
(n)	7	30*	37*
Patienten mit Elebute ≥ 12	9 (90%)	24 (89%)	33 (89%)
APACHE II	28,1 ± 2,6	18,6 ± 1,3	20,1 ± 1,2
(n)	7	37	44

Hyperzirkulation erhöhter CI bei erniedrigtem SVR (Swan-Ganz-Kathetermessung). *Schock* Katecholaminpflichtiger Blutdruckabfall. *Ateminsuffizienz* Hypoxämie, die eine O_2-Maskenatmung oder maschinelle Beatmung erfordert. *Körpertemperatur* maximale Körpertemperatur vor Immunoglobulingabe. *RAP* rechtsatrialer Mitteldruck (Swan-Ganz-Kathetermessung). Weitere Erläuterungen siehe Text. * Score wegen Fehlwerten nicht immer bestimmbar

prägten hyperdynamen Schockzustand, mit Vasodilatation (erniedrigter systemischer Gefäßwiderstand (SVR), Normalbereich: 1100 ± 200 dyn $\cdot$ cm^{-5} $\cdot$ sec) und Hyperzirkulation [hoher Herzindex (CI)] (Tabelle 2). Bei den 3 Pseudomonas-Sepsis-Patienten mit gemessenen Sauerstofftransportparametern waren das systemische Sauerstoffangebot und der mittlere Sauerstoffpartialdruck im peripheren Skelettmuskel im Ver-

Tabelle 3. Sauerstofftransport und kardiovaskuläre Parameter ($\bar{x} \pm$ SEM) bei Patienten mit Pseudomonas-septischem Schock und Nicht-Pseudomonas-septischem Schock, verglichen mit Patienten mit Fieber ohne Sepsis, kardiogenem Schock und Kontrollpersonen

Patienten	n	MpO_2 (mm Hg)	Syst. O_2-Angebot (ml/min · m^2)	CI (l/min · m^2)	SVR (dyn · cm^{-5} · sec)	APACHE II Score	Elebute Score
Pseudomonas-septischer Schock:	3	47 ± 3	621 ± 66	$5,2 \pm 1,1$	606 ± 107	27 ± 2	15 ± 1
Patient 1		41	574	4,2	658	27	15
Patient 2		44	751	7,4	401	31	17
Patient 3		56	539	4,1	759	24	13
Nicht-Pseudomonas-septischer Schock	13	47 ± 3	654 ± 74	$4,9 \pm 0,4$	592 ± 45	33 ± 2	22 ± 1
Fieber ohne Sepsis	11	29 ± 2	446 ± 35	$3,0 \pm 0,2$	$1\,115 \pm 67$	26 ± 1	13 ± 1
Kardiogener Schock	7	19 ± 1	322 ± 8	$2,3 \pm 0,1$	$1\,295 \pm 68$	28 ± 1	13 ± 1
Kontrollpersonen	11	32 ± 2	—	—	—	—	—

n Patientenzahl, *MpO$_2$* mittlerer Sauerstoffpartialdruck im peripheren Skelettmuskel (M. biceps brachii, [1, 2, 28]), *syst. O$_2$-Angebot* systemisches Sauerstoffangebot („oxygen delivery"). Weitere Erläuterungen siehe Text

gleich zu Patienten mit Fieber, aber ohne Sepsis, erhöht. Dieser Befund ist ähnlich bei Patienten mit Nicht-Pseudomonas-Sepsis [1, 2] (Tabelle 3). Bezogen auf die systemischen und regionalen Sauerstoffangebotdaten zeigten unsere Patienten somit das typische Muster eines septischen Schocks, wodurch sich diese Schockform klar, z. B. vom kardiogenen Schock, unterscheidet [1, 2] (Tabelle 3).

Dosierungsschema

Bei nachgewiesener oder vermuteter Pseudomonasinfektion − sowohl als alleiniger Erreger als auch im Rahmen von Mischinfektionen − wurde Pseudomonas-Immunglobulin (s.o.) zusätzlich zur sonstigen Standardtherapie an zwei konsekutiven Tagen verabreicht. Die mittlere Gesamtdosis (Tabelle 1) betrug 11,5 ± 0,5 ml/kg Körpergewicht (Standardregime: 2/3 der Gesamtdosis an Tag 0 und 1/3 an Tag 1). Nebenwirkungen infolge der Immunglobulingabe wurden nicht beobachtet.

Ergebnisse

Ansprechen auf die Therapie („Responder"): Besserung der septischen Herz-Kreislaufstörung und des septischen Multiorganversagens

In nicht-selektierten Patienten mit Sepsis und septischem Schock (breites Keimspektrum, Pseudomonas-Anteil nur 10%) konnte bereits gezeigt werden [20], daß es unter verschiedenen additiven Therapien [Immunglobuline (87% der Fälle polyvalentes IgG, 13%: Pseudomonas IgG) oder Plasmapherese] zu einem signifikanten Anstieg des deutlich erniedrigten SVR und einem Abfall im APACHE II-Score bei etwa der Hälfte der Fälle kommt. Aufgrund dieser Ergebnisse konnten „Responder"-Kriterien validiert werden [20], bezogen auf die Besserung einerseits der kardiovaskulären Dysfunktion (Anstieg des SVR um $> 160\,\mathrm{dyn \cdot sec \cdot cm^{-5}}$, anhaltend > 24 Stunden), andererseits des Multiorganversagens (Abfall des APACHE II-Scores um mindestens 4 innerhalb von 4 Tagen nach Beginn der additiven Sepsistherapie).

Die vorliegende Studie bei selektierten Pseudomonas-Sepsis-Patienten mit additiver Pseudomonas-Immunglobulin-Behandlung zeigte ein vergleichbares Ansprechen: bei 4 der 7 Patienten aus Gruppe 1 stieg der niedrige SVR in Richtung Normalwerte an (Abb. 1 a) und es kam zu einem APACHE II Score-Abfall (Abb. 1 b) in engem zeitlichen Zusammenhang mit der Pseudomonas-Immunglobulin-Therapie. Dieses Ansprechen war vergleichbar dem der „Responder" auf die verschiedenen additiven Sepsistherapien [20]. Im Gegensatz hierzu zeigten die 3 Pseudomonas-Immunglobulin-Non-Responder (Gruppe 1) keine Veränderung, weder des SVR (Abb. 1 a), noch des APACHE

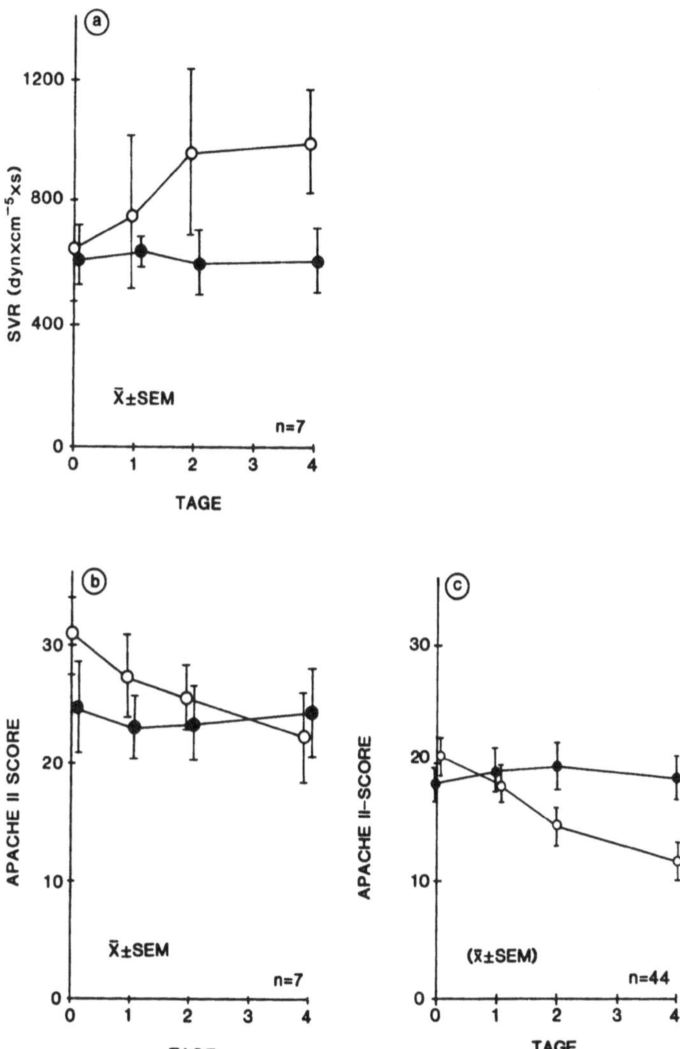

Abb. 1. Einfluß einer additiven Pseudomonas-Immunglobulingabe bei Sepsis auf SVR und APACHE II Score. **a, b** Patientengruppe 1 (n = 7) mit 4 Therapie-Respondern und 3 Non-Respondern (siehe Tabelle 1). **c** Gesamtkollektiv (Gruppe 1 + 2, n = 44) mit 21 Respondern und 23 Non-Respondern (siehe Tabelle 1). Angegeben sind Mittelwerte ± SEM vor (Tag 0) additiver Sepsistherapie sowie an den Tagen 1, 2 und 4 nach Therapiebeginn. O − O Responder, ● − ● Non-Responder, hämodynamisch klassifiziert in Gruppe 1, nach dem Score-Kriterium klassifiziert in Gruppe 2 (siehe Text)

II-Scores (Abb. 1 b). Der Scoreverlauf des Gesamtkollektivs (Gruppe 1 + 2) ist in Abb. 1 c dargestellt: etwa die Hälfte der Patienten konnte als „Responder" nach dem Score-Kriterium klassifiziert werden (siehe auch Tabelle 4). Dies traf zu sowohl bei den internistischen als auch bei den chirurgischen Patienten und war nachweisbar sowohl bei Patienten mit ausgeprägtem als auch mit geringerem Multiorganversagen [initialer APACHE II-Score $\geq$ 19 bzw. < 19 (Tabelle 4)].

Vergleichbar mit den nicht-selektierten septischen Patienten mit unterschiedlichen additiven Sepsistherapien (siehe oben, [20]) konnte eine gute Korrelation (Abb. 2) zwischen Änderungen des SVR und des APACHE II-Scores von Tag 0 nach Tag 1 der Immunglobulin-Therapie bei den mit Pseudomonas-Immunglobulin behandelten Pseudomonas-Sepsis-Patienten (Gruppe 1) nachgewiesen werden. Somit bestätigte sich auch in diesen Patienten, daß während Immunglobulin-Therapie die frühe Besserung der Hämodynamik mit einer Besserung des Multiorganversagens assoziiert ist und andererseits die zunehmende kardiovaskuläre Funktionsbeeinträchtigung mit einer weiteren Verschlechterung des Multiorganversagens einhergeht.

Die retrospektive Untersuchung der Patientendaten aus der plazebo-kontrollierten Studie [5] ergab, daß, bei vergleichbarem initialen Multiorganversagen (Ausgangsmittelwerte Tag 0: APACHE II-Score: Verum- vs. Plazebogruppe: 17,8 vs. 19,8) und Sepsisschweregrad (Elebute Score: 19,5 vs. 19,2), der Scoreabfall (Besserung) zum Tag 4 für beide Score-Systeme in der Verumgruppe deutlicher (Tag 4: APACHE II: 14,0; Elebute: 13,5) als in der Plazebogruppe (18,8 bzw. 19,2) ausfiel, allerdings noch ohne Signifikanzniveau zu erreichen.

Besserung der Organfunktionen bei „Responder"-Patienten

Die Auswertung der Veränderung verschiedener wichtiger Patientenparameter von Tag 0 nach Tag 4 bei Respondern und Non-Respondern auf die additive Sepsistherapie mit Pseudomonas-Immunglobulin (Details siehe [17]) ergab, daß, abgesehen von einer höheren initialen Leukozytenzahl bei den Respondern (20,5 vs. Non-Responder: 11,2), keine signifikanten Unterschiede bei den Ausgangswerten zwischen den beiden Gruppen bestanden [17]. Unter Therapie kam es zu signifikanten Veränderungen in der Responder-Gruppe bei den Parametern Herzfrequenz (Tag 0: 121,6 → Tag 4: 99,5), AaDO$_2$ (183 → 73) und Körpertemperatur (39,2 → 37,9) [17]. Es fand sich somit eine

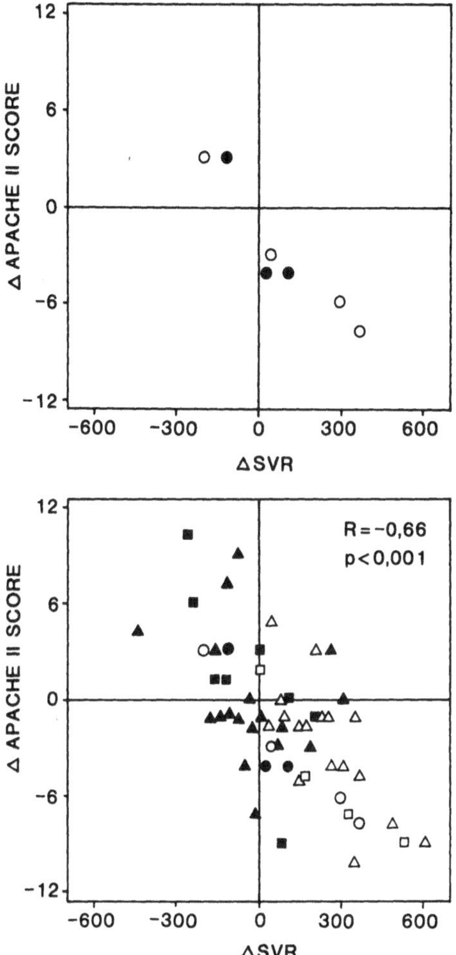

Abb. 2. Korrelation von SVR- und APACHE II-Score-Veränderungen von Tag 0 (Ausgangswert) nach Tag 1 während additiver Sepsistherapie mit Immunglobulinen (polyvalentes IgG △ ▲, Pseudomonas IgG: ○ ●), oder Plasmapherese (□ ■): offene/geschlossene Symbole: Responder/Non-Responder. *Oben*: Patientengruppe 1, siehe auch Abb. 1 a − b; *unten*: nicht-selektierte Sepsispatienten unter verschiedenen additiven Sepsistherapien (s.o.). Ausführliche Darstellung in [20]

Besserung vor allem der kardiovaskulären Dysfunktion, des respiratorischen Versagens und der Fieberreaktion. Im Gegensatz hierzu zeigte in der Non-Responder-Gruppe keiner der Parameter signifikante Veränderungen während des Beobachtungszeitraums.

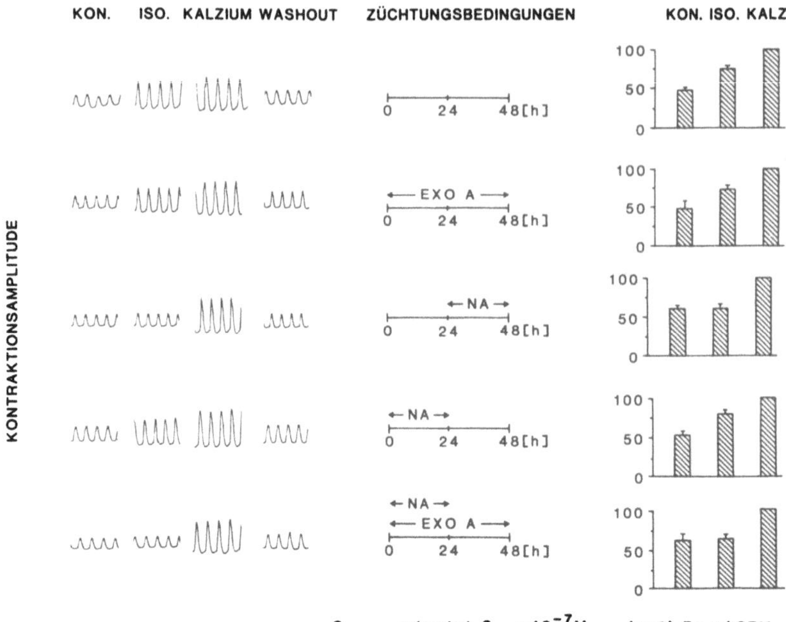

$c_{EXO\ A} = 1\,ng/ml$ $c_{NA} = 10^{-7}\,M$ (n=6) $\bar{x} = x \pm SEM$

Abb. 3. β-adrenerge Antwort in Rattenherzmuskelzellen: Effekt von Pseudomonas-Exotoxin A. Nach 48stündiger Züchtung wurden spontan schlagende neonatale Rattenkardiomyozyten (Präparation und Kulturtechnik nach [29]) sukzessiv Isoproterenol (ISO) (10^{-5} M, 5 Minuten, bei 0,6 mM Ca^{2+}) und danach 2,4 mM extrazellulärem Kalzium (4 Min.) ausgesetzt, bevor anschließend ein 15minütiges Auswaschen („washout") folgte. Die Kontraktionen der Zellen wurden mittels einer photo-elektrischen Vorrichtung registriert (siehe [29]). − Die linke Seite der Abb. zeigt Originalregistrierungen der Zell-Kontraktionsamplitude, rechts sind Mittelwerte ± SEM der Kontraktionsamplitude von 6 Zellen für die jeweiligen, im mittleren Teil dargestellten Züchtungsbedingungen angegeben. − In unbehandelten Kontrollzellen (oberste Abb.) führt Isoproterenol zu einem Anstieg der Kontraktionsamplitude als Hinweis für die positiv inotrope Wirkung dieser Substanz. Der maximale Anstieg der Kontraktionsamplitude wird durch Zugabe eines Mediums mit einer 2,4 mM extrazellulären Kalziumkonzentration erzielt. Beide Effekte sind nach dem Auswaschen reversibel. − Werden die Zellen in einem 1 ng/ml Pseudomonas-Exotoxin A enthaltenden Medium über 48 Stunden gezüchtet, findet sich keine wesentliche Abschwächung der Antwort auf Isoproterenol („Exo A"). − Nach einer 24stündigen Inkubation mit 10^{-7} M Noradrenalin kommt es zu einer durch die Downregulation der β-Adrenozeptoren bedingten Desensibilisierung der Zellen, erkennbar am fehlenden Isoproterenol-Effekt verglichen mit Kalzium („NA 24−48 h"). − 24 Stunden nach Auswaschen von Noradrenalin entspricht die Zahl der β-Adrenozeptoren den Ausgangswerten [15], was zur Restitution der Antwort auf Katecholamine führt („NA 0−24 h"). − Pseudomonas-Exotoxin A verhindert die Erholung der β-Adrenozeptoren nach Noradrenalin-induzierter Desensibilisierung [15], wahrscheinlich durch Hemmung der Rezeptormolekülsynthese. Aus diesem Grund bleiben toxinexponierte neonatale Rattenherzmuskelzellen auch 24 Stunden nach Auswaschen von Noradrenalin einer β-adrenergen Stimulation gegenüber refraktär („NA, Exo A")

In vitro kann Pseudomonas-Exotoxin die Kontraktilität von spontan schlagenden Rattenherzmuskelzellen beeinträchtigen (Abb. 3), wahrscheinlich über die Hemmung der Synthese von β-Adrenozeptoren [15]. Dennoch fand sich bei unseren Patienten mit Pseudomonas-Sepsis und septischem Schock (Gruppe 1) keine wesentliche initiale Myokarddepression [Schlagvolumenindex (SVI): 47 ± 6; linksventrikulärer Schlagarbeitsindex (LVSWI): 55 ± 8]. Es trat auch keine signifikante Änderung dieser Parameter unter Immunglobulin-Therapie auf, weder bei Respondern noch bei Non-Respondern [17].

Prognose von „Respondern" und „Non-Respondern" auf
Pseudomonas-Immunglobulin-Therapie

Von 44 Patienten verstarben 13, entsprechend einer Gesamtletalität von 29%. Die Letalität der „Responder" war deutlich niedriger im Vergleich zu den „Non-Respondern" (Tabelle 4). Dies traf erneut sowohl für das Gesamtkollektiv als auch für die in der Tabelle 4 angegebenen Subkollektive zu. Angesichts der kleinen Fallzahl erreichten die Unterschiede jedoch nicht statistische Signifikanz.

Diskussion

In diesem ausgewählten Kollektiv von Patienten mit Pseudomonas-Sepsis und septischem Schock waren die Ausgangswerte (vor Behandlung) der sepsisspezifischen Parameter (Elebute Score, Hämodynamik, Sauerstofftransportparameter) vergleichbar mit denen bei Patienten mit Nicht-Pseudomonas-Sepsis [1, 2, 7, 10, 20], mit Ausnahme einer weniger ausgeprägten kardialen Dysfunktion als bei Patienten mit vorwiegend Nicht-Pseudomonas-Sepsis [20]. Letzteres stellt einen unerwarteten Befund dar, nachdem experimentell gezeigt werden konnte, daß Pseudomonas-Exotoxin A − ein bedeutender Pathogenitätsfaktor in der Pseudomonas-Sepsis [21] − die β-Adrenozeptor-Erholung nach Noradrenalin-induzierter Desensibilisierung beeinträchtigt und hierdurch zu einer Verringerung der Kontraktilität führen kann [15]. Unter der Annahme, daß die hier vorgestellten klinischen Ergebnisse trotz der geringen Patientenzahl in Gruppe 1 repräsentativ seien, kann gegenwärtig nur spekulativ vermutet werden, ob der Befund einer besser erhaltenen Herzfunktion in der Pseudomonas-Sepsis nicht der Effekt einer verminderten heterologen Adenylatzyklase-Desensibilisierung [24] sein könnte, infolge einer Ver-

Tabelle 4. Additive Pseudomonas-Immunglobulintherapie bei Sepsis: Letalität (Let) bei Therapie-Respondern (Resp) und -Non-Respondern (Non-Resp) im Gesamtkollektiv (Gruppe 1 + 2) und Subgruppen

Patienten	Resp NÜl/Ges (Let)	Non-Resp NÜl/Ges (Let)	Gesamt NÜl/Ges (Let)	p*	$\triangle$ APACHE II Score Tag 0→4 (Resp)
Alle (Gruppe 1 + 2)	3/21 (14%)	10/23 (43%)	13/44 (29%)	n. s. (0,07)	− 8,8
Internistisch	2/8 (25%)	3/8 (37%)	5/16 (31%)	n. s.	− 7,1
Chirurgisch	1/13 (8%)	7/15 (47%)	8/28 (29%)	n. s. (0,06)	− 9,8
APACHE II Score <19 (Tag 0)	1/11 (9%)	3/12 (25%)	4/23 (17%)	n. s.	− 7,3
APACHE II Score ≥19 (Tag 0)	2/10 (20%)	7/11 (64%)	9/21 (43%)	n. s. (0,11)	− 10,4

NÜl nicht überlebt. *Ges* gesamt. $\triangle$ APACHE II Score: mittlerer APACHE II Score-Abfall von Tag 0 nach Tag 4 bei den Respondern. Weitere Erläuterungen siehe Text. *Letalität Responder vs. Non-Responder

hinderung der β-Adrenozeptor-vermittelten G_i-Protein Hochregulation [23] durch das Pseudomonas-Exotoxin A.

Bezüglich der additiven Sepsistherapie konnten die im nicht-selektierten Sepsispatientenkollektiv mit verschiedenen additiven Therapien [20] gefundenen Ergebnisse im vorliegenden Kollektiv von ausschließlich mit Pseudomonas-Immunglobulin behandelten Pseudomonas-Sepsis-Patienten reproduziert werden. Es bestätigte sich die Möglichkeit der Klassifizierung in Therapie „Responder" und „Non-Responder" innerhalb von 4 Tagen nach Behandlungsbeginn, mit einer besseren Prognose der Responder. Die bereits validierte Anwendbarkeit des hämodynamischen Parameters SVR [20] und des nicht-invasiven APACHE II-Scores [8, 20] zur prompten Beurteilung des Ansprechens auf die Behandlung konnte für die alleinige Pseudomonas-Immunglobulin-Therapie ebenfalls reproduziert werden, desgleichen die gute Korrelation zwischen den zwei Parametern. Darüberhinaus sprechen unsere Ergebnisse für eine breite Anwendbarkeit des praktikablen [18] APACHE II-Scores als nicht-invasives Responder-Kriterium mit prognostischer Wertigkeit: die diesbezügliche Validität des Scores beschränkt sich weder auf internistische noch auf chirurgische Patienten allein und auch nicht auf Patienten mit entweder geringem oder schwerem Multiorganversagen. Unter den Einzelparametern mit prompter und signifikanter Besserung bei den Therapie-Respondern ist der Rückgang der Tachykardie bereits als früher Indikator einer guten Prognose bei Sepsis vorgeschlagen worden [16]. Über die pulmonale Verbesserung hinaus scheint noch die Temperaturnormalisierung Bestandteil des akuten Ansprechens auf diese Sepsistherapie zu sein, obzwar Fieber per se nur eine begrenzte Spezifität in der Diagnose eines septischen Schocks besitzt [19].

Nachdem die vorliegende Untersuchung primär als Fallbeobachtungsstudie durchgeführt wurde, dürfen die positiven Effekte im Verlauf der Patienten nicht notwendigerweise auf die Immunglobulingabe zurückgeführt werden. Dennoch spricht der enge zeitliche Zusammenhang zwischen Ansetzen der Therapie und Besserung des Zustandes der Patienten für einen therapiebedingten Effekt. Die Ergebnisse des Vergleichs im Verlauf von Verum- und Plazebogruppe einer kontrollierten Studie [5] erreichen bei zu geringer Fallzahl kein statistisches Signifikanzniveau und sollten somit als vorläufig interpretiert werden. Dennoch ist bei vergleichbarem Ausgangsschweregrad zwischen beiden Gruppen das Fehlen einer Besserung von Multiorganversagen und Sepsisschweregrad in der Plazebogruppe einerseits und andererseits die Besserung in der Verumgruppe mit einem günstigen Effekt des Pseudomonas-Immunglobulins zumindest vereinbar. Obwohl die endgültige Klärung der Wirksamkeit dieser additiven Sepsistherapieform größeren prospektiven, plazebo-kontrollierten Studien vorbehalten ist, unterstützen die vorliegenden Ergebnisse die bereits publizierten klinischen und experimentellen Hinweise [3 − 6, 12, 20, 27] für einen möglichen günstigen Effekt von additiver Pseudomonas-Immunglobulin-Gabe bei Pseudomonas-Sepsis und septischem Schock.

Danksagung

Herrn O. Bujdoso und Frau Dr. R. Neumann (Troponwerke Vertrieb Cutter, Köln) danken wir für die Mithilfe bei der Organisation der Multizenterstudie.

Literatur

1. Boekstegers P, Pilz G, Werdan K (1990) Comparison of skeletal muscle tissue oxygenation in patients with severe infection, septic shock and cardiogenic shock. Eur Heart J 11 [Abstr Suppl]: 248
2. Boekstegers P, Werdan K (1991) Muscle tissue oxygen partial pressure in patients with infection, sepsis and cardiogenic shock. In: Ehrly AM (ed) Clinical oxygen pressure measurements IV (in press)
3. Böhm D (1987) Erfahrungen mit einem Pseudomonas-Immunglobulin bei beatmeten Patienten mit Pseudomonas-Pneumonie auf einer chirurgischen Intensivstation. Infection 15 [Suppl 2]: S 64–S 66
4. Class I, Junginger W, Klöss T (1987) Einsatz von Pseudomonas-Immunglobulin bei beatmeten Patienten einer interdisziplinären chirurgischen Intensivstation. Infection 15 [Suppl 2]: S 67–S 70
5. Class I, Schorer R (1989) Adjuvante Therapie mit Pseudomonas-Immunglobulin bei beatmeten Patienten einer operativen Intensivstation. Anästh Intensivther Notfallmed 24: 167–171
6. Collins MS, Roby RE (1984) Protective activity of an intravenous immune globuline (human) enriched in antibody against lipopolysaccharide antigens of Pseudomonas aeruginosa. Am J Med 76: 168–174
7. Elebute EA, Stoner HB (1983) The grading of sepsis. Br J Surg 70: 29–31
8. Fomsgaard A, Baek L, Fomsgaard JS, Engquist A (1989) Preliminary study on treatment of septic shock patients with antilipopolysaccharide IgG from blood donors. Scand J Infect Dis 21: 697–708
9. Gatell JH, Mallolas J (1990) Analysis of prognostic factors of Pseudomonas aeruginosa bacteremia. In: Basic Research and Clinical Aspects of Pseudomonas aeruginosa Infection. The 3rd International Symposium, Tokyo, September 12–14, 1990 (Abstract Book, p 21)

10. Grundmann R, Kipping N, Wesoly C (1988) Der „Sepsisscore" von Elebute und Stoner zur Definition der postoperativen Sepsis auf der Intensivstation. Intensivmedizin 25: 268–273

11. Hector RF, Collins MS, Pennington JE (1989) Treatment of experimental Pseudomonas aeruginosa pneumonia with a human IgM monoclonal antibody. J Infect Dis 160: 483–489

12. Kistler D, Kauhl W, Piert M, Hettich R (1989) Unterstützende Therapie mit einem Pseudomonas Immunglobulin beim septischen Schock von Brandverletzten. Intensivmedizin 26 [Suppl 1]: 138–143

13. Knaus WA, Draper EA, Wagner DP, Zimmerman JE (1985) APACHE II: a severity of disease classification system. Crit Care Med 13: 818–829

14. Lang AB, Fürer E, Larrick JW, Cryz SJ (1989) Isolation and characterization of a human monoclonal antibody that recognizes epitopes shared by Pseudomonas aeruginosa immunotype 1, 3, 4 and 6 lipopolysaccharides. Infect Immun 57: 3851–3855

15. Müller U, Pfeifer A, Werdan K (1990) Impairment of contractile state of noradrenaline-pretreated cardiomycocytes by Pseudomonas Exotoxin A. Eur Heart J 11 [Abstr Suppl]: 279

16. Parker MM, Shelhamer JH, Natanson C, Alling DW, Parillo JE (1987) Serial cardiovascular variables in survivors and nonsurvivors of human septic shock: heart rate as an early predictor of prognosis. Crit Care Med 15: 923–929

17. Pilz G, Class I, Boekstegers P, Pfeifer A, Müller U, Werdan K (1991) Pseudomonas immunoglobulin therapy in patients with Pseudomonas sepsis and septic shock. Karger (in press)

18. Pilz G, Gurniak T, Bujdoso O, Werdan K (1991) A BASIC program for calculation of APACHE II score and sepsis evaluation in intensive care medicine. Comput Biol Med (in press)

19. Pilz G, Stäblein A, Reuschel-Janetschek E, Autenrieth G, Werdan K (1989) The use of scoring systems in patients with cardiogenic and septic shock. In: Schlag G, Redl H (eds) Progress in clinical and biological research, vol 308. Second Vienna Shock Forum. Alan R Liss, New York, pp 625–631

20. Pilz G, Werdan K (1990) Cardiovascular parameters and scoring systems in the evaluation of response to therapy in sepsis and septic shock. Infection 18: 253–262

21. Pollack M, Young LS (1979) Protective activity of antibodies to exotoxin A and lipolysaccharide at the onset of Pseudomonas aeruginosa septicemia in man. J Clin Invest 63: 276–286

22. Pollack M (1983) Antibody activity against Pseudomonas aeruginosa in immune globulins prepared for intravenous use in humans. J Infect Dis 147: 1090–1098

23. Reithmann C, Gierschik P, Müller U, Werdan K, Jakobs KH (1990) Pseudomonas exotoxin A prevents β-adrenoceptor-induced up-regulation of G_i protein α-subunits and adenylyl cyclase desensitization in rat heart muscle cells. Mol Pharmacol 37: 631–638

24. Reithmann C, Werdan K (1988) Homologous vs. heterologous desensitization of the adenylate cyclase system in heart cells. Eur J Pharmacol 154: 99–104

25. Sawada S, Kawamura T, Masuho Y, Tomibe K (1985) Characterization of a human monoclonal antibody against to lipopolysaccharides of Pseudomonas ae-

ruginosa serotype 5: a possible candidate as an immunotherapeutic agent for infections with P. aeruginosa. J Infect Dis 152: 965–970
26. Sawada S, Kawamura T, Masuho Y (1987) Immunoprotective human monoclonal antibodies against five major serotypes of Pseudomonas aeruginosa. J Gen Microbiol 133: 3581–3590
27. Stuttmann R, Hartert M, Coleman JE, Kill H, Germann G, Doehn M (1989) Prophylaxe mit einem Pseudomonas-Immunglobulin bei Brandverletzten. Intensivmedizin 26 [Suppl 1]: 130–137
28. Weiss C, Fleckenstein W (1986) Local tissue pO_2 measured with "thick" needle probes. Funktionsanalyse biologischer Systeme 15: 155–166
29. Werdan K, Erdmann E (1989) Preparation and culture of embryonic and neonatal heart muscle cells: modification of transport activity. In: Fleischer S, Fleischer B (eds) Methods in enzymology, vol 173. Academic Press, San Diego, pp 634–662

Korrespondenz: Dr. med. G. Pilz, Medizinische Klinik I, Klinikum Großhadern der Universität München, Marchioninistraße 15, D-W-8000 München 70, Bundesrepublik Deutschland.

Antivirale Therapie

O. Janata

Universitätsklinik für Chemotherapie, AKH Wien, Österreich

Die Entwicklung von Substanzen für die Prophylaxe oder Therapie viraler Infekte erweist sich trotz beachtlicher Fortschritte in den letzten Jahren als wesentlich schwieriger, als die Suche nach Therapeutika gegen andere Mikroorganismen. Da die Virusreplikation primär von den metabolischen Prozessen der infizierten Zelle abhängt, sollten Virustatika selektiv wirken, das heißt nur virusspezifische Prozesse hemmen, ohne die körpereigenen Zellen zu schädigen. Im Vermehrungszyklus der Viren gibt es verschiedene Angriffspunkte für Virustatika, wobei deren Wirksamkeit auch von der Art der Virusinfektion abhängt.

Lytische Virusinfektionen (z. B. Influenza) führen zu Absterben der infizierten Zellen, daher gilt es in der Frühphase der Infektion einzugreifen, die Adsorption oder Penetration des Virus zu verhindern (z. B. Amantadin, Rimantadin). Bei latenten Virusinfekten (z. B. Herpes simplex) sind Virustatika, welche die Virusreplikation hemmen (z. B. Aciclovir) zwar in Phasen der Exazerbation nicht aber im Ruhestadium wirksam. Ähnlich kann bei persistierenden Virusinfektionen (z. B. Aids) ein Virustatikum (z. B. Azidothymidin) zwar die Virusvermehrung hemmen, aber intrazelluläre Viren nicht abtöten.

Neben Schutz der Zellen vor der Virusinfektion bzw. Hemmung der Virusreplikation spielen Immunmodulatoren in der Therapie viraler Infekte eine zunehmende Rolle. Zwar ergab der Einsatz von Substanzen wie Thymopentin, Imreg 1/Imreg 2, GM-CSF, IL-2, Methionin-Enkephalin, Carrisyn u. ä. bei Patienten mit Aids recht widersprüchliche Resultate, in Einzelfällen wurde allerdings eine Besserung der Funktion des Immunsystems beobachtet. In einer rezenten Studie mit Inosine pranobex — für diese Substanz wurde eine Erhöhung der IL-1 und IL-2-Produktion bzw. eine Stimulierung der T-Lymphozyten und NK-

Zellen nachgewiesen — konnte bei HIV-positiven Patienten das Fortschreiten der Erkrankung signifikant verzögert werden. Zur Zeit hat allerdings nur der Einsatz von Interferon Alpha in der Behandlung von Papillomavirus-Infektionen und vor allem bei der persistierenden Hepatitis B-Infektion klinische Relevanz.

Ein wesentlicher Schritt für die antivirale Therapie war die Entwicklung von **Aciclovir** (Zovirax®). Aciclovir — ein Guanin-Derivat — hemmt die Replikation von Herpesviren (Herpes simplex Typ 1/ Typ 2, Varicellen — Zoster — Virus). Die Substanz wird nach Aufnahme in die infizierte Zelle durch eine virale Thymidinkinase in ein Monophosphat umgewandelt, durch zelleigene Kinasen entsteht ein Triphosphat, die eigentliche Wirksubstanz. Da die Affinität von Aciclovir zur virusinduzierten Thymidinkinase etwa $200 \times$ höher ist als zu zelleigenen Enzymen, ist die Konzentration von Aciclovir-Triphosphat in der virusinfizierten Zelle etwa $40 - 100 \times$ höher als in nicht infizierten Zellen. Die Wirkung von Aciclovir erklärt sich vor allem durch eine Hemmung der viralen DNA-Polymerase, zum Teil auch durch den Einbau der Substanz in die DNA-Kette als „chain-terminator".

Die Bioverfügbarkeit von Aciclovir beträgt bei oraler Gabe etwa $15 - 30\%$, die Gewebegängigkeit ist gut, wobei im Liquor $30 - 50\%$ der Plasmaspiegel erreicht werden. Da die Substanz weitgehend renal eliminiert wird (HWZ 2,5 Stunden) muß die Dosierung der Nierenfunktion angepaßt werden. Die wichtigsten Nebenwirkungen sind zentralnervöse Störungen und eine reversible Nephrotoxizität, die sich durch langsame Infusion einer ausreichend verdünnten Lösung vermeiden läßt.

Zu den gesicherten Indikationen für eine intravenöse Therapie mit Aciclovir gehören neben der Herpes-simplex-Enzephalitis und den Herpes-simplex-Infektionen bei Neugeborenen alle Infektionen durch Herpes simplex bzw. Varicellen Zoster-Virus bei immunsupprimierten Patienten.

Die Dosierung von Aciclovir bei generalisiertem Herpes bzw. Herpes Enzephalitis beträgt mindestens $3 \times 10\,\mathrm{mg/kg/Tag}$, im übrigen $3 \times 5 - 10\,\mathrm{mg/kg}$ täglich ($C_{Kr} < 25\,\mathrm{ml/min}$ $1 \times 5 - 10\,\mathrm{mg/kg/Tag}$; $C_{Kr} < 10\,\mathrm{ml/min}$ $1 \times 2,5 - 5\,\mathrm{mg/kg/Tag}$). Aciclovir resistente Herpes-simplex-Stämme konnten nachgewiesen werden, in diesen Fällen sind Vidarabin und Foscarnet therapeutische Alternativen.

Chemisch nahe verwandt dem Aciclovir ist **Ganciclovir** (DHPG, Cymeven®). Die Hemmung der DNA-Synthese erfolgt ebenfalls erst nach Bildung eines Triphosphats, das in der virusinfizierten Zelle in

10fach höherer Konzentration als in den nicht infizierten Zellen vorliegt. Obwohl DHPG in vitro gegen HSV, VZV und EBV wirksam ist, beschränkt sich die klinische Wirksamkeit auf CMV-Infektionen.

DHPG ist nur intravenös applizierbar, ist gut gewebegängig und wird überwiegend renal eliminiert (HWZ ca. 4 Stunden). Die Dosierung beträgt $2-3 \times 5\,mg/kg$ täglich und muß der Nierenfunktion angepaßt werden ($C_{Kr} < 25\,ml/min$: $1 \times 3-5\,mg/kg$ täglich; $C_{Kr} < 10\,ml/min$: $1 \times 1{,}5-2\,mg/kg/Tag$). Reversible Neutropenie (50%), Thrombozytopenie (25%) sind die häufigsten Nebenwirkungen, im Tierversuch erwies sich Ganciclovir als teratogen.

Aufgrund der Toxizität ist der Einsatz von Ganciclovir auf die Behandlung von Lebens- bzw. Augenlicht-bedrohlichen CMV-Infektionen bei immunsupprimierten Patienten beschränkt. Die Therapieerfolge bei CMV-Retinitis (80% klinische Besserung) waren im Vergleich zur CMV-Pneumonie wesentlich besser. Unter einer kombinierten Therapie Ganciclovir + Anti-CMV-Immunglobulin überleben heute allerdings $50-70\%$ der Patienten nach Knochenmarkstransplantationen eine CMV-Pneumonie (historische Kontrollgruppe $0-20\%$!).

Da die CMV-Infektion trotz Therapie persistiert, ist das Hauptproblem bei Patienten mit nicht reversibler, schwerer Immunsuppression das Rezidiv der CMV-Infektion nach Absetzen der DHPG-Therapie. Eine Erhaltungstherapie mit $25-35\,mg/kg$ DHPG pro Woche konnte bei 60% der behandelten Aids-Patienten ein CMV-Rezidiv für maximal 4 Monate verhindern. Das dritte Nukleosid-Derivat von klinischer Bedeutung ist zur Zeit **Azidothymidin** (AZT, Zidovudin, Retrovir®). Als falsches Substrat für die virale Polymerase und durch direkte Hemmung der reversen Transkriptase hemmt AZT die HIV-1 Replikation. Aufgrund der eindrucksvollen Therapieerfolge bei manifester Aids-Erkrankung kommt AZT auch zunehmend bei HIV-infizierten ohne klinische Beschwerden zur Anwendung (z. B. T_4-Lymphozyten $< 500\,\mu l$ und kutane Anergie), wobei ein Verzögern des Fortschreitens der Erkrankung zu erwarten ist.

AZT wird bei oraler Gabe gut resorbiert (Bioverfügbarkeit $60-70\%$), muß aber 4stündlich eingenommen werden (HWZ 1 Stunde). Die Gewebegängigkeit ist gut, die Ausscheidung erfolgt renal. Da 85% der Substanz zu einem Glucoronid metabolisiert wird, erhöhten Arzneimittel welche ebenfalls in der Leber glucuronisiert werden die AZT-Toxizität (Paracetamol, Azetylsalizylsäure, Indomethacin, Ketoprofen, Oxazepam, Morphin, Cimetidin, Clofibrat, ev. auch Rifampicin,

Ketoconazol). Anämie und Neutropenie sind die schwerwiegensten Nebenwirkungen von AZT und können zum Therapieabbruch zwingen. Übelkeit, Myalgien und zentralnervöse Störungen bis hin zu epileptiformen Krämpfen sind häufig.

AZT kann kurzfristig — bis zu 2 Wochen — intravenös verabreicht werden (6 × 2,5 mg/kg/Tag), die übliche Dosierung beträgt beim Erwachsenen 6 × 250 mg (3,5 mg/kg) per os (Hb < 9 g/d bzw. Leukozyten < 1000/µl: Einzeldosis alle 8 Stunden; Leukozyten < 750/µl: Therapiepause). Eine niedrig dosierte AZT-Therapie (4 Wochen Standarddosis, anschließend 100 mg 4stündlich) erwies sich als ebenso effizient aber weniger toxisch. Weitere Purin-Derivate wie z. B. Dideoxyinosine befinden sich zur Zeit in klinischer Erprobung wie auch Kombinationen von Virustatika mit in vitro Synergismus gegen HIV (z. B. Zidovudin + Aciclovir, Foscarnet + Ribavirin).

Foscarnet — eine anorganische Phosphonat-Verbindung — hemmt sowohl virale DNA-Polymerasen als auch reverse Transkriptasen und ist wirksam gegen Herpes Viren, CMV und HIV (Dosierung: 60 mg/kg 8stündlich). Foscarnet erwies sich in der Behandlung der CMV-Retinitis bei Aids-Patienten als ähnlich wirksam wie Ganciclovir und war in der Behandlung von Aciclovir-resistenten HSV-Infektionen erfolgreich. Darüberhinaus war die Substanz anstelle oder in Kombination mit Azidothymidin in der Behandlung von HIV-Infektionen eingesetzt worden.

Ribavirin — ein Guanosinderivat — hemmt in vitro die Replikation einer großen Zahl von RNA und DNA-Viren. Klinische Bedeutung besitzt es in der Behandlung von Pneumonie und Bronchiolitis durch RS-Virus (1,4 mg/kg/Stunde als Aerosol) wobei es die Dauer der Virusausscheidung verkürzt und die Sauerstoffsättigung des Blutes verbessert. Durch eine orale oder intravenöse Therapie (bis zu 4000 mg/Tag in mehreren Dosen) konnte durch Ribavirin die Mortalität schwerer Infektionen durch Lassa-Virus signifikant reduziert werden.

Obwohl eine Reihe von klinisch relevanten Virusinfektionen heutzutage therapeutisch beeinflußbar sind, ist die Gesamtsituation der antiviralen Chemotherapie wenig befriedigend. Vor allem das Auftreten resistenter Virusstämme und die ständig steigende Zahl von Patienten, die durch opportunistische Infektionen gefährdet sind, erfordern die Entwicklung neuer Wirksubstanzen wie auch Therapiestrategien.

Korrespondenz: Dr. O. Janata, Universitätsklinik für Chemotherapie, AKH Wien, Lazarettgasse 14, A-1090 Wien, Österreich.

Interleukine zur Therapie schwerer Infektionen

E. C. Reisinger und H. P. Brezinschek

Medizinische Universitätsklinik der Karl-Franzens-Universität, Graz, Österreich

Interleukine sind eine Gruppe von löslichen glykosilierten Proteinen, die reaktiv auf Antigen- oder Mitogenstimulation von Monozyten, Makrophagen, T- und B-Lymphozyten gebildet werden. Auf solche Reize modifizieren sie die zelluläre Antwort als Entzündungsmediatoren (Chemotaxis, Fieber u. a.) und als interzelluläre Informationsmoleküle, die zur Zellproliferation und Zelldifferenzierung von immunkompetenten Zellen führen. Um ihrer Herkunft und ihrer Wirkung gerecht zu werden, bezeichnete man diese Faktoren als Interleukine (IL). Im Laufe der Zeit fand man jedoch, daß sowohl die Bildung als auch die Wirkung der Interleukine nicht auf Leukozyten beschränkt sind.

Zunächst unterschiedlich erscheinende Substanzen wurden als gleiche Moleküle identifiziert, einige dieser wurden nach Charakterisierung der Herkunft und der Funktion als Interleukine mit fortlaufender Nummer klassifiziert. Umbenennungen und Neubenennungen werden aufgrund neu zu erwartender Kenntnisse nicht ausbleiben.

Die Interleukine bestehen aus ca. 130 – 200 Aminosäuren und haben ein Molekulargewicht zwischen 10 und 30 kD. Sie sind glykosiliert und besitzen Disulfidbrücken. Mit Ausnahme des IL-6 üben die Interleukine ihre biologische Funktion auch in nicht-glykosiliertem Zustand aus. Dies läßt auch mit rekombinanten Interleukinen therapeutische Erfolge erwarten. Die Disulfidbrücken sind jedoch bei den meisten Interleukinen für ihre biologische Funktion notwendig. Die Interleukine binden an spezifische Rezeptoren, werden in der Regel internalisiert und senden ihre Botschaft zum Zellkern, wodurch die DNA-Synthese gesteuert wird. Interleukine zeigen in vitro vielfältige

Wirkungen auch auf andere Organsysteme [2], zudem können sich einige von ihnen in ihrer Aktivität gegenseitig potenzieren. Diese mannigfaltigen Interaktionen machen die klinische Anwendung der Interleukine zu einem Puzzle-Spiel, in dem noch viele unbekannte Bausteine gefunden werden müssen, bevor man sie in der Klinik gezielt und sicher anwenden kann.

Neben der direkten Anwendung von Interleukinen besteht auch die Möglichkeit der Beeinflussung der Interleukine durch körperfremde Immunmodulatoren [25] und durch Interleukin-Antagonisten [8].

IL-1 wird hauptsächlich von aktivierten Monozyten und Makrophagen gebildet. Es stimuliert sowohl T- als auch B-Zellen in ihrer Proliferation und Differenzierung und kann so die Abwehr verschiedenster Krankheitserreger beeinflussen.

Bei Mäusen zeigte sich 48 Stunden nach Infektion mit Listeria monocytogenes und gleichzeitiger Gabe von IL-1 eine um eine 10er Potenz verminderte Erregerdichte in der Milz verglichen zu Kontrollmäusen ohne IL-1. Nach 7 Tagen fand man bei den mit IL-1 behandelten Mäusen keine lebenden Listerien, bei den unbehandelten jedoch ca. 10^4 bis 10^5 lebende Listerien pro Milz. Histopathologisch sah man in Milz, Leber, Lunge und Gehirn der IL-1-behandelten Mäuse eine deutlich geringere Gewebsschädigung [4]. Eine Potenzierung dieses Effektes wird durch Kombination von IL-1 mit Interferon (IFN)-Gamma als auch mit Tumor Necrosis Factor (TNF)-Alpha bei suboptimalen Dosen beschrieben [14, 26].

Bei septischen Mäusen, die über Verbrennungswunden mit Pseudomonas aeruginosa infiziert worden waren, kann mit IL-1 Alpha die Mortalität deutlich vermindert werden. Sowohl bei Behandlung mit zweimal täglich 1 ng über 7 Tage als auch mit Einzeldosen von 100 ng und 1000 ng IL-1 Alpha unmittelbar nach der Verbrennung zeigten die Tiere eine verminderte Mortalität. Ein deutlicher Anstieg der neutrophilen Granulozyten wurde 6, 24 und 48 Stunden nach der Behandlung mit 100 ng IL-1-Alpha beobachtet [28]. IL-1-Alpha führte bei mit Cyclophosphamid immunsupprimierten Mäusen zu verbesserter Resistenz gegen Klebsiella und methicillin-resistente Staphylococcus aureus-Stämme, wobei gleichzeitig eine Vermehrung der neutrophilen Granulozyten beobachtet wurde [18]. Sowohl bei gesunden als auch bei mit Cyclophosphamid immunsupprimierten Mäusen kann die Infektion mit Pseudomonas, Klebsiella und Candida albicans durch

Behandlung mit IL-1-Alpha alleine als auch in Kombination mit diversen Antibiotika und Antimykotika vorteilhaft beeinflußt werden [21].

Bei Mäusen mit Cyclophosphamid-induzierter Immunsuppression und intramuskulärer Applikation von Pseudomonas aeruginosa konnte durch Vorbehandlung mit IL-1 Beta 24 Stunden vor der Infektion eine deutliche Reduktion der Mortalität erreicht werden. Dieser Effekt konnte durch Kombination mit Gentamicin verstärkt werden. Eine IL-1-Behandlung nach der Infektion zeigte keine vorteilhafte Wirkung [32].

Bei IFN-Alpha-Behandlung Hepatitis B Virus (HBV)-infizierter Menschen korrelierte der Therapieerfolg im Sinne der HBe-Ag Clearance mit einem Ansteigen von IL-1 Beta und TNF Alpha. Das therapeutische Potential beider Zytokine bei HBV scheint es Wert, evaluiert zu werden [5].

Trypanosoma cruzi-infizierte Makrophagen zeigen eine defekte IL-1 Produktion und somit eine insuffiziente Aktivierung der T-Helfer-Lymphozyten, wodurch sowohl die zelluläre als auch die humorale Abwehr beeinträchtigt wird. Dies läßt einen therapeutischen Nutzen von IL-1 bei Trypanosomiasis erwarten [24].

IL-2 (T-cell growth factor) wird von antigen- oder mitogen-stimulierten T-Zellen gebildet. Gemeinsam mit MHC präsentierte Antigene oder Mitogene stimulieren T-Zellen zur Bildung von IL-2. Im Rahmen einer autokrinen Stimulation (autocrine pathway) können T-Zellen durch selbst-produziertes IL-2 sich selbst zu vermehrter IL-2 Bildung und zur vermehrten Expression von IL-2 Rezeptoren anregen. IL-2 fördert das Wachstum von T-Zellen, von Lymphokin-aktivierten Killer-Zellen (LAK-Zellen), von Natural Killer-Zellen (NK-Zellen) und von B-Lymphozyten. In weiterer Folge kommt es zur vermehrten Produktion von Immunglobulinen und IFN-Gamma. Bei Karzinompatienten wurden funktionelle Veränderungen der neutrophilen Granulozyten unter IL-2 Therapie gezeigt. Die Chemotaxis und die Sauerstoff-Radikalbildung waren eingeschränkt, die Expression von Fcτ-Rezeptoren an der Oberfläche war vermindert [11]. Sowohl in dieser als auch in anderen Studien zeigte sich bei Karzinompatienten unter IL-2 Therapie eine unerwartet hohe Inzidenz bakterieller Infektionen [16] und Septikämien [29].

Bei Infektion von Mäusen wird eine Wachstumshemmung von Mykobakterien durch IL-2 alleine [12] und in Kombination mit Tumor Necrosis Faktor beschrieben [1].

Bei Lymphozytischem Choriomeningitis Virus (LCV) in Mäusen zeigt sich, daß die CD 8-positiven zytotoxischen Lymphozyten den prinzipiellen Schenkel der Virusabwehr darstellen, deren antivirale Funktion mit IL-2 optimiert werden kann [19]. IL-2 kann in vitro and in vivo die antikörperabhängige Zytotoxizität (ADCC) und die Sauerstoffradikalbildung von Mausmakrophagen verbessern. So wurden neugeborene Mäuse sowohl durch die Gabe von IL-2 als auch durch die Gabe von in vitro mit IL-2 behandelten Milzzellen vor einer letalen Herpes simplex-Infektion geschützt [13]. Durch IL-2 kann die Immunantwort von Kälbern auf Impfung mit Kälber-Herpes-Viren verstärkt werden [23]. Die praeexpositionelle Impfung mit inaktivem Rabies-Impfstoff führt bei gleichzeitiger Gabe von IL-2 zu verminderter Mortalität bei Mäusen.

Postexpositionelle Impfung mit Rabies-Impfstoff hingegen zeigt im Hamstermodell keine Potenzierung des Impfschutzes, wenngleich postexpositionell verabreichtes IL-2 alleine 30 — 50% der infizierten Tiere vor dem Tod schützt [22].

Bei athymischen Mäusen (nu/nu mice), die mit Leishmania donovani infiziert worden waren, versagte die Chemotherapie mit Pentostam. Wenn IL-2 oder IFN-Gamma substituiert wurde, konnte die Infektion mit Pentostam erfolgreich behandelt werden [20]. Von anderer Seite wurde jedoch bei immunkompetenten Mäusen sowohl in vitro als auch in vivo ein wachstumsfördernder Effekt von IL-2 auf Leishmania mexicana amazonensis beschrieben [15]. Ebenso soll IL-2 bei Mäusen sowohl die Parasitämie und den Myokardschaden durch Trypanosoma cruzi vermindern können [10], als auch die Toxoplasma gondii Keimzahl reduzieren können [17].

IL-3 (multi colony stimulating factor, multi-CSF) wird von aktivierten T-Lymphozyten gebildet und wirkt auf frühe multipotente hämatopoetische Stammzellen.

Mit zunehmender Differenzierung verlieren diese Vorläuferzellen die Empfindlichkeit auf IL-3. Andere Zytokine wie Granulozyten/Makrophagen-CSF (GM-CSF), Granulozyten-CSF (G-CSF) und Makrophagen-CSF (M-CSF) übernehmen die weitere Differenzierung. IL-3 wurde zusammen mit diesen später wirkenden Faktoren zur Stimulierung der Hämatopoese bei Primaten erfolgreich verwendet [6].

Die Behandlung von Leishmania major-infizierten Balb/c Mäusen mit IL-3 führte zu einer Vergrößerung der Hautläsionen und zu einer Vermehrung der Leishmanien in den Läsionen. In vitro führte die

Zugabe von IL-3 zu vermehrtem intrazellulären Überleben von Leishmania major in Makrophagen [7]. Ein Defekt ausgereifter Zellen kann durch Stimulierung von Vorläuferzellen mit IL-3 oder GM-CSF nicht repariert werden, sodaß es trotz Vermehrung der Leukozyten zu vermehrten bakteriellen Infekten kommen kann [31].

IL-4 wird von aktivierten T-Zellen gebildet und wurde als B-cell growth factor (BCGF) oder B-cell stimulating factor (BSF-1) bezeichnet. Es entfaltet seine Wirkungen unter anderem auf B- und auf T-Zellen. IL-4 kann in vitro sowohl die Phagozytose als auch das intrazelluläre Abtöten von Trypanosoma cruzi in Peritoneal-Makrophagen der Maus verstärken. Wahrscheinlich sind dafür Wasserstoff-Superoxid und Superoxid-Anionen verantwortlich [33]. Bei Mäusen, die mit Leishmania major infiziert wurden, führte die subkutane IL-4 Gabe sowohl zu einem therapeutischen Effekt als auch zur Ausbildung einer protektiven Immunität. Die Wahl des Lösungsmittels scheint von Bedeutung zu sein, da die erwähnten Erfolge in dieser Arbeit nur mit hydrophilem Poloxamer-Gel erzielt werden konnten, während ein Hydroxypropylmethylcellulose-Gel in derselben Versuchsanordnung keinen Erfolg zeigte [3].

Zur Zeit sind noch eine Reihe anderer Interleukine bekannt, deren möglicher therapeutischer Nutzen bei Infektionen jedoch spekulativ ist, da bisher keine diesbezüglichen Arbeiten vorliegen.

Unerwünschte Wirkungen bei der Behandlung mit Interleukinen werden als konstitutionelle Symptome unter dem Begriff „flu-like syndrome" zusammengefaßt. Dies beinhaltet Fieber, Schüttelfrost, Krämpfe, Kopf- und Muskelschmerzen, Übelkeit, Erbrechen, Anorexie, Husten und allgemeines Unwohlsein [9]. Bei Gabe hoher Dosen von IL-2 wird Flüssigkeitsretention, Blutdruckabfall und das Auftreten eines „vascular leakage syndromes" beschrieben, welches auf eine Aktivierung des Komplementsystems zurückzuführen zu sein scheint [27, 30].

Zusammenfassend könnte IL-1 von therapeutischem Nutzen bei Infektionen sein, die einem primären oder sekundären Defekt der Makrophagen und daraus resultierender Dysfunktion der T-Helfer Lymphozyten zugrunde liegen. Durch IL-1 kann ein vorteilhafter Effekt bei gewissen bakteriellen Infektionen erwartet werden, wenn IL-1 vor der Infektion, eventuell auch nach der Infektion gegeben wird. Die Anzahl der neutrophilen Granulozyten kann beeinflußt werden. Ein Synergismus mit Antibiotika ist möglich.

IL-2 scheint bei T-Zell assoziierten Infektionen eine Rolle zu spielen. So könnte IL-2 bei Mykobakteriosen und bei bestimmten viralen Erkrankungen von therapeutischem Nutzen sein. Ebenso kann es unter bestimmten Bedingungen die Immunantwort auf Impfstoffe verbessern. Hingegen wurden bei Krebspatienten unter IL-2 Therapie vermehrt bakterielle Infektionen beobachtet.

IL-3 kann zwar die Zahl der Leukozyten vermehren, dadurch alleine ist aber bei Infektionen noch kein therapeutischer Nutzen gewährleistet. Kombinationen mit anderen Zytokinen könnten in der Therapie von Infektionen Erfolg bringen. IL-4 scheint über eine Steigerung intrazellulärer Killing-Mechanismen die Infektion mit einigen Protozoen-Arten abzuschwächen. Die therapeutische Anwendung von Interleukinen bei Infektionen kann noch nicht als etabliert angesehen werden. Erste Ergebnisse am Tier und am Menschen müssen in weiteren Studien bestätigt und ergänzt werden.

Literatur

1. Bermudez LE, Stevens P, Kolonoski P, Wu M, Young LS (1989) Treatment of experimental disseminated Mycobacterium avium complex infection in mice with recombinant IL-2 and tumour necrosis factor. J Immunol 143 (9): 2996–3000
2. Brezinschek HP, Faessler R, Klocker H, Kroemer G, Sgonc R, Dietrich H, Jakober R, Wick G (1990) Analysis of the immune-endocrine feedback loop in the avian system and its alteration in chickens with spontaneous autoimmune thyroiditis. Eur J Immunol (in press)
3. Carter KC, Gallagher G, Baillie AJ, Alexander J (1989) The induction of protective immunity to Leishmania major in the BALB/c mouse by interleukin 4 treatment. Eur J Immunol 19 (4): 779–782
4. Czuprynski CJ, Brown JF, Young KM, Cooley AJ, Kurtz RS (1988) Effects of murine recombinant interleukin 1 alpha on the host response to bacterial infection. J Immunol 140 (3): 962–968
5. Daniels HM, Meager A, Eddleston AL, Alexander GJ, Williams R (1990) Spontaneous production of tumor necrosis factor alpha and interleukin-1 beta during interferon-alpha treatment of chronic HBV infection. Lancet 335 (8694): 875–877
6. Donahue RE, Seehra J, Metzger M (1988) Human IL-3 and GM-CSF act synergistically in stimulating hematopoiesis in primates. Science 241: 1820–1823
7. Feng ZY, Louis J, Kindler V, Pedrazzini T, Eliason JF, Behin R, Vassalli P (1988) Aggravation of experimental cutaneous leishmaniasis in mice by administration of interleukin-3. Eur J Immunol 18 (8): 1245–1251
8. Grau GE, Kindler V, Piguet PF, Lambert PH, Vassalli P (1988) Prevention of experimental cerebral malaria by anticytokine antibodies. J Exp Med 168 (4): 1499–1504
9. Haeuber D (1989) Recent advances in the management of biotherapy-related side-effects: flu like syndrome. Oncol Nurs Forum 16 [Suppl 6]: 35–41

10. Hulsebos LH, Choromanski L, Kuhn RE (1989) The effect of interleukin-2 on parasitemia and myocarditis in experimental Chagas disease. J Protozool 36 (3): 293–298

11. Jablons D, Bolton E, Mertins S, Rubin M, Pizzo P, Rosenberg SA, Lotze MT (1990) IL-2 based immunotherapy alters circulating neutrophil Fc receptor expression and chemotaxis. J Immunol 144 (9): 3630–3636

12. Jeevan A, Asherson GL (1988) Recombinant interleukin-2 limits the replication of Myobacterium lepraemurium and Myobacterium bovis BCG in mice. Lymphokine Res 7 (2): 129–140

13. Kohl S, Loo LS, Drath DB, Cox P (1989) Interleukin-2 protects neonatal mice from lethal herpes simplex virus infection: a macrophage-mediated, gamma interferon-induced mechanism. J Infect Dis 159 (2): 239–247

14. Kurtz RS, Young KM, Czuprynski CJ (1989) Separate and combined effects of recombinant interleukin-1 alpha and gamma interferon on antibacterial resistance. Infect Immun 57 (2): 553–558

15. Mazingue C, Cottrez-Detoeuf F, Louis J, Kweider M, Auriault C, Capron A (1989) In vitro and in vivo effects of interleukin-2 on the protozoan parasite leishmania. Eur J Immunol 19 (3): 487–491

16. Maoleekoonpairoj S, Mittelman A, Savona S, Ahmed T, Puccio C, Gafney E, Skelos A, Arnold P, Coombe N, Baskind P (1989) Lack of protection against bacterial infections in patients with advanced cancer treated by biologic response modifiers. J Clin Microbiol 27 (10): 2305–2308

17. McCabe RE, Oster S (1989) Current recommendations and future prospects in the treatment of toxoplasmosis. Drugs 38 (6): 973–987

18. McIntyre KW, Unowsky J, DeLorenzo W, Benjamin W (1989) Enhancement of antibacterial resistance of neutropenic, bone marrow-suppressed mice by interleukin-1 alpha. Infect Immun 57 (1): 48–54

19. Moskophidis D, Fang L, Gossmann J, Lehmann-Gruber F (1989) Mechanism of recovery from acute virus infection. IX. Clearance of lymphocytic choriomeningitis (LCM) virus from the feet of mice undergoing LCM virus-specific delayed-type hypersensitivity reaction. J Gen Virol 70: 3305–3316

20. Murray HW, Oca MJ, Granger AM, Schreiber RD (1989) Requirement for T-cells and effect of lymphokines in successful chemotherapy for an intracellular infection. Experimental visceral leishmaniasis. J Clin Invest 83 (4): 1253–1257

21. Nakamura S, Minami A, Fujimoto K, Kojima T (1989) Combination effect of recombinant human interleukin-1 alpha with antimicrobial agents. Antimicrob Agents Chemother 33 (10): 1804–1810

22. Perrin P, Joffret ML, Leclerc C, Oth D, Sureau P, Thibodeau L (1988) Interleukin-2 increases protection against experimental rabies. Immunobiology 177 (2): 199–209

23. Reddy PG, Blecha F, Minocha HC, Anderson GA, Morrill JL, Fedorka-Cray PJ, Baker PE (1989) Bovine recombinant interleukin-2 augments immunity and resistance to bovine herpes virus infection. Vet Immunol Immunopathol 23: 61–74

24. Reed SG, Pihl DL, Grabstein KH (1989) Immune deficiency in chronic Trypanosoma cruzi infection. Recombinant IL-1 restores Th function for antibody production. J Immunol 142 (6): 2067–2071

25. Reisinger EC, Kern P, Ernst M, Bock P, Flad HD, Dietrich M and the German DTC Study Group (1990) Inhibition of HIV progression by dithiocarb. Lancet 335: 679–682
26. Roll JT, Young KM, Kurtz RS, Czuprynski CJ (1990) Human rTNF alpha augments anti-bacterial resistance in mice: potentiation of its effects by recombinant human rIL-1 alpha. Immunology 69 (2): 316–322
27. Rosenberg SA, Lotze MT, Yang JC, Aebersold PM, Linehan WM, Seipp CA, White DE (1989) Experience with the use of high dose interleukin-2 in the treatment of 652 cancer patients. Ann Surg 210 (4): 474–485
28. Silver GM, Gamelli RL, O'Reilly M, Hebert JC (1990) The effect of interleukin-1 alpha on survival in a murine model of burn wound sepsis. Arch Surg 125 (7): 922–925
29. Snydman DR, Sullivan B, Gill M, Gould JA, Parkinson DR, Atkins MB (1990) Nosocomial sepsis associated with interleukin-2. Ann Intern Med 112 (2): 102–107
30. Thijs LG, Hack CE, Strack van Schijndel RJ, Nuijens JH, Wolbink GJ, Eerenberg-Belmer AJ, Van der Vall H, Wagstaff J (1990) Activation of the complement system during immunotherapy with recombinant IL-2. Relation to the development of side effects. J Immunol 144 (6): 2419–2424
31. Vadhan Raj S, Buescher S, LeMaistre A (1988) Stimulation of haematopoiesis in patients with bone marrow failure and in patients with malignancy by recombinant human granulocyte-macrophage colony-stimulating factor. Blood 72: 134–141
32. Van der Meer JW, Barza M, Wolff SM, Dinarello CA (1988) A low dose of recombinant interleukin-1 protects granulocytopenic mice from lethal gramnegative infection. Proc Natl Acad Sci 85 (5): 1620–1623
33. Wirth JJ, Kierszenbaum F, Zlotnik A (1989) Effects of IL-4 on macrophage functions: increased uptake and killing of a protozoan parasite (Trypanosoma cruzi). Immunolgy 66 (2): 296–301

Korrespondenz: Dr. E. C. Reisinger, Klinische Mikrobiologie und Infektiologie, Medizinische Universitätsklinik der Karl-Franzens-Universität, Auenbruggerplatz 15, A-8036 Graz, Österreich.

Pathophysiologie der Gerinnungsveränderungen bei Sepsis

C. Korninger

Unfallkrankenhaus Lorenz-Böhler, Wien, Österreich

Einleitung

Gerinnungsstörungen bei Sepsis finden sich in Form der Thrombozytopenie und der disseminierten intravasalen Gerinnung. Die Situation wird bei multimorbiden Patienten durch Organversagen und iatrogene Eingriffe weiter kompliziert und modifiziert. Die daraus resultierenden Hämostaseveränderungen können sowohl mit Blutungsneigung als auch mit Makro- und Mikrothrombosierung einhergehen.

Thrombozytopenie

Die Thrombozytopenie wird als herausragender Laborbefund bei nahezu allen Studien über Sepsis beschrieben, sie kann bei gramnegativen und bei grampositiven bakteriellen Infekten sowie bei Virus-, Rikkettsien- und Protozoeninfekten auftreten. Durch eine isolierte Thrombopenie wird bei Sepsis selten eine wesentliche Blutung verursacht. Pathogenetisch wurden zwei wesentliche Mechanismen definiert, nämlich der direkte Einfluß der Endotoxinlipopolysaccharide auf die Plättchen im Sinne einer Aktivierung und Freisetzungsreaktion [3], andererseits immunologische Mechanismen im Sinne der spezifischen Bindung von Immunkomplexen an die Thrombozyten.

Verbrauchskoagulopathie

Die Verbrauchskoagulopathie, im angloamerikanischen Sprachraum wohl etwas treffender disseminierte intravasale Gerinnung (DIG) genannt, ist eine der gefürchteten Komplikationen der Sepsis. Sie ist definiert durch einen erhöhten Gerinnungsfaktor- und Thrombozytenumsatz aufgrund eines intravasalen Gerinnungsprozesses mit begleitender, sekundärer Fibrinolyse. Eine typische schwere Form der DIG findet sich bei Meningokokkensepsis als Waterhouse-Friderichsen-Syndrom [6]. Eine DIG kann aber auch im Rahmen von Virus-, Rickettsien- und Protozoeninfektion auftreten [9]. Die Pathogenese der DIG im Rahmen der Sepsis ist multifaktoriell. Endotoxine können, wie bereits erwähnt, Thrombozyten aktivieren. Ferner führen sie zu einer Aktivierung des Hagemann-Faktors [4] und somit zu einer Aktivierung des intrinsischen Gerinnungssystems. Ein wesentlicher Mechanismus ist die Aktivierung von Leukozyten [7] (Monozyten), welche auf einen Endotoxinstimulus mit der Produktion von Gewebethromboplastin-ähnlichen Prokoagulantien reagieren. Geschädigte Endothelzellen sind ferner in der Lage, Thromboplastin zu synthetisieren [2], wobei dieser Effekt möglicherweise durch IL 1 [1] und TNF [8] vermittelt wird. Bei der Sepsis erfolgt daher die intravasale Gerinnungsaktivierung über beide Schenkel des Gerinnungssystems, sowie über die Thrombozytenaktivierung. Wesentlich ist auch der Verlust der natürlichen antithrombotischen Kapazität des Endothels (Antithrombin III – Thrombomodulin/Thrombin/Protein C – Prostacyclin – t-PA). In der Folge kommt es sowohl zum Verbrauch der aktivierten Gerinnungsfaktoren, als auch zu intravasaler Fibrinbildung. Die massive intravasale Aktivierung von Gerinnungsfaktoren führt zur Depletion natürlicher Inhibitoren der Blutgerinnung wie Antithrombin-III, die intravasale Fibrinbildung zu Makro-, vor allem aber Mikrothrombosierung in Nieren, Haut und Lunge. Das dabei entstehende Organversagen ist in der Lage, die vorliegende Gerinnungsstörung weiter zu komplizieren.

Weitere Faktoren

Schock

Die gestörte Mikrozirkulation beim Schock führt zu Endothelzellschädigung und Einschwemmung von Thromboplastin. Die daraus resultierende Gerinnungsaktivierung wird durch die verzögerte Clearance aktivierter Gerinnungsfaktoren aufgrund der Stase weiter begünstigt.

Leberversagen

Das akute und subakute Leberversagen ist gekennzeichnet durch verminderte Synthese von Gerinnungsfaktoren, Bildung abnormer Gerinnungsfaktoren, Thrombozytopenie, verminderte Clearance für aktivierte Gerinnungsfaktoren und Fibrinolyse-Abnormitäten. Charakteristisch ist die deutliche Verminderung der Gerinnungsfaktoren II, V, VII, IX und X sowie der Inhibitoren AT III und Protein C, sowie die Dysfibrinogenämie.

Nierenversagen

Das Nierenversagen führt zum Auftreten einer Thrombozytopathie, wahrscheinlich aufgrund erhöhter mikrovaskulärer Prostazyklinproduktion [5].

Vitamin K-Mangel

Der Vitamin K-Mangel tritt bei total parenteral ernährten Patienten ohne Vitamin K-Zusatz, sowie im Rahmen einer Therapie mit gewissen Cephalosporinen auf und ist gekennzeichnet durch nicht carboxylierte und daher inaktive Gerinnungsfaktoren II, VII, IX und X.

Iatrogene Eingriffe

Iatrogene Eingriffe wie Massentransfusionen (Blutkonserven enthalten nur 10% Faktor V und VIII, 20% Faktor IX sowie wenige Thrombozyten), Therapie mit Gerinnungsfaktor-Konzentraten und Antikoagulantien können diese Hämostasesituation weiter verändern. In diesem Zusammenhang sei insbesondere auch auf die Möglichkeit des Vorliegens einer Typ I- oder Typ II-Heparin-Thrombopenie verwiesen.

Literatur

1. Bevilacqua MP, Pober JS, Majeau GR, Cotran RS, Gimbrone MA (1984) Interleukin 1 induces biosynthesis of procoagulant activity in human vascular endothelial cells. J Exp Med 160: 618–623
2. Colucci M, Balconi G, Lorenzet R, Pietra A, Locati D, Donati MB, Semeraro N (1983) Cultured human endothelial cells generate tissue factor in response to endotoxin. J Clin Invest 71: 1893–1896
3. Davis RB, Johnson MF (1986) Effects of bacterial endotoxin and platelet activating factor on human platelet aggregation in native whole blood. Thromb Res 44: 565–573
4. Gerrity RG, Caplan BA, Richardson M, Cade JF, Hirsh J, Schwartz CJ (1975) Endotoxin-induced endothelial injury and repair. I. Endothelial cell turnover in the aorta of the rabbit. Exp Molec Pathol 23: 379–385

5. Kyrle PA, Stockenhuber F, Brenner B, Gössinger H, Korninger C, Pabinger I, Sunder-Plassmann G, Balcke P, Lechner K (1988) Evidence for an increased generation of prostacyclin in the microvasculature and an impairement of the platelet α-granule release in chronic renal failure. Thromb Haemostas 60
6. McGehee WG, Rapoport SI, Hjort PF (1967) Intravascular coagulation in meningococcemia. Ann Int Med 67: 250–260
7. Müller-Berghaus C, Pogatzki G, Tanaka H (1985) Tissue thromboplastin activity of monocytes and macrophages after endotoxin injection into rabbits. Thromb Haemostas 54: 198 (Abstract)
8. Nawroth PP, Stern DM (1986) Modulation of endothelial cell hemostatic properties by tumour necrosis factor. J Exp Med 163: 740–745
9. Prentice CRM (1985) Acquired coagulation disorders. In: Ruggeri ZM (ed) Coagulation disorders. Saunders, London Philadelphia Toronto, pp 411–460 (Clinics in haematology, vol 14)

Korrespondenz: Univ.-Doz. Dr. C. Korninger, Unfallkrankenhaus Lorenz-Böhler, Donaueschingenstraße 13, A-1200 Wien, Österreich.

Sinnvolle Gerinnungsdiagnostik bei Sepsis

W. Muntean

Universitäts-Kinderklinik Graz, Österreich

Veränderungen im Hämostasesystem treten bei Sepsis sowohl als reines Symptom als auch bei schweren Verlaufsformen als an der Pathogenese beteiligter Intermediärmechanismus auf. Inwieweit im Rahmen einer Sepsis Hämostasestörungen daher einer spezifischen Therapie bedürfen, ist hauptsächlich von der Klinik abhängig zu machen, eine gezielte Labordiagnostik muß den Arzt aber bei der Entscheidung der therapeutischen Mittel unterstützen.

Als pathogenetischer Intermediärmechanismus in der Intensivmedizin spielt vor allem die disseminierte intravasale Gerinnung eine Rolle. In einer frühen Phase des Prozesses ist die laboratoriumsmäßige Diagnostik schwierig. Die meisten empfindlichen Parameter einer intravasalen Gerinnungsaktivierung, wie Thrombin-Antithrombin III-Komplexe oder Fibrinopeptid A, sind für die Akutdiagnostik nicht brauchbar, eine verkürzte PTT kann ein Hinweis sein, ist aber viel häufiger als Artefact zu werten. Bei entsprechender Klinik ist ein Abfall von AT III als wichtiger Hinweis zu werten. Das Vollbild einer disseminierten intravasalen Gerinnung hingegen ist aus Routineparametern, wie Thrombozyten, Fibrinogen, PTT, Thrombinzeit und fragmentierten Erythrozyten leicht zu diagnostizieren. Schwierig kann die Differentialdiagnose zwischen disseminierter intravasaler Gerinnung und Hepatopathie, wie sie bei Sepsis häufig auftritt, sein, namentlich wenn auch eine septische Thrombozytopenie besteht. Sowohl bei disseminierter intravasaler Gerinnung als auch bei schwerer Hepatopathie finden sich alle Globalteste der Gerinnung verlängert. Faktor VIII hingegen sollte nur bei gesteigertem Umsatz erniedrigt sein; ebenso sollte D-Dimer nur bei intravasaler Thrombinbildung mit reaktiver

Fibrinolyse deutlich erhöht sein. Während das rechtzeitige Erkennen einer disseminierten intravasalen Gerinnung von großer therapeutischer Konsequenz sein kann, wird eine rein hepatische Gerinnungsstörung nur ausnahmsweise bei akuter Blutung oder perioperativ einer Therapie bedürfen.

Korrespondenz: Univ.-Prof. Dr. W. Muntean, Universitäts-Kinderklinik, Auenbruggerplatz, A-8036 Graz, Österreich.

Gerinnungstherapie bei Sepsis — Heparin oder AT III?

B. Blauhut

Abteilung für Anesthesiologie und operative Intensivmedizin, Allgemeines
öffentliches Krankenhaus der Stadt Linz, Österreich

Im Zentrum der gestellten Thematik stehen zwei unscharf definierte
Syndrome: „Sepsis" und „disseminierte intravasale Gerinnung"
(DIG). Die Variationsbreite der Sepsis nach klassischer Definition —
mit positiver Blutkultur — reicht von der fulminanten Meningococcensepsis bis zur Endocarditis lenta. In der Mitte steht die häufige
abdominelle Sepsis bei Abszeßbildung oder Peritonitis. Nach heutigem
Verständnis spielt die mit geeigneter Methodik nachweisbare Endotoxinämie mit Schocksymptomatik, aber negativer Blutkultur, als „septischer Schock" eine zentrale Rolle. Diesen Zustand gibt es gleichfalls
bei grampositiver Infektion, Virämie, Pilzsepsis und — klinisch betrachtet — bei der Malaria tropica. Verschiedenartig sind auch die
Bezeichnungen einer DIG: Hier genannt seien lediglich Hypofibri-
nogenämie oder Defibrinierungssyndrom, Mikroemboliesyndrom und
Verbrauchskoagulopathie. Die nachfolgenden Ausführungen sind daher größtenteils als allgemeindeskriptiv zu verstehen. Gemeinsamkei-
ten ergeben sich am ehesten durch Betrachtung der pathologischen
Endothelfunktion. Als Summeneffekt viefältiger Syntheseleistungen
sind normale Endothelzellen antikoagulatorisch wirksam. Wesentlich
ist dabei ihre Oberflächen-Exprimierung von Heparansulfat-Ketten,
die ähnlich wie exogenes Heparin als Rezeptoren für Antithrombin
III und somit als Barriere gegen prokoagulatorische Faktoren wirken
[12]. Auf Seiten der Fibrinolyse dominiert normalerweise die Expri-
mierung von Plasminogen Activator Inhibitor (PAI-1) über jene von
„Tissue Plasminogen Activator" (t-PA). Unter dem Einfluß von „Tumor Necrosis Factor" (TNF) sowie von Interleukin-1 (IL-1), die als

Endotoxineffekt v.a. von Makrophagen liberiert werden, kommt es insbesondere in der Mikrozirkulation zur „Endothelumkehr". Das Endothel exprimiert nun als entscheidenden Auslöser („Trigger") der DIG eine Gewebsthromboplastin-ähnliche Aktivität [13]. Zugleich nimmt die Synthese von PA-I zu, jene von t-PA dagegen ab, d. h. die Fibrinolyse wird gehemmt. Die quantitative und vor allem zeitliche Interaktion dieser komplexen Vorgänge sind noch weitgehend unbekannt, aber am disseminierten Charakter der intravasalen Gerinnungsaktivierung bei der Sepsis dürften kaum mehr Zweifel bestehen. Beim Paradigma der fulminanten Meningococcensepsis ist heute eine signifikante Korrelation zwischen Endotoxinspiegel, Zunahme der Gerinnungsaktivierung, Hemmung der Fibrinolyse und Wahrscheinlichkeit eines Letalverlaufes erwiesen [4, 5].

In Anbetracht der oft unsicheren Aetiologie vorerst unbekannter Progredienz muß sich der Kliniker auf zweierlei Grundlagen stützen. Zur Lagebeurteilung verhilft ihm eine laborgestützte Stadieneinteilung der DIG [14] und das therapeutische Vorgehen richtet sich nach dem Blutvolumen und den kritischen Schwellen wesentlicher Parameter [2], deren Sicherung zumindest prinzipiell den eigentlichen hämostatischen Zusammenbruch mit Mikrothrombosierung und/oder abnormer Blutungstendenz abzuwenden gestattet. Dabei seien hier der Grundsatz einer möglichst raschen Beseitigung des „Triggers" wie auch die „gewöhnliche" Thromboseprophylaxe beim Intensivpatienten als bekannt und nicht diskussionsbedürftig beiseite gelassen.

Heparin

Die vor rund 30 Jahren inaugurierte *Heparintherapie* der DIG ist auch bei der Sepsis bis heute umstritten geblieben. Im Experiment unterdrückt Heparin bei vorausgehender oder simultaner Gabe das endotoxin-induzierte Sanarelli-Shwartzman-Phänomen mit massiver Nierenrindennekrose und gleichzeitigem AT III-Verbrauch, auch stabilisiert das Antikoagulans Sauerstoffaufnahme und Kreatininclearance. In neueren Versuchen mit einer E. coli-Sepsis wurde die Überlebenszeit kurzfristig, jedoch nicht über 24 Stunden hinaus verlängert, u.U. auch nur bei gleichzeitiger Gabe von anti-J 5-Serum.

Die zahlreichen Fallberichte zur Heparintherapie der DIG bei Sepsis unterschiedlicher Ätiologie enthalten Versager ebenso wie Erfolge. In einer Sammelstatistik zur schweren Meningococcensepsis mit

Schock ergaben sich 27/63 = 43% Überlebende; die Einzelmitteilungen enthielten aber Überlebensraten zwischen 1/1 und 2/17 Fällen [10]. Die einzige bekannt gewordene, kontrolliert-prospektive Studie betraf 26 Kinder mit Meningococcensepsis und typischer hämorrhagischer Diathese, aber nur 4/26 = 15% der Patienten waren im (stets tödlichen) Schock [9]. Die Letalität betrug 2/11 = 18% mit und 2/15 = 13% ohne Heparin (p = 0,81); dabei war die Heparingruppe bezüglich Häufigkeit der schwereren Zustände mit 2/11 = 18% vs. 9/15 = 60% (p = 0,04; Fisher's exact test) begünstigt. Die Verläufe bei den Überlebenden differierten nicht gesichert, 1/9 = 11 vs. 3/13 = 23% entwickelten operationsbedürftige Hautnekrosen (p = 0,45). Auch der zunächst erhoffte Therapieeffekt von Heparin bei Sepsis mit DIG und akutem Nierenversagen ist fraglich geblieben; in der größten diesbezüglichen Studie [11] ergab sich zwar bei 5/8 Heparin-behandelten Kranken eine vollständige Erholung der Nierenfunktion, desgleichen aber bei 13 Patienten, die kein Heparin erhielten, deren Grundleiden aber saniert werden konnte.

Die Aussagekraft all dieser Studien wird aus heutiger Sicht weiter dadurch limitiert, daß die Aktivitäten bzw. Konzentrationen von AT III, Endotoxin und TNF im Plasma nirgends gemessen wurden, auch erhielten viele Patienten nach klinischem Ermessen unterschiedliche Mengen von Frischblut und insbesondere FFP. Ein möglicher, reeller Therapieeffekt von Heparin bei hämorrhagischer Diathese belegt aber der Verlauf eines Leukämiekranken, dem mehrfach, mit dazwischenliegenden Unterbrüchen, Heparin verabfolgt wurde: die Blutung sistierte jeweils prompt unter Heparin und rekurrierte, sobald es abgesetzt wurde [8].

Insgesamt vermerken etliche Autoren, daß Heparin günstigenfalls die Hämostaseprofile, nicht aber die Überlebensraten bei (Sepsis-assoziierter) DIG zu verbessern vermöge. Im übrigen läßt sich dem Schrifttum eine in etwa mehrheitliche, aber nicht unbestrittene und „ut aliquid fiat"-gefärbte Ansicht entnehmen, nach der Heparin — ohne Differenzierung nach Grundleiden — höchstens im Frühstadium, wenn möglich schon aufgrund klinischer Verdachtsmomente, sowie bei chronischen Verlaufsformen der DIG im Sinne der Prophylaxe angezeigt sei. Dies beinhaltet die Anwendung kleiner Dosen und setzt eine AT III-Aktivität im Normbereich voraus. Bezogen auf den normalen Heparineffekt bei 100% AT III-Aktivität beträgt die Wirkung in der Tat bei 70% AT III nur noch 1/3, bei 50% nur noch 1/5 [3].

Zu beachten sind schließlich die Nebenwirkungen von Heparin. Sie umfassen nebst möglicher, schwerer Blutung schon nach einmaliger Gabe von 10 000 − 30 000 IU/24 Stunden einen Verbrauch von AT III, u.U. entsprechend 20 − 30% der normalen Aktivität nach wiederholter Gabe von etwa 30 000 IU/die, sowie eine Thrombozytopenie. Die schwerere Form hiervon wurde bei 3 − 5% der Patienten beobachtet, kommt offenbar durch eine IgG-induzierte Plättchenaggregation zustande und kann Thrombosen, v.a. arteriell („white clot syndrome") nach sich ziehen. Intravenös verträgliches IgG, 0,4 g/kg/die 3 Tage lang, plus Plättchentransfusion, vermag diese Varianten einer Immunthrombozytopenie zu korrigieren [7].

AT III

Die AT III-Therapie bei Sepsis-assoziierter DIG nahm vor rund einem Jahrzehnt ihren Anfang, nachdem zunächst Deutsch und Thaler [6] auf das AT III-Defizit bei Sepsispatienten hingewiesen und darin eine mögliche Erklärung für „Heparinversager" gesehen hatten. Erste Versuchsreihen mit nicht-septischer DIG ergaben unter AT III-Substitution eine Besserung des Hämostaseprofils sowie − in recht auffallender Weise − der Nierenfunktion, beurteilt an Diurese, Clearancewerten, fraktioneller Natrium-Ausscheidung wie auch Inzidenz autoptisch nachweisbarer, glomerulärer Fibrinthromben. Neuere, etwas weniger übersichtliche Studien mit Endotoxin oder E. coli als intravenös applizierter Noxe sowie Vorgabe sehr großer Quantitäten von AT III (entsprechend einer rund vierfachen, therapeutischen Humandosis) zeitigten Besserungen diverser Hämostaseparameter sowie bei einem Endotoxin-Modell eine höhere 7-Tages-Überlebensrate. Experimentell ist insgesamt ein positiver Ansatz vorhanden, aber noch keine Klärung erreicht.

Bei den inzwischen recht zahlreichen, klinischen Fallberichten erhält man nebst positiver Wirkungen auf die Hämostaseprofile prima facie eher als für das Heparin den Eindruck gleichmäßiger Erfolgsmeldungen bezüglich des Überlebens. Jedoch läßt sich mangels entsprechender Angaben eine „Dunkelziffer" von Nicht-Erfolgen nicht ausschließen, auch sind die betreffenden Kasuistiken schwerpunktmäßig etwa ein Jahrzehnt jünger als im Falle des Heparins. Das intensivtherapeutische Gesamtpotential war deshalb sicherlich nicht dasselbe. Viele Kranke erhielten auch v.a. FFP, und es fehlen auch hier

Angaben zu ihren Plasmaspiegeln von Endotoxin und/oder TNF. Der grundsätzlich mögliche, klinische Therapieeffekt von AT III geht aber schon, analog dem Heparin, aus einem Einzelbericht hervor, nach dem sich ein Kranker mit wahrscheinlich Sepsis-assoziierten, postoperativen Thromben unter AT III-Zufuhr nach Klinik und Laborbefund dramatisch besserte, um nach Absetzen des AT III alsbald einen tödlichen Rückfall zu erleiden [17].

In unseren eigenen, kontrolliert-prospektiven Studie an 51 Patienten mit einer DIG unterschiedlicher Genese und in verschiedenen Stadien [1] bewirkte AT III verglichen mit Heparin eine signifikant raschere Normalisierung nicht nur des C 1-Inhibitors (14 vs. 24 Std., $p < 0,001$), sondern auch von Fibrinogen und/oder den Thrombozyten (42 vs. 111 Std., $p < 0,0001$). Unter Heparin fielen die Thrombozyten stärker ab als unter AT III ($- 48000$ vs. $- 600/\mu$, $p < 0,005$), und die Kombination von AT III und Heparin ergab einen etwa 2 1/2mal höheren Blutbedarf (im Mittel 2800 vs. 1100 ml) als jedes Therapeutikum für sich allein. Mit unserer beschränkten Patientenzahl ergaben sich aber keine gesicherten Differenzen zu Überlebensraten.

Im Nachgang dazu hat Vinazzer unsere Ergebnisse mit eigenen Daten aufgestockt und kam bei Patienten mit DIG jeglicher Genese mit Heparin- bzw. AT III-Therapie auf 34/49 = 69% vs. 72/84 = 86% Überlebende; $p = 0,04$ [16]. Poolt man weiter seine Überlebensraten im septischen Schock mit jenen von Seitz [15], so ergeben sich ohne bzw. mit AT III-Substitutionen 5/29 = 17% bzw. 33/52 = 65% Überlebende. Die Anwendung des exakten Testes von Fisher ergibt $p = 0,0001$, ist aber hier wegen Unsicherheiten bezüglich echter Randomisierung ausdrücklich als bloße Rechenoperation anzusehen.

Bei der noch vergleichsweise begrenzten Erfahrung mit AT III-Konzentraten und den spärlichen, in „peer review-Zeitschriften" hierzu publizierten Stellungnahmen ist beim Versuch, eine Mehrheitsansicht zu umschreiben, Vorsicht am Platz. Die Aussage erscheint aber heute als berechtigt, daß die Korrektur der hämatostatischen Entgleisung bei DIG mittels AT III-Substitution im Grundsatz als erreichbar fortgesetzt, eine Verbesserung der Überlebensraten aber noch der Bestätigung bedarf. Mit virusinaktivierten Konzentraten wurden bisher keine Nebenwirkungen bekannt. So betrachtet, bringen als derzeitiges Fazit die AT III-Konzentrate verglichen mit Heparin einen Fortschritt in der Gerinnungstherapie bei der Sepsis. Heparin gänzlich zu verbannen, dürfte dennoch verfrüht sein. Damit würde sich nach dem Schrifttum die Eingangsfrage „Heparin *oder* AT III" mit „Heparin *und* AT III" beantworten — nur nicht als Kombinationstherapie.

Unsere eigene Praxis in der Behandlung von Gerinnungsstörungen im Intensivbereich beinhaltet stets ein gezieltes Monitoring und eine quantitierbare Therapie. Bei jedem Patienten einer operativen Intensivstation werden die Gerinnungsparameter AT III-Aktivität, Quick, aPTT, Fibrinogen, Thrombinzeit, Thrombinkoagulasezeit, Äthanoltest und die Thrombozytenzahl 12stündlich neben einer Vielzahl anderer Laborwerte überprüft. AT III-Aktivitätsabfälle unter 80% werden mit dem Ziel eine Aktivität von 100% zu halten, substitutiert. Dosis: (100 — AT III-Istwert %) × kg KG; Repetitions-Dosis: 100 — „t/2"-Wert% × kg KG, Zeit: 2/3 der „t/2"-Zeit). Bleibt die AT III-Aktivität mehr als drei Tage über 80%, wird die Substitution beendet. Zusätzlich erfolgt im Akutstadium die normale Thromboseprophylaxe mit unfraktioniertem Heparin in einer Dosis von 2 E/ kg KG und Stunde intravenös; im Kompensationsstadium subkutan. Voraussetzung ist außerdem, daß gleichzeitig alle anderen korrekturbedürftigen Labor- und klinischen Werte in den Normalbereich gebracht werden müssen und das Grundleiden frühzeitig saniert gehört.

Literatur

1. Blauhut B, Kramar H, Vinazzer H, Bergmann H (1985) Substitution of antithrombin III in shock and DIC: a randomized study. Thromb Res 39: 81–89
2. Blauhut B, Lundsgaard-Hansen P (1988) Akuter Blutverlust und Verbrennungen in der operativen Medizin. In: Mueller-Eckhardt C (Hrsg) Transfusionsmedizin. Springer, Berlin Heidelberg New York, S 280–321
3. Blauhut B, Necek S, Kramar H, Vinazzer H, Bergmann H (1980) Activity of antithrombin III and effect of heparin on coagulation in shock. Thromb Res 19: 775–782
4. Brandtzaeg P, Joø GB, Brusletto B, Kierulf P (1990) Plasminogen activator inhibitor 1 and 2, alpha-2-antiplasmin, plasminogen, and endotoxin levels in systemic meningococcal disease. Thromb Res 57: 271–278
5. Brandtzaeg P, Sandset PM, Joø GB, Øvstebø R, Abildgaard U, Kierulf P (1989) The quantitative association of plasma endotoxin, antithrombin, protein C, extrinsic pathway inhibitor and fibrinopeptide A in systemic meningococcal disease. Thromb Res 55: 459–470
6. Deutsch E, Thaler E (1979) Acquired antithrombin III (AT-III)-deficiency in septicaemia. Thromb Haemostas 42: 375 (Abstr No 0891)
7. Frame JN, Mulvey KP, Phares JC, Anderson MJ (1989) Correction of severe heparin-associated thrombocytopenia with intravenous immunoglobulin. Ann Intern Med 111: 946–947

8. German HJ, Smith JA, Lindenbaum J (1976) Chronic intravascular coagulation associated with chronic myelocytic leukemia. Use of heparin in connection with a surgical procedure. Am J Med 61: 547–551

9. Haneberg B, Gutteberg TJ, Moe PJ, Østerud B, Bjorvatn B, Lehmann EH (1983) Heparin for infants and children with meningococcal septicemia. Results of a randomized therapeutical trial. NIPH Ann (Oslo) 6: 43–47

10. Hathaway WE (1973) Editor's column: heparin therapy in acute meningococcemia. J Pediat 82: 900–901

11. Kleinknecht D, Kanfer A, Josso F (1972) Intravascular coagulation and heparin therapy in acute renal failure: a reappraisal. Rev Europ Etudes Clin et Biol 17: 695–700

12. Marcum JA, Rosenberg RD (1987) Anticoagulantly active heparin sulfate proteoglycan and the vascular endothelium. Semin Thromb Hemost 13: 464–474

13. Müller-Berghaus G (1989) Pathophysiologic and biochemical events in disseminated intravascular coagulation: dysregulation of procoagulant and anticoagulant pathways. Semin Thromb Hemost 15: 58–87

14. Popow-Cenic S, Etzel F, Egli H (1980) Die Behandlung der thrombohämorrhagischen Diathese aus der Sicht der Gerinnungsphysiologie und der Intensivmedizin. In: Forschungsergebnisse der Transfusionsmedizin und Immunhämatologie, Bd 6. Medicus Verlag, Berlin, S 272–287

15. Seitz R, Wolf M, Egbring R, Havemann K (1989) The disturbance of hemostasis in septic shock: role of neutrophil elastase and thrombin, effects of antithrombin III and plasma substitution. Eur J Haematol 43: 22–28

16. Vinazzer H (1989) Einsatz von Antithrombin-III-Konzentration. Karger, Basel (Beitr Infusionsther 24: 151–158)

17. Wisecarver JL, Haire WD (1989) Disseminated intravascular coagulation with multiple arterial thromboses responding to antithrombin-III concentrate infusion. Thromb Res 54: 709–717

Korrespondenz: Univ.-Doz. Dr. Barbara Blauhut, Abteilung für Anaesthesiologie und operative Intensivmedizin, AÖ Krankenhaus, Krankenhausstraße 9, A-4020 Linz, Österreich.

Veränderungen der Pharmakodynamik und Pharmakokinetik von Antibiotika bei Sepsis

U. Ganzinger

Pfizer Med Inform Beratungsges.m.b.H., Wien, Österreich

Einleitung

Die Erstellung eines exakten Therapieplans für die Behandlung der Sepsis ist die Grundvoraussetzung, einen möglichst optimalen Effekt zu erreichen, d. h. die rasche Wiederherstellung der Ausgangssituation ohne Hinterlassung von Folgeschäden. Dabei ist die richtige Auswahl des Antibiotikums, die Verabreichung einer ausreichenden Dosis im richtigen Intervall entscheidend. Die Nichteinhaltung dieser Kriterien ist ein nahezu gleichgewichtiger Risikofaktor wie andere bekannte, nämlich Alter, Allgemeinzustand, Ursache, Art und Ort der Infektion etc. [2]. In Anbetracht der eher empirischen Auswahl und Verabreichung eines Antibiotikums und der nach wie vor hohen sepsisbedingten Mortalität sind heute unbedingt breitere, rationale Grundlagen für die Chemotherapie zu fordern. Inwieweit das schwere Krankheitsbild der Sepsis die Pharmakodynamik und Pharmakokinetik von Antibiotika beeinflußt, soll anhand publizierter Daten dargestellt und die daraus resultierenden therapeutischen Konsequenzen aufgezeigt und diskutiert werden.

Allgemeine Problematik

Die Pharmakotherapie basiert primär auf der spezifischen Beeinflussung von endogenen Rezeptoren, die aufgrund pathologischer Bedingungen geänderte Organfunktionen auslösen. Dabei werden Dosis und Applikationsart eines Medikamentes unter Berücksichtigung des Schweregrades einer Erkrankung und im Hinblick auf den gewünschten Effekt festgelegt. Die Wirkung kann qualitativ und quantitativ beurteilt und meist mit im Blut meßbaren Wirkstoffkonzentrationen korreliert werden.

Im Gegensatz dazu steht die antimikrobielle Chemotherapie. Hier gilt es, den Erreger einer Infektionskrankheit innerhalb kürzester Zeit aus dem Organismus zu eliminieren. Das Ausmaß der Wirksamkeit ist nicht graduell, sondern letztlich kategoriell, nämlich Heilung oder Versagen. Antimikrobiell wirksame Pharmaka reagieren zwar sowohl mit dem Erreger als auch mit dem gesamten Organismus des Wirtes, wobei aber insbesondere bei schweren Infektionen die gegenseitigen Reaktionen zwischen Mikroorganismus und Wirt im Sinne von Pathogenität und Virulenz des Erregers bzw. der körpereigenen Abwehr entscheidend sind. Gemäß der kategoriellen Wirkungsart von Antibiotika kann man weder anhand gemessener Wirkstoffkonzentrationen das Ausmaß der Wirksamkeit kontinuierlich beurteilen, noch zu relativ frühen Zeitpunkten die Wirksamkeit der Therapie abschätzen [4]. Daraus resultiert eine beträchtliche therapeutische Unsicherheit.

Pharmakodynamik

Die Pharmakodynamik von Antibiotika bezieht sich auf die antimikrobielle Wirkung am Ort der Infektion in Abhängigkeit von der Zeit. Die Wirkung eines Antibiotikums hängt nicht nur von der möglichst hohen Spezifität gegenüber dem Erreger, sondern auch von anderen Faktoren ab, die u. a. das Ausmaß und die Geschwindigkeit der Keimeliminierung bestimmen (Tabelle 1). Unterschiedliche Wirkungen von Antibiotika gegenüber rasch oder langsam wachsenden bzw. stationären Keimen sind genauso entscheidend wie die Bakterizidiekinetik. So ist das Ausmaß und die Geschwindigkeit der Keimabtötung z. B. unter Aminoglykosiden, Chinolonen konzentrationsabhängig, hingegen unter β-Lactamen zeitabhängig [22]. Daraus ergeben sich jeweils wichtige Kriterien für die Festlegung von Dosishöhe und Dosierungsintervall.

Beim Unterschreiten der minimalen bakteriziden Konzentration sind die Erreger subinhibitorischen Konzentrationen ausgesetzt und es werden nichtletale biochemische Reaktionen ausgelöst. Dieser postantibiotische Effekt ist bei Substanzen, die die Protein- bzw. Nukleinsäuresynthese hemmen, wie z. B. Aminoglykoside und Chinolone, bei grampositiven und bei gramnegativen Keimen langanhaltend. Bei β-Lactamen, Vancomycin und anderen Antibiotika, die in die Zell-

Tabelle 1. Pharmakodynamik von Antibiotika

Wirkungsmechanismus

Hemmung von Zellwandsynthese:	β-Lactam-Antibiotika, Vancomycin, Teicoplanin, Fosformycin etc.
Zytoplasmamembran:	Polymyxin B, Amphotericin B etc.
Zytoplasmasynthese:	Aminoglykoside etc.
Nukleinsäuresynthese:	Chinolone etc.

Wirkungsweise

Abhängigkeit von Antibiotikakonzentration

   Minimale aktive Konzentration (MAK)
   Minimale Hemmkonzentration (MHK)
   Minimale bakterizide Konzentration (MBK)

Abhängigkeit vom Wirkmechanismus

Bakterizidie:	konzentrationsabhängig (Aminoglykoside, Gyrase-Hemmer) zeitabhängig (β-Lactam-Antibiotika)

Postantibiotischer Effekt (PAE)

Resistenz

Natürliche Resistenz
Mutations-Resistenz
Sekundäre Resistenz
Übertragbare Resistenz

---

wandsynthese eingreifen, hält er bei grampositiven Erregern für ca. 2 Stunden an, bei gramnegativen ist er vernachläßigbar kurz [19]. Im Zeitraum des postantibiotischen Effektes ist die Funktionstüchtigkeit der körpereigenen Abwehr von entscheidender Bedeutung, da morphologisch veränderte Keime bevorzugt von Granulozyten aufgenommen und intrazellulär lysiert werden. Sobald der postantibiotische Effekt sistiert, beginnen die Bakterien sich erneut zu vermehren, wobei das Ausmaß u. a. von der Generationszeit eines Erregers, der Verfügbarkeit von Nährstoffen und den immunologischen Abwehrmechanismen seitens des Wirtes abhängt [17].

Obgleich diese Vorgänge von Abtötung, Erregerpersistenz und neuerlicher Vermehrung unter in vitro Bedingungen sehr gut reproduzierbar und zur Erforschung unterschiedlicher Eigenschaften von Antibiotika geeignet sind, ist die Übertragbarkeit derartiger mikrobiologischer Befunde auf die klinische Situation noch nicht erwiesen [12]. Eine entscheidende Komponente, nämlich die körpereigenen Abwehrmechanismen, bleibt dabei unberücksichtigt. Weder unter physiologischen noch vor allem unter pathologischen Bedingungen sind die qualitativen und quantitativen Zusammenhänge der lokalen und systemischen Abwehr erforscht, obgleich seit der Entdeckung von Zytokinen und deren Bedeutung bei Entzündungsreaktionen entscheidende Fortschritte gemacht werden [8]. Mit den dem klinischen Alltag zugänglichen chemischen und immunologischen Verfahren, wie z. B. die Bestimmung von Leukozyten, Immunglobulinen und Akutphasenproteinen, ist lediglich eine quantitative Beurteilung der Abwehr möglich. Die qualitativen Veränderungen, insbesondere im Rahmen einer Sepsis, dürften aber für jene pharmakodynamischen Faktoren, die jenseits der rein antimikrobiellen Wirkung von Antibiotika stehen, aber entscheidend sein.

In nicht unbedeutendem Ausmaß versagt die antimikrobielle Chemotherapie durch Selektion von weniger empfindlichen Erregern, durch Entstehung resistenter Keime oder durch Erregerwechsel. Oftmals nehmen bakterielle Infektionen durch zusätzliche Infektionen mit Pilzen oder Viren einen besonders schweren Verlauf. Hier gilt es, alle verfügbaren mikrobiologischen Verfahren für einen optimalen Erregernachweis einzusetzen bzw. besondere hygienische Maßnahmen, insbesondere auf Intensivpflegestationen, einzuleiten.

Pharmakokinetik

Die Pharmakokinetik beschreibt die quantitative Auseinandersetzung zwischen Körper und verabreichten Arzneimitteln. Im speziellen Fall gibt es, in Anbetracht der therapeutischen Notwendigkeit, bei schweren Krankheitsprozessen Antibiotika intravenös zu verabreichen, sich mit zwei wesentlichen Prozessen, nämlich der Verteilung und der Ausscheidung auseinanderzusetzen. Die Frage der Verabreichungsart, nämlich als kontinuierliche bzw. als diskontinuierliche Infusion, ist nach wie vor nicht eindeutig beantwortet [18].

Primär stellt sich die Frage, inwieweit die allgemeine Verteilung im Körper und im speziellen die Verteilung eines Antibiotikums in die primäre Lokalisation der Infektion durch die im Rahmen der Sepsis geänderten Organfunktionen beeinflußt wird. So hängt die Verteilung von Antibiotika zunächst von deren physikalisch-chemischen Eigenschaften, der Beschaffenheit von Flüssigkeitsräumen und der Funktion wichtiger Organe ab (Tabelle 2). Wie sich diese unter pathophysiologischen Bedingungen verändern und welche pharmakokinetischen Konsequenzen sich daraus ableiten, ist aufgrund sehr komplexer Vorgänge nicht eindeutig ableitbar und deshalb auch schwer vorhersehbar [13, 21]. Außerdem werden im Rahmen intensivmedizinischer Maßnahmen größere Flüssigkeitsmengen und andere, z. B. auch vasoaktive Medikamente verabreicht. Die diesbezüglichen klinischen Erkenntnisse sind äußerst beschränkt, da es nur sehr wenige Studien gibt, die sich mit geänderten Verteilungsverhältnissen von Antibiotika bei Sepsis beschäftigen. Dies liegt einerseits an den mathematisch-pharmakokinetischen Ansätzen, da die Verteilung nur über Messung von Blutspiegel verläßlich beurteilt werden kann. Andererseits müssen für eine exakte Berechnung in Abhängigkeit von der Verabreichungsart und dem pharmakokinetischen Modell sehr viele Blutproben gewonnen werden, was für einen Schwerstkranken oft unzumutbar ist. Durch die im Rahmen der Sepsis häufig eingeschränkte Funktion von Ausscheidungsorganen, wie Niere und Leber, ist auch die Elimination von Antibiotika im Vergleich zum Gesunden deutlich verändert. Jede Verzögerung der Ausscheidung bewirkt auch eine Verschiebung der Verteilung, wobei sich diese Vorgänge in Abhängigkeit von Organfunktionen während der Behandlung laufend ändern können [1].

Die meisten Daten zur Pharmakokinetik und deren Änderungen bei Sepsis sind zu Antibiotika mit enger therapeutischer Breite, wie Aminoglykoside und Vancomycin, verfügbar. Das Verteilungsvolumen von Aminoglykosiden nimmt bei Patienten mit Sepsis um ca. 30% zu [6], weshalb die Anfangsdosis z. B. von Gentamycin (Refobacin®, Merck, Darmstadt) bzw. Tobramycin (Tobrasix®, Eli Lilly) von 2 auf 3 mg/kg KGW erhöht werden soll [5]. Damit verbessert sich auch in Anbetracht der konzentrationsabhängigen Bakterizide die Wirksamkeit deutlich. Diese höhere Dosis verlangt aber bei eingeschränkter Nierenfunktion eine exakte Dosisanpassung, um die Gefahr der Nephrotoxizität zu vermindern [23].

Auch Vancomycin (Vancomycin® „Lilly", Eli Lilly) zeigt bei Schwerstkranken ein erhöhtes Verteilungsvolumen, wobei die intraindividuelle Variabilität sehr hoch ist [11]. Um die für eine optimale

Tabelle 2. Verteilung und Ausscheidung von Antibiotika bei Sepsis

Pathophysiologische Ursachen	Physikalisch-chemische Eigenschaften von Antibiotika	Pharmakokinetische Konsequenzen
Körpertemperatur	Molekulargewicht	*allgemein*
Säure-Basen-Haushalt	Molekularstruktur	– Bindung an Serumproteine, Gewebe
Stoffwechsellage (Katabolismus, metabolische Kapazität)	Lipophilie	– Antibiotika-Konzentration im Blut (Verteilungsvolumen)
Blutvolumen, peripherer Gefäßwiderstand	Dissoziationsgrad	– Ausscheidungsgeschwindigkeit
Einschränkung bzw. Versagen von Organfunktionen (Herz, Lunge, Leber, Niere)		*lokal*
		– Transport an den Ort der Infektion
		– Höhe der nicht eiweißgebundenen Antibiotika-Konzentration
		– Dauer der antibiotischen Wirkung

Wirksamkeit geforderten maximalen Blutspiegel von 25 — 40 mg/l bzw. minimalen von 5 — 10 mg/l zu erreichen, wird eine Anfangsdosis von 18 mg/kg KGW (Infusionsgeschwindigkeit 15 mg/min) empfohlen [16]. Die Erhaltungsdosen sind unter Berücksichtigung der Nierenfunktion anhand des Normogramms von Moellering festzulegen [20]. Inwieweit sich die Pharmakokinetik von Teicoplanin (noch nicht im Handel) bei Patienten mit Sepsis verändert, ist derzeit noch nicht eindeutig belegt [3].

Bei β-Lactamen sind unter Berücksichtigung der vielen, zur Therapie verfügbaren Derivate nur sehr wenige Daten zur Pharmakokinetik bei Patienten mit Infektionskrankheiten verfügbar. Lediglich Cephalosporine der 3. Generation wurden in einem größeren Umfang untersucht, wobei das Verteilungsvolumen des peripheren Kompartiments in Abhängigkeit vom Schweregrad der Infektion zunehmen dürfte [19]. Ähnliche Veränderungen zeigen auch Imipenem (Zienam®, Merck, Sharp & Dohme) und Aztreonam (Azactam®, Squibb-von Heyden) [20, 21]. Bei stark eiweißgebundenen Substanzen, wie Ceftriaxon (Rocefin®, Hoffmann-La Roche), nimmt die Konzentration des freien Antibiotikum stark zu, was eine bessere Penetration und Wirksamkeit ermöglicht [9]. Bei Cephalosporinen ist allgemein die Eliminationsphase wesentlich bedeutender als die Verteilungsphase. Bei verzögerter Ausscheidung verlängert sich deshalb infolge der zeitabhängigen Bakterizidie die antimikrobielle Wirkung, höhere Anfangsdosen sind offensichtlich nicht erforderlich. Lediglich bei stark eingeschränkter Nierenfunktion muß die Dosis angepaßt werden.

Die Pharmakokinetik von anderen Antibiotika unter Krankheitsbedingungen ist sonst kaum untersucht. Lediglich zu Chinolonen und insbesondere zu Ciprofloxazin (Ciproxin®, Bayer, Leverkusen) liegen einige Untersuchungen vor. Hier konnte aber keine nennenswerte Veränderung der Pharmakokinetik auch bei Sepsis festgestellt werden [14, 24].

Diskussion und therapeutische Konsequenzen

Septische Komplikationen im Rahmen bakterieller Infektionen sind in Anbetracht der damit verbundenen allgemein veränderten Organfunktionen mit einer hohen Mortalität verbunden. Die wesentlichste Beeinträchtigung in der Wirksamkeit von Antibiotika begründet sich in der Abnahme der zellulären und humoralen Abwehr. Diese für die antimikrobielle Pharmakodynamik entscheidende Komponente wird aber durch konventionelle Antibiotika nicht beeinflußt. Aufgrund der Verschiebungen in den physiologischen Flüssigkeitsräumen ändern sich die Verteilungsvorgänge. So nimmt bei Schwerkranken das Verteilungsvolumen z. B. von Aminoglykosiden und Vancomycin deutlich zu, weshalb höhere Anfangsdosen erforderlich sind. Bei β-Lactamen sind die diesbezüglichen Verhältnisse in Anbetracht der Vielfalt von verfügbaren Derivaten noch nahezu ungeklärt. Die Abnahme der Nieren- bzw. Leberfunktion verlangt eine Dosisanpassung vor allem durch Verlängerung des Dosierungsintervalls. Bei Antibiotika mit enger therapeutischer Breite ist zur Vermeidung einer direkten Toxizität die Messung von Wirkstoffkonzentrationen im Blut erforderlich, um anhand der individuell berechneten Ausscheidungskinetik — sowohl Dosierungsintervall als auch Dosishöhe entsprechend der eingeschränkten Funktion von Ausscheidungsorganen festzulegen.

Literatur

1. Barza M, Cuchural G (1985) General principles of antibiotic tissue penetration. J Antimicrob Chemother 15 [Suppl A]: 59–75
2. Bryan ChS, Reynolds KL, Brenner ER (1983) Analysis of 1,186 episodes of gram-negative bacteremia in non-university hospitals: the effect of antimicrobial therapy. Rev Infect Dis 5: 629–638
3. Campoli-Richards DM, Brogden RN, Faulds D (1990) Teicoplanin: a review of its antibacterial activity, pharmacokinetic properties and therapeutic potential. Drugs 40: 449–486
4. Carbon C (1990) Significance of tissue levels for prediction of antibiotic efficacy and determination of dosage. Eur J Clin Microbiol Infect Dis 9: 510–516
5. Chelluri L, Warren J, Jastremski MS (1989) Pharmacokinetics of a 3 mg/kg body weight loading dose of gentamicin or tobramycin in critically ill patients. Chest 95: 1295–1297
6. Dasta JF, Armstrong DK (1988) Variability in aminoglycoside pharmacokinetics in critically ill surgical patients. Crit Care Med 16: 327–330
7. Drusano GL, Plaisance KI, Forrest A, Bustamante C, Devlin A, Standiford HC, Wade JC (1987) Steady-state pharmacokinetics of imipenem in febrile neutropenic cancer patients. Antimicrob Agents Chemother 31: 1420–1422
8. Eskay RL, Grino M, Chen HT (1990) Interleukins, signal transduction and the immune system-mediated stress response. Adv Exp Med Biol 274: 331–343
9. Follath F, Rambert S, Hauser HP, Borner M, Probst P, Stoeckel K, Reusser P, Reber H (1985) Serum concentration and elimination half-life of ceftriaxone in patients with severe infection. In: Ishigami J (ed) Recent advances in chemotherapy. University of Tokyo Press, pp 1000–1001
10. Ganzinger U (1990) Pharmacokinetics of cephalosporins in septicemia. In: Zimpfer M, Graninger W, Raberger G (eds) Drugs used in anaesthesia and intensive care. Springer, Berlin Heidelberg New York Tokyo (in press)

11. Garaud JJ, Regnier B, Inglebert F, Faurisson F, Bauchet J, Vachon F (1984) Vancomycin pharmacokinetics in critically ill patients. J Antimicrob Chemother 14 [Suppl D]: 53–57

12. Gerber AU, Feller C, Brugger HP (1984) Time-course of the pharmacological response to beta-lactam antibiotics in vitro and in vivo. Eur J Clin Microbiol Infect Dis 3: 592–597

13. Groeneveld AB, Brousveld W, Thijs LG (1986) Hemodynamic determinants of mortality in human septic shock. Surgery 99: 140–153

14. Hirata ChAI, Guay DRP, Awni WM, Stein DJ, Peterson PK (1989) Steady-state pharmacokinetics of intravenous and oral ciprofloxazin in elderly patients. Antimicrob Agents Chemother 33: 1927–1931

15. Janicke DM, Cafarell RF, Parker SW, Apicella MA, Jusko WJ (1985) Pharmacokinetics of aztreonam in patients with gramnegative infections. Antimicrob Agents Chemother 27: 16–20

16. Kirby MG, Spivey JM (1990) Antibiotic pharmacokinetic monitoring in the critically ill. Prob Crit Care 4: 75–89

17. Krogstad DJ, Moellering RC (1986) Antimicrobial combinations. In: Lorian V (ed) Antibiotics in laboratory medicine, 2nd edn. Williams and Wilkins, Baltimore, pp 537–595

18. LeBel M, Spino M (1988) Pulse dosing versus continuous infusion of antibiotics: pharmacokinetic-pharmacodynamic considerations. Clin Pharmacokinet 14: 71–95

19. Lorian V (1985) Low dose concentrations of antibiotics. J Antimicrob Chemother 15 [Suppl A]: 15–26

20. Moellering RC, Krogstad DJ, Greenblatt DJ (1981) Vancomycin therapy in patients with impaired renal function: a nomogram for dosage. Ann Intern Med 94: 343–356

21. Tschaikowsky K, Georgieff M (1990) Cytokines – immune modulators in sepsis, shock and organ failure. Anesth Intensivmed 31: 114–119

22. Vogelman B, Craig WA (1986) Kinetics of antimicrobial activity. J Pediatr 108: 835–840

23. Wenk M, Vozeh S, Follath F (1984) Serum level monitoring of antibacterial drugs: a review. Clin Pharmacokinet 9: 475–492

24. Yuen GJ, Drusano GL, Plaisance K, Forrest A, Caplan ES (1989) Ciprofloxazin pharmacokinetics in critically ill trauma patients. Am J Med 87 [Suppl 5 A]: 70–75

Korrespondenz: Univ.-Doz. Dr. U. Ganzinger, Pfizer Med Inform Beratungsges.m.b.H., Mondscheingasse 16, A-1071 Wien, Österreich.

Infektionen nach Verbrennungstrauma

W. Zimmerli

Departement für Innere Medizin, Kantonsspital, Universitätskliniken, Basel, Schweiz

Dank der Fortschritte in der Intensivmedizin sterben heute nur noch wenig Patienten mit Verbrennungen in der akuten Phase des Traumas [3, 6]. Trotzdem bleibt die Spitalletalität abhängig vom Grad der Verbrennung und vom Alter des Patienten hoch [3, 10]. In vielen Zentren stirbt über die Hälfte der Patienten an septischen Komplikationen [18]. Irreversibler Verbrennungsschock, Rauchinhalation und kardiovaskuläre Komplikationen sind heute seltene Todesursachen [18].

Infektprädisposition

Der Verbrennungspatient ist anfällig für Wundinfektionen, Katheterseptikämien, Infektionen der Luftwege, Chondritis etc. [18]. Die prädisponierenden Faktoren und die Art der Infektionen sind in Tabelle 1 zusammengefaßt [1, 5, 7, 9, 11, 23, 25, 30, 31].

Erreger

Die Verbrennungswunde ist initial steril und kolonisiert sich anschließend mit den verschiedensten Keimen, nämlich v.a. Staphylococcus aureus, Pseudomonas aeruginosa, Escherichia coli und Candida sp. [20]. Auch andere Keime können eine Rolle spielen, wie z. B. Enterokokken unter Cephalosporintherapie oder Xanthomonas maltophila unter Imipenem (Tienam®)-Therapie. In den Blutkulturen von Verbrennungspatienten werden häufig Keime isoliert, mit welchen der Patient auf der Wunde oder im Magen-Darmtrakt besiedelt ist. Polymikrobielle Septikämien sind keine Seltenheit.

Tabelle 1. Infektionsprädisposition

Prädispositionen	Infektionen
Kompromittierte Hautbarriere	Wundinfektion, Sepsis [25]
Intravaskuläre Katheter	Sepsis, eitrige Thrombophlebitis [11, 18] Rechtsherzendokarditis
Intubation/Beatmung	Lungeninfektion [18]
Erhöhte Darmwandpermeabilität	Bakterielle Translokation, Endotoxämie [5, 30]
Darmkolonisation mit Candida	Candidasepsis [7]
Gestörte Wirtabwehr	
– Granulozytenfunktionsstörung [1, 9, 23, 31]	Sepsis, Pneumonie, Sinusitis
– Complement-, Fibronectin-, Immunglobulindefizit	Pneumokokkensepsis u. a. m.
– Gestörte zellvermittelte Immunität	Virusinfektionen (z. B. Cytomegalievirus etc.)

Diagnose der Infektion

Die frühzeitige Erkennung der Infektion ist beim Verbrennungspatienten meist nicht möglich. Klassische Infektparameter wie hohes Fieber, Leukozytose und/oder Linksverschiebung sind unbrauchbar, da sie häufig auch ohne Infekt, d. h. als Folge des Verbrennungstraumas, vorliegen. Eine unklare klinische Verschlechterung mit neuen Fieberspitzen, Schüttelfrost oder Hypothermie weist auf seine Sepsis hin. Auch die kardiovaskuläre Verschlechterung, Tachypnoe (Azidose), Bewußtseinsverschlechterung oder Ileus können Symptome einer Sepsis sein. Klarheit bringen nur regelmäßige Blutkulturen [26]. Beim Verbrennungspatienten sollten deshalb bei jeder unklaren Verschlechterung Blutkulturen abgenommen werden. Typische Symptome der Wundinfektion sind Ödem und Violettfärbung der Haut an den Wundrändern und fokale hämorrhagische Nekrosen. Der Abstrich genügt zur Bestätigung des Wundinfektes nicht, sondern es werden in der quantitativen Kultur $> 10^5$ Keime pro Gramm Gewebe oder eine histologisch gesicherte mikrobielle Infiltration des vitalen Fettgewebes und der Blutgefäße gefordert [18, 25]. Für die Diagnose anderer Infektionen, wie z. B. der nosokomialen Pneumonie gelten

beim Verbrennungspatienten die gleichen Prinzipien wie bei jedem
patienten die Infektionen [12].

Prophylaxe

Die Maßnahmen zur Verhütung der Infektionen des Verbrennungspatienten leiten sich aus den prädisponierenden Faktoren ab. Sie sind
in Tabelle 2 zusammengefaßt. Die Isolation wird seit mehr als zehn
Jahren empfohlen. Die vollständige Zeltisolation mit „laminar air-
flow" wird wegen des enormen Aufwandes nur an wenigen Zentren
durchgeführt. Einfacher ist die Einzelzimmerisolation und der sterile
Patientenkontakt. Mit dieser Methode kann die Letalität und Sepsisrate
ungefähr halbiert werden [27]. Durch die topische Applikation von
Ceriumnitrat konnte im Tierversuch die verbrennungsbedingte Sup-
pression der zellvermittelten Immunität verhindert werden [24]. Eine
frühe Exzision und Deckung der Wunden ist anzustreben. Es konnte
gezeigt werden, daß die Überlebenschance sich verbessert, wenn mit
der Wunddeckung in den ersten drei Tagen begonnen wird [6]. Mit
einer topischen antimikrobiellen Therapie, z. B. Silbersulfadiazin
(Flammazine®) evtl. kombiniert mit Nystatin (Mycostatin®) kann die
Gefahr des Wundinfektes reduziert werden [14, 21]. Das Risiko der
Candidasepsis wird durch eine orale (spülen, schlucken) oder lokale
Nystatintherapie vermindert [14]. Über die selektive Darmdekontamination beim Verbrennungspatienten liegen unseres Wissens keine
kontrollierten Studien vor. In einer unkontrollierten Studie fanden
Manson et al. [19] mit dieser Methode eine niedrige Infektionsinzidenz
(17%) bei schwerverbrannten Patienten. Die systemische Antibiotikaprophylaxe wurde an den meisten Zentren verlassen, da sie die
Gefahr der Pilzinfektion erhöht, ohne bakterielle Septikämien verhindern zu können [4, 8]. Im Gegensatz zur ungezielten Antibiotikagabe
ist die Prophylaxe während Wundexzisionen sinnvoll [4, 13]. Die Inhalation von Aminoglykosiden konnte sich nicht durchsetzen, da das
Ziel der Reduktion nosokomialer Pneumonien nicht erreicht worden
ist [17].

Die Frage des routinemäßigen Wechsels der intravaskulären Katheter alle 3 Tage bleibt kontrovers. Katheterstichstellen in der un-
verletzten Haut können adäquat inspiziert werden, weshalb der Rou-
tinekatheterwechsel nicht notwendig ist. Stichstellen durch die Brand-
wunden dagegen können nicht beurteilt werden, weshalb es sinnvoll
ist, diese Katheter alle 3 − 5 Tage zu wechseln [11, 18].

Tabelle 2. Maßnahmen zur Infektionsverhütung

Maßnahmen	Ziel	Erfolg	Referenzen
Isolation	Schutz vor exogener Infektion	bewiesen	Shirani et al. [27]
Ceriumnitratbad	Toxinneutralisation, Reinigung, Debridement	bewiesen (Tierversuch)	Peterson et al. [24]
Frühe Exzision und Deckung	Toxinreduktion, Barriere wiederherstellen	bewiesen	Demling [6]
Topische antimikrobielle Therapie	Reduktion der Keimdichte	bewiesen	Monafo und Freedman [21]
Enterale Antimykotika	Candidaelimination	bewiesen	Desai et al. [7]
Selektive Darmdekontamination	Bakterielle Translokation verhindern	möglich	Manson et al. [19]
Aminoglykosidinhalation	Pneumonieprophylaxe	unwirksam	Levine et al. [8]
Systemische Antibiotika-prophylaxe	Sepsisprophylaxe	schädlich	Durtschi et al. [8]
Regelmäßiger Katheterwechsel	Verhütung der Kathetersepsis	möglich	Luterman et al. [18]

Therapie

Für die Prinzipien der chirurgischen und supportiven Therapie sei auf die Übersicht von Tompkins und Burke [29] verwiesen. Hier sollen nur die Prinzipien der antiinfektiösen Therapie erwähnt werden.

Bei vermuteter oder bewiesener Sepsis muß eine prompte intravenöse Antibiotikatherapie eingeleitet werden. Sie sollte bei unbekanntem Keim gegen die kolonisierenden Erreger gerichtet sein. In den ersten Tagen nach der Verbrennung muß die empirische Therapie v.a. gegen Staphylokokken und Streptokokken wirksam sein (z. B. 1. Generation-Cephalosporin, z. B. Kefzol®), später sollte sie auch gegen Pseudomonas gerichtet sein (z. B. Ceftazidim/Fortam® oder Imipenem/ Tienam®). Verschlechtert sich der Zustand des Patienten unter der antibiotischen Therapie, muß an die Möglichkeit einer Pilzsepsis gedacht werden [7]. Eine empirische Therapie mit Amphotericin (Fungizone®) kann in diesem Fall lebensrettend sein. Bei einer Candidakathetersepsis kann auch eine Fluconazol/Diflucan®-Therapie erwogen werden [16]. Kann die vermutete Infektion nicht dokumentiert werden, sollte die empirische Therapie wieder gestoppt werden. Für die dokumentierten Infektionen gelten für die Verbrennungspatienten die gleichen Therapieprinzipien wie für andere Patienten. Die empirisch gewählten Antibiotika müssen gelegentlich ergänzt oder ersetzt werden. Insbesondere sollten Pseudomonas aeruginosa Septikämien wegen der häufigen Resistenzentwicklung nicht mit Imipenem/(Tienam®) allein behandelt werden [2].

Neben der Keimelimination werden in Zukunft auch Therapien zur Verbesserung der Wirtsabwehr vermehrt zum Einsatz kommen. Die Gabe von Pseudomonas-Hyperimmun-Globulin wurde bereits klinisch versucht [15]. Die Wirksamkeit von rekombinantem humanem Granulozyten-stimulierendem Faktor [22], sowie von rekombinantem Interleukin-1α [28] konnte beim Tier mit Verbrennungstrauma bewiesen werden. Möglicherweise werden Zytokine in Zukunft in der Behandlung von Verbrennungspatienten, welche eine gestörte Wirtsabwehr haben, auch klinisch eingesetzt werden.

Literatur

1. Bjerkens R, Vindenes H, Pitkänen J, et al (1989) Altered polymorphonuclear neutrophilic granulocyte functions in patients with large burns. J Trauma 29: 847–855

2. Culbertson GR, McManus AT, Conarro PA, McManus WF, et al (1987) Clinical trial of imipenem/cilastatin in severly burned and infected patients. Surg Gynecol Obstet 165: 25–28

3. Curreri PW, Luterman A, Braun DW, Shires GT (1980) Burn injury. Analysis of survival and hospitalization time for 937 patients. Ann Surg 192: 472–478

4. Dasco CC, Luterman A, Curreri PW (1987) Systemic antibiotic treatment in burned patients. Surg Clin North Am 67: 57–68

5. Deitch EA, Maejima K, Berg R (1985) Effect of oral antibiotics and bacterial overgrowth on the translocation of the GI tract microflora in burned rats. J Trauma 25: 385–392

6. Demling RH (1985) Burns. N Engl J Med 313: 1389–1398

7. Desai MH, Herndon DN (1988) Eradication of candida burn wound septicemia in massively burned patients. J Trauma 28: 140–145

8. Durtschi MB, Orgain C, Counts GW, Heimbach DM (1982) A prospective study of prophylactic penicillin in acutely burned hospitalized patients. J Trauma 22: 11–14

9. Echinard CE (1987) Immunity of the burned patient. Scand J Plast Reconstr Surg 21: 317–321

10. Feller I, Tholen D, Cornell RG (1980) Improvements in burn care, 1965 to 1979. JAMA 244: 2074–2078

11. Franceschi D, Gerding RL, Phillips G, Fratianne RB (1989) Risk factors associated with intravascular catheter infections in burned patients: a prospective, randomized study. J Trauma 29: 811–816

12. Garner JS, Jarvis WR, Emori TG, Horan TC, Hughes JM (1988) CDC definitions for nosocomial infections, 1988. Am J Infect Control 16: 128–140

13. Griswold JA, Grube BJ, Engrav LH, Marvin JA, Heimbach DM (1989) Determinants of donor site infections in small burn grafts. J Burn Care Rehabil 10: 531–535

14. Heggers JP, Robson MC, Herndon DN, Desai MH (1989) The efficacy of nystatin combined with topical microbial agents in the treatment of burn wound sepsis. J Burn Care Rehabil 10: 508–511

15. Hunt JL, Purdue GF (1988) A clinical trial of IV tetravalent hyperimmune Pseudomonas globulin G in burned patients. J Trauma 28: 146–151

16. Ikemoto H (1989) A clinical study of fluconazole for the treatment of deep mycoses. Diagn Microbiol Infect Dis 12: 239 S–247 S

17. Levine BA, Petroff PA, Slade LE, Pruitt BA Jr (1978) Prospective trials of dexamethasone and aerosolized gentamycin in the treatment of inhalation injury in the burned patient. J Trauma 18: 188–193

18. Luterman A, Dasco CC, Curreri PW (1986) Infections in burn patients. Am J Med 81 [Suppl 1 A]: 45–52

19. Manson WL, Westerveld AW, Klasen HJ, Sauër EW (1987) Selective intestinal decontamination of the digestive tract for infection prophylaxis in severely burned patients. Scand J Plast Reconstr Surg 21: 269–272

20. Merrell SW, Saffle JR, Larson CM, Sullivan JJ (1989) The declining incidence of fatal sepsis following thermal injury. J Trauma 29: 1362–1366

21. Monafo WW, Freedman B (1987) Topical therapy for burns. Surg Clin North Am 67: 133–145

22. Mooney DP, Gamelli RL, O'Reilly M, Hebert JC (1988) Recombinant human granulocyte colony-stimulating factor and Pseudomonas burn wound sepsis. Arch Surg 123: 1353–1357
23. Ogle CK, Alexander JW, Nagy H, et al (1990) A long-term study and correlation of lymphocyte and neutrophil function in the patient with burns. J Burn Care Rehabil 11: 105–111
24. Peterson VM, Hansbrough JF, Wang XW, Zapata-Sirvent R, Boswick JA (1985) Topical cerium nitrate prevents postburn immunosuppression. J Trauma 25: 1039–1044
25. Pruitt BA, McManus AT (1984) Opportunistic infections in severely burned patients. Am J Med 76 [Suppl]: 146–154
26. Sasaki TM, Welch GW, Herndon DN, et al (1979) Burn wound manipulation-induced bacteremia. J Trauma 19: 46–48
27. Shirani KZ, McManus AT, Vaughan GM, et al (1986) Effects of environment on infection in burn patients. Arch Surg 121: 31–36
28. Silver GM, Gamelli RL, O'Reilly M, Hebert JC (1990) The effect of interleukin 1 alpha on survival in a murine model of burn wound sepsis. Arch Surg 125: 922–925
29. Tompkins RG, Burke JF (1986) Burn therapy 1985: acute management. Intensive Care Med 12: 289–295
30. Ziegler TR, Smith RJ, O'Dwyer ST, Demling RH, Wilmore DW (1988) Increased intestinal permeability associated with infection in burn patients. Arch Surg 123: 1313–1319
31. Zimmerli W (1985) Impaired host defence mechanisms in intensive care unit patients. Intensive Care Med 11: 174–178

Korrespondenz: PD Dr. W. Zimmerli, Konsiliararzt für Infektiologie, Departement für Innere Medizin, Universitätskliniken, Petersgraben 4, CH-4031 Basel, Schweiz.

Purpura fulminans

B. Schneeweiß, M. Schoder und **Ch. Madl**

I. Medizinische Universitätsklinik, Wien, Österreich

Definition

Die Purpura fulminans ist ein seltenes, mit Hautblutungen, Schock und den Zeichen einer Verbrauchskoagulopathie einhergehendes Krankheitsbild, welches im Verlauf verschiedener infektiöser Erkrankungen auftreten kann. Die Purpura fulminans betrifft häufig junge Menschen, kann aber in jedem Lebensalter auftreten [1]. Der Purpura fulminans in Klinik und Pathophysiologie ähnliche Zustandsbilder können bei geburtshilflichen Erkrankungen (Fruchtwasserembolie, septischer Abort), malignen Erkrankungen (Promyelocytenleukämie), akuten und chronischen schweren Lebererkrankungen und Schlangenbissen auftreten, sollen aber hier nicht besprochen werden.

Ursachen

Nahezu jedes infektiöse Agens kann eine schwere Verbrauchskoagulopathie und somit das klinische Bild einer Purpura fulminans hervorrufen. Häufig kann man Infektionen mit gramnegativen Keimen als auslösende Ursache nachweisen. So trat im Rahmen einer Epidemie mit Neisseria meningitidis in Norwegen [2] von Juli 1979 bis Dezember 1982 in 25 von 47 Patienten eine Purpura fulminans auf, wobei 12 Patienten verstarben. Seltener werden Infektionen durch grampositive Keime beobachtet, wobei ein Großteil der Patienten mit Pneumokokkensepsis und Verbrauchskoagulopathie eine anatomische oder funktionelle Asplenie aufweisen [3]. Die Kombination einer schweren, lebensbedrohlichen Infektion mit St. post Splenektomie wird als OPSI-Syndrom (overwhelming post-splenectomy syndrom) bezeichnet [4] und ist in 70% der Fälle durch eine Pneumokokkensepsis bedingt [5].

Häufig tritt die Purpura fulminans bei Kindern im Gefolge einer Streptokokkeninfektion (z. B. Scharlach) auf [6]. Neben bakteriellen Infektionen wurde die Purpura fulminans auch bei Virus- und Pilzinfektionen, Rickettsiosen, Malaria und Tuberkulose beobachtet [7].

Pathophysiologie [7]
(Abb. 1)

Am Beginn des Pathomechanismus steht die Aktivierung des Gerinnungssystems, wobei im Rahmen gramnegativer Infektionen Endotoxine eine große Rolle spielen dürften. Es kommt in der Folge zu *Mikrothromben* im Kapillarstromgebiet verschiedener Organe mit Beeinträchtigung deren Funktion. Diese kapillären Mikrothromben bestimmen auch weitgehend die Klinik in der Frühphase der Purpura fulminans:

- Gehirn: Delir, Koma, multifokale Ausfälle
- Haut, Muskel: fokale Ischämie, Nekrosen, Gangrän
- Nebenniere: Nekrose (= Waterhouse-Friderichsen-Syndrom)
- Niere: Nierenversagen
- Lunge: ARDS
- Gastrointestinaltrakt: Ulcera

Durch lokale Fibrinolyse in der Mikrozirkulation kommt es zum Auftreten von Spaltprodukten, welche in Verbindung mit dem Verbrauch von Gerinnungsfaktoren und Thrombozyten durch die Mikrothrombenbildung eine hämorrhagische Diathese bewirken. Zeichen der diffusen Blutungsneigung kennzeichnen sodann mit den Mikrothromben das klinische Bild:

- Gehirn: intrazerebrale Blutung
- Haut, Muskel: Petechien, Ecchymosen, Blutung aus Punktionsstellen
- Niere: Hämaturie
- Gastrointestinaltrakt: diffuse Blutungen

Histopathologie

Das histopathologische Bild entspricht dem des generalisierten Sanarelli-Shwartzman-Phänomen der experimentellen Pathologie mit diffuser Thrombosierung oberflächlicher Kapillaren und Venolen. Es werden auch Thrombosierungen großer Arterien und Venen beob-

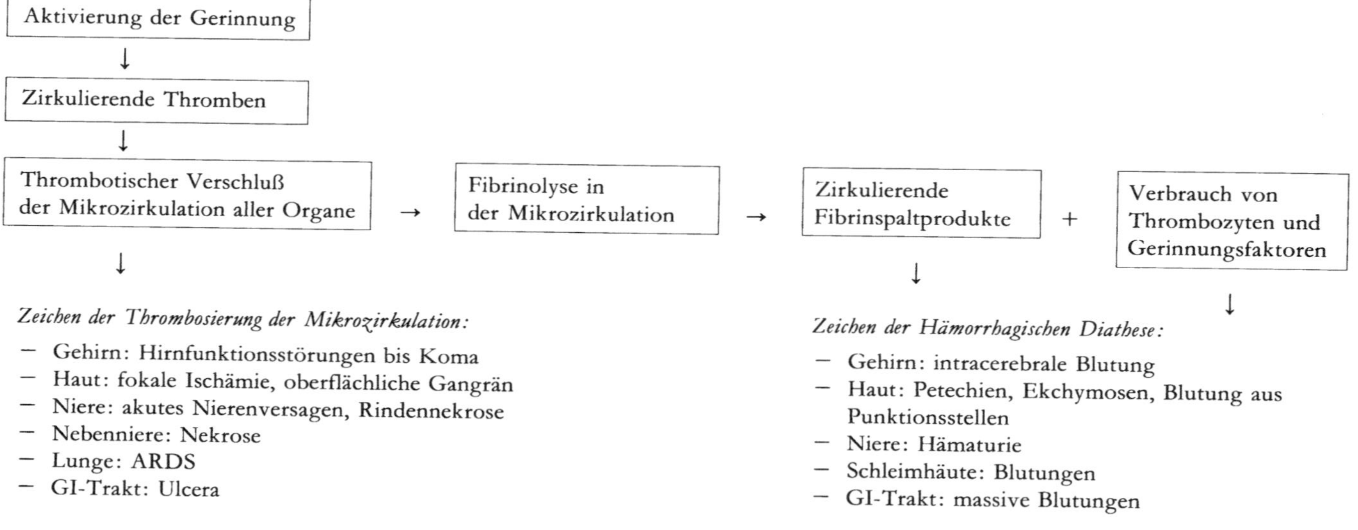

Abb. 1. Pathogenese der klinischen Symptome der Purpura fulminans (nach [24]). Beschreibung siehe Text

achtet, wodurch es zu Nekrosen ganzer Extremitäten (z. B. Unterschenkel) kommen kann.

Laborbefunde

Charakteristische Veränderungen des Blutbildes und der Blutgerinnung können als Ausdruck der schweren Verbrauchskoagulopathie gefunden werden:

— Thrombopenie: ist regelmäßig bei Patienten mit Purpura fulminans zu finden. In der Hälfte der Patienten beträgt die Plättchenzahl < 50 000/ml;

— niedriges Plasmafibrinogen: als Ausdruck des Verbrauches und einer erhöhten Fibrinolyse. Es werden allerdings auch bei schweren Verlaufsformen anfänglich normale Fibrinogenkonzentration beobachtet, besonders wenn die Konzentration durch die Infektion primär erhöht war;

— verlängerte Prothrombinzeit: durch Verminderung von Faktor V, aber auch der Faktoren II, X und I;

— Auftreten von Fibrinogenspaltprodukten;

— Verminderung von AT III.

Durch die Thrombosierung der kapillären Strombahn verschiedener Organe können Zeichen des anaeroben Stoffwechsels (Hyperlaktatämie, metabolische Azidose) und des Zellunterganges (Myolyse, Schockleber) gefunden werden. Zusätzlich treten gegebenenfalls die Zeichen des Organversagens (Nierenversagen, Hypoxämie durch ARDS, Leberversagen) auf.

Die Laborbefunde zum Aufnahmezeitpunkt von den 12 an der Intensivstation der I. Medizinischen Universitätsklinik in Wien in den Jahren 1973 — 1989 behandelten Patienten mit Purpura fulminans sind in Tabelle 1 dargestellt.

Klinik

Die Anamnesedauer ist zumeist sehr kurz. Das Vollbild einer Purpura fulminans kann sich aus voller Gesundheit innerhalb eines Tages entwickeln [2], wobei Patienten mit einer Anamnesedauer < 12 Stunden eine schlechtere Prognose aufweisen dürften [2]. Häufig geht dem Krankheitsbild ein grippaler Infekt mit hohem Fieber voraus. Beim OPSI-Syndrom werden zudem noch gastrointestinale Beschwerden wie Erbrechen, Diarrhoe, Bauchschmerzen und Unwohlsein berichtet.

Tabelle 1. Laborchemische Parameter von 12 (m = 7, w = 5) Patienten mit Purpura fulminans, die in den Jahren 1973 – 1989 an der Intensivstation der I. Medizinischen Universitätsklinik Wien behandelt wurden

	Mittelwert	Range
Alter	28	15 – 24
Gerinnungsparameter		
Prothrombinzeit %	23	5 – 41
Fibrinogen mg/dl	180	0 – 517
Antithrombin III %	56	19 – 79
Thrombozyten/mm^3	45 700	6 000 – 110 000
Säure-Basen-Status		
pH	7,24	6,84 – 7,44
Standard Bicarbonat (mmol/L)	14,2	4,8 – 23
Laktat mmol/L	10,5	5,2 – 18,2
Enzymchemie		
CPK U/L	854	75 – 3 000
LDH U/L	1 921	182 – 6 716
GOT U/L	821	12 – 4 920
GPT U/L	431	7 – 2 800
Nierenfunktionsparameter		
BUN mg/dl	40,6	24,1 – 66,9
Serumkreatinin mg/dl	3,7	1,6 – 6,1

Zum Zeitpunkt der Aufnahme an der Klinik findet sich zumeist schon das Bild einer schweren Verbrauchskoagulopathie (Petechien, Ekchymosen und Suffusionen). Auch werden bereits zu diesem Zeitpunkt die Konsequenzen der Mikrothrombosierung des Kapillarstromgebietes beobachtet: Nierenversagen, diffuse Hirnfunktionsstörungen wie Verwirrtheit, Krämpfe und Bewußtseinsverlust, Lungenversagen (ARDS).

Kommt es im Verlaufe der Purpura fulminans zu hämorrhagischen Nekrosen der Nebennieren, so wird diese besonders fulminante Verlaufsform als Waterhouse-Friderichsen-Syndrom bezeichnet [8]. Durch das Auftreten massiver Ödeme (vascular leak) kann es zu einem Kompartementsyndrom kommen, welches in Verbindung mit der Thrombosierung auch größerer Gefäße zu Nekrosen ganzer Extremitäten [1] führen kann.

Im Verlaufe des Polyorganversagens und auch des septischen Schockes kann sich rasch ein Kreislaufversagen einstellen, das den Einsatz von Katecholaminen notwendig macht.

Nach Beherrschung der Akutphase der Erkrankung stellt die Behandlung der nekrotischen Hautareale ein großes Problem dar, welches plastisch-chirurgische Interventionen notwendig macht [1]. Die großen Wundflächen können in einer Spätphase der Erkrankung die Eintrittspforte für Sekundärinfektionen und auch einer Sepsis bilden.

Prognostische Indices

Zur Abschätzung des Schweregrades des Krankheitsbildes und auch zur Bewertung der Effektivität verschiedener Therapiemaßnahmen (kontrollierte Studien sind bei der Seltenheit der Purpura fulminans nur schwer durchführbar), wurden von verschiedenen Arbeitsgruppen prognostische Scores angegeben. Diese können zu jedem Zeitpunkt der Erkrankung angewendet werden (nach Bjorvatn et al. [2]):

- Dauer der Erkrankung < 12 Stunden
- Fieber > 40 °C
- eingeschränkte periphere Zirkulation
- weit verstreute Petechien
- fehlende Nackensteife
- Verwirrtheit

Werden mehr als 4 Punkte erreicht, ist dies mit einer hohen Mortalität verbunden.

Prognose

Die Angaben in der Literatur über die Prognose quoat vitam schwanken zwischen 17% bei Kindern mit postviraler Purpura fulminans und 40% für Patienten mit bakterieller Sepsis [9]. Für das OPSI-Syndrom wird eine Mortalität von > 50% angegeben [10]. In den an der I. Medizinischen Universitätsklinik Wien in den Jahren 1973—1989 behandelten 12 Patienten mit Purpura fulminans (ein Patient mit OPSI-Syndrom) betrug die Mortalität 64%.

Behandlung

Da kontrollierte Studien fehlen, wird in der Literatur praktisch jeder therapeutische Ansatz kontroversiell bewertet [7].

A. Die bedeutendsten Aspekte der Therapie stellen die Behandlung der zugrunde liegenden Erkrankung und allgemeine intensivmedizinische Maßnahmen dar:

1. Antibiotische Therapie: obwohl Neisseria meningitidis und Streptococcus pneumoniae (OPSI-Syndrom) ursächlich am häufigsten beobachtet werden, können praktisch alle Keime eine Purpura fulminans auslösen, sodaß bei unbekanntem Erreger mit einer breiten antibiotischen Therapie begonnen werden soll [11].

2. Intensivmedizinische Maßnahmen umfaßen Volumentherapie und den Einsatz von Vasopressoren zur Behandlung des Kreislaufschockes. Nach Maßgabe (Auftreten von Organversagen) müssen extrakorporale Therapiemaßnahmen (Nierenversagen) und maschinelle Beatmung (ARDS) zur Anwendung kommen.

3. Cortison: wegen der Möglichkeit einer Nebenniereninsuffizienz im Rahmen der Purpura fulminans (Waterhouse-Friderichsen-Syndrom) wird eine hochdosierte Cortisontherapie als frühe therapeutische Maßnahme allgemein empfohlen. In einer Studie von Bellsy et al. [12] konnte allerdings bei Meningokokkensepsis kein günstiger Effekt nachgewiesen werden.

B. Sollte es unter diesen supportiven Maßnahmen nicht innerhalb kurzer Zeit zu einer Stabilisierung des Krankheitsbildes kommen, muß der Einsatz spezifischer antithrombotischer Therapien und/oder eine Substitution mit spezifischen Plasmaproteinen und Thrombozyten in Erwägung gezogen werden [7].

1. Heparin: Der erfolgreiche Einsatz von Heparin in der Behandlung der Purpura fulminans wurde erstmals von Little JR im Jahre 1959 [13] beschrieben. In der Folge konnte sowohl ein günstiger Effekt auf die klinische Symptomatik als auch auf die Überlebensrate (allerdings in nicht kontrollierten Studien) gefunden werden (z. B. [14, 15]). Es wurden allerdings auch Bedenken über die Behandlung der Purpura fulminans mit Heparin geäußert [16 – 18].

Heparin wird gegeben, um eine weitere Bildung von Mikrothromben mit allen seinen Konsequenzen (siehe Pathophysiologie) zu vermindern, obgleich die dominierenden klinischen Zeichen eine hämorrhagische Diathese sein kann. Um die Aktivierung der Gerinnung zu Durchbrechen, muß Heparin in *therapeutischer* Dosierung gegeben werden: Es wird eine Bolusgabe von 10 000 IE und auch mehr, gefolgt von einer kontinuierlichen Applikation empfohlen [7]. Um eine Verstärkung der hämorrhagischen Diathese hintanzuhalten, soll unmittelbar nach Beginn der Heparintherapie eine

2. Substitution von Gerinnungsfaktoren und Thrombozyten erfolgen. Die Substitution von Gerinnungsfaktoren erfolgt am Besten mit fresh frozen plasma. Bei erfolgreicher Durchbrechung des gerinnungsaktivierenden Prozesses sollte es zu einem Anstieg des Plasmafibrinogens um 15 mg Fibrinogen/dl pro zugeführter fresh frozen plasma-Packung und 5000 − 10 000 Thrombozyten/mm^3 pro Thrombozytenkonzentrat kommen [7]. Sollte dies nicht der Fall sein, spricht dies für einen weiteren Verbrauch von Gerinnungsfaktoren im Rahmen der Verbrauchskoagulopathie; eine Steigerung der Heparindosierung sollte in Erwägung gezogen werden.

3. Plasmapherese: durch die Plasmapherese bietet sich die Möglichkeit einer suffizienten Antikoagulation mit Heparin bei gleichzeitiger Zufuhr großer Mengen an Gerinnungsfaktoren in Form von fresh frozen plasma. Schon im Jahre 1979 berichteten Scharfman et al. [19] über die erfolgreiche Behandlung eines 18jährigen Patienten mit Purpura fulminans bei Meningokokkensepsis. Bjorvatn et al. [2] behandelten 3 Patienten mit schwerer Purpura fulminans, welche nach dem oben angegebenen Prognostik-Score eine hohe Mortalität aufgewiesen hätten, mit Plasmapherese und Leukopherese erfolgreich. Ein Kind wurde aus technischen Gründen mit einem Blutaustausch behandelt und überlebte ebenfalls. Die Plasmapherese wurde an 2 − 3 Tagen durchgeführt, wobei pro Behandlung 1.6 − 2.7 L Plasma (60% des geschätzten Plasmavolumens) gegen fresh frozen plasma ausgetauscht wurden. Schon der erste Austausch war mit einer deutlichen klinischen Besserung (Blutdruckanstieg, Verbesserung der peripheren Zirkulation und des Gasaustausches, Anstieg der Harnproduktion, Verbesserung der neurologischen Symptomatik) verbunden. Als Gründe für die eindrucksvolle Verbesserung werden die Entfernung aktivierter Gerinnungsfaktoren, aktivierter Komplementfaktoren und von Endotoxin, sowie die suffiziente Zufuhr von Gerinnungsfaktoren bei gleichzeitiger Vollheparinisierung, im Falle der Leukapherese die Entfernung aktivierter und aggregierter Granulozyten und Monozyten, diskutiert [2, 19].

4. Fibrinolysetherapie: Da pathogenetisch mikrothrombotische Prozesse eine entscheidende Rolle spielen, wurde von verschiedenen Autoren [20] eine Fibrinolysetherapie (Kurzzeitthrombolyse mit Streptokinase, t-PA) vorgeschlagen. Klinische Erfahrungen liegen allerdings bislang keine vor.

5. Fibrinolyseinhibitoren: In vereinzelten Fällen wurde eine erfolgreiche Therapie mit Fibrinolyseinhibitoren (Epsilon-Aminocapronsäure: 4 – 6 g als loading dose, dann 0.5 – 1 g/Stunde für maximal 48 Stunden) durchgeführt [21]. Diese Form der Therapie sollte allerdings mit äußerster Zurückhaltung zur Anwendung kommen, da die Clearance von Mikrothromben aus dem Kapillarstromgebiet verzögert wird. Fibrinolyseinhibitoren sollten daher nie ohne vorheriger Heparinisierung Verwendung finden [7].

Dramatische Verschlechterungen des klinischen Bildes wurden bei Anwendung von Fibrinolyseinhibitoren ohne vorhergehender Heparinisierung beschrieben [22, 23].

Zusammenfassung

Die Purpura fulminans ist ein schweres lebensbedrohliches (Mortalität bis > 50%) Krankheitsbild, welches häufig den Einsatz intensivmedizinischer Maßnahmen notwendig macht. Obwohl auf Grund des komplexen pathogenetischen Mechanismus und des Fehlens von kontrollierten Studien (seltenes Krankheitsbild) sämtliche therapeutischen Ansätze kontroversiell bewertet werden, scheinen die therapeutische Heparinisierung und Plasmapherese bzw. Blutaustausch den Krankheitsprozeß günstig zu beeinflussen.

Literatur

1. Spicer TE, Rau JM (1976) Purpura fulminans. Am J Med 61: 566
2. Bjorvatn B, Bjertnaes L, Fadnes HO, et al (1984) Meningococcal septicaemia treated with combined plasmapheresis and leucapheresis or with blood exchange. Br Med J 288: 439
3. Bisno AL, Freeman JC (1970) The syndrom of asplenia, pneumococcal sepsis and disseminated intravascular coagulation. Ann Intern Med 72: 389
4. Chaikof EL, McCabe ChJ (1985) Fatal overwhelming postsplenectomy infection. Am J Surg 149: 534
5. Keller HW, Müller JM, Brenner U, Walter M (1984) Lebensbedrohliche Infektion nach Splenektomie – das „Overwhelming post-splectomy-infection"-Syndrom. Leber Magen Darm 14: 18
6. Chambers WN, Holyoke JB, Wilson RF (1952) Purpura fulminans. Report of two cases following scarlet fever. N Engl J Med 247: 933
7. Mader VJ, Martin SE, Colman RW (1982) Clinical aspects of consumptive thrombohaemorrhagic disorders. In: Colman RW, Hirsh J, Marder VJ, Salzman EW (eds) Hemostasis and thrombosis. Basic principles and clinical practice. Lippincott, Philadelphia Toronto, p 664

8. McGehee WG, Rapaport SI, Hjort PF (1967) Intravascular coagulation in fulminant meningococcemia. Ann Intern Med 67: 250
9. Chu DZJ, Blaisdell FW (1982) Purpura fulminans. Am J Surg 143: 356
10. Evans D (1985) Postsplenectomy sepsis 10 years and more after operation. J Clin Pathol 38: 309
11. Thoma R, Postel J (1989) Fulminante Sepsis nach posttraumatischer Splenektomie − das OPSI-Syndrom. Anaesthesist 38: 379
12. Belsey MA, Hoffpauir CW, Smith MHD (1969) Dexmaethasone in the treatment of acute bacterial meningitis: the effect of the study design of the interpretation of results. Pediatrics 44: 503
13. Little JR (1959) Purpura fulminans treated successfully with anticoagulation. Report of a case. JAMA 169: 36
14. Hjort PF, Rapaport SI, Jorgensen L (1964) Purpura fulminans: report of a case successfully treated with heparin and hydrocortisone. Review of 50 cases from the literature. Scand J Haematol 1: 169
15. Allen DM (1966) Heparin therapy of purpura fulminans. Pediatrics 38: 211
16. Green D, Seeler RA, Allen N, et al (1972) The role of heparin in the management of consumption coagulopathy. Med Clin North Am 56: 193
17. Klein HG, Bell WR (1974) Disseminated intravascular coagulation during heparin therapy. Ann Intern Med 80: 477
18. Straub PW (1974) A case against heparin therapy of intravascular coagulation. Thromb Diath Haemorrh 33: 107
19. Scharfman WB, Tillotson JR, Taft EG, Wright E (1979) Plasmapheresis for meningococcemia with disseminated intravascular coagulation. N Engl J Med 300: 1277
20. Deutsch E (1990) Schwere Blutgerinnungsstörungen. In: Deutsch E, Lasch HG, Lenz K (Hrsg) Lehrbuch der internistischen Intensivtherapie. Schattauer, Stuttgart New York, p 248
21. Marder VJ, Matchett MO, Sherry S (1971) Detection of serum fibrinogen and fibrin degradation products. Am J Med 51: 71
22. Naeye RL (1962) Thrombotic state after a hemorrhagic diathesis, a possible complication of therapy with epsilon-amincaproic acid. Blood 19: 694
23. Gralnic HR, Greipp P (1971) Thrombosis with epsilon-aminocaproic acid therapy. Am J Clin Pathol 56: 151
24. Marder VJ (1980) Microvascular thrombosis. In: Lichtman MA (ed) The science and practice of clinical medicine, vol 6. Grune and Stratton, New York, pp 230−234

Korrespondenz: Univ.-Doz. Dr. B. Schneeweiß, I. Medizinische Universitätsklinik, Lazarettgasse 14, A-1090 Wien, Österreich.

Differentialdiagnose und Therapie schwerster Erkrankungen nach Tropenreisen

E. Wallis und **H. Pichler**

Infektionsabteilung, Kaiser Franz-Josef-Spital, Wien, Österreich

Die Differentialdiagnose (DD) schwerster Erkrankungen nach Tropenreisen ist fast immer die DD eines Status febrilis. Nur wenige schwere Krankheitsbilder, die akut und/oder lebensbedrohend verlaufen und damit Gegenstand dieser Arbeit sind, können ohne erhöhte Körpertemperatur einhergehen z. B. algide Malaria, Cholera, fulminanter Verlauf einer Virushepatitis.

Auch beim erkrankten Tropenrückkehrer ist eine exakte Anamnese und physikalische Durchuntersuchung unerläßliche Voraussetzung für die Diagnose. Bei der Anamneseerhebung wird man besonderes Augenmerk richten auf die durchgeführten Impfungen, Einhaltung von Chemo- und Expositionsprophylaxe, Reiseroute und Reisestil. Bei der physikalischen Untersuchung achtet man neben den Zeichen für Meningitis, Pneumonie, Pyelonephritis, Pyodermien etc. besonders auf Exantheme, Lymphknotenvergrößerungen, kutane Manifestationen nach Insektenbissen oder -stichen, Ikterus und Hepatosplenomegalie.

Als Routinescreening beim Status febrilis des Tropenrückkehrers führen wir die sofort verfügbaren Untersuchungen — rotes und weißes Blutbild, Thrombozyten, Harnbefund, EKG und Thoraxröntgen — durch.

Auf die Wichtigkeit des Lungenröntgens muß besonders hingewiesen werden. Atypische Pneumonien entziehen sich häufig dem Nachweis durch Perkussion und Auskultation. Besonders die Legionellose ist hier, nicht als Tropenkrankheit, aber als eine mit einem Tropenaufenthalt (Klimaanlage!) assoziierte Erkrankung, zu nennen. Folgende Untersuchungen führen wir zusätzlich routinemäßig beim

Status febrilis durch: die Blutkörperchensenkungsgeschwindigkeit, das
C-reaktive Protein quantitativ, Blutfette, Elektrophorese, Blutzucker
sowie die Parameter der Leber- und Nierenfunktion.

An ätiologischen Nachweismethoden führen wir Blut-, Stuhl- und
eventuell Harnkulturen, mikroskopische Stuhluntersuchungen auf
Amöben, Lamblien und Parasiten und bei sehr suggestiver Klinik
eventuell serologische Untersuchungen durch.

Aus klinischer Sicht ist es pragmatisch fieberhafte Zustände von
Tropenrückkehrern in akutes Fieber (Dauer bis zu 3 Wochen) und
chronisches Fieber (Dauer länger als 3 Wochen) zu unterteilen. Von
differentialdiagnostischer Bedeutung ist weiters, ob das Fieber mit
einer normalen Leukozytenzahl bis Leukozytopenie oder mit einer
Leukozytose einhergeht. Das Differentialblutbild ergibt weitere wert-
volle Informationen wie Linksverschiebung, Rechtsverschiebung, Eosinophilie, etc. und vor allem den Ausschluß einer lebensbedrohlichen
Malaria tropica.

Folgende 2 Faustregeln haben sich uns in der Routineabklärung
von Patienten mit Status febrilis nach Tropenrückkehr bestens bewährt:

Faustregel 1: Bei jedem fiebernden Patienten muß solange an eine
Malaria gedacht werden, bis diese mit Sicherheit ausgeschlossen wurde.

Faustregel 2: Tropenrückkehrer haben nicht nur Tropenkrankhei-
ten, sondern auch banale Infektionen wie z. B. Pneumonie, Pyelonephritis, Cholangitis oder febrile Erkrankungen nicht infektiöser
Ätiologie wie Neoplasmen, Kollagenosen, etc.

Auf der Basis der sofort verfügbaren Parameter — Fieberdauer
und Leukozytenzahl — soll das folgende Schema einer DD vorgestellt
werden.

Konnte bei einer *akut fieberhaften Erkrankung, die mit normaler oder
erniedrigter Leukozytenzahl* einhergeht, eine Malaria ausgeschlossen werden und liegt eine Kontinua vor, so muß, besonders wenn auch eine
deutliche Linksverschiebung im Differentialblutbild besteht, an erster
Stelle an Typhus abdominalis gedacht werden. Der Nachweis von
Salmonella typhi, paratyphi A oder B in der Blutkultur sichert die
Diagnose.

Wiederholt negative Blutkulturen, das Auftreten eines Exanthems
und Zeichen einer Myokarditis legen die Diagnose einer Rickettsiose
nahe. Beim Tsutsugamushi-Fieber und beim Zeckenbißfieber der Alten
Welt wäre eine Primärläsion im Bereich der Bißstelle mit regionärer

Tabelle 1. Differentialdiagnose des Status febrilis nach Tropenrückkehr in Abhängigkeit von Fieberdauer und Leukozytenzahl

Akutes Fieber

Normale Leukozytenzahl bis Leukozytopenie	Leukozytose
Malaria	Pyogene Infektionen
Typhus	Amöbenleberabszeß
Rickettsiosen	Leptospirosen
Virusinfektionen	Rückfallfieber
Gelbfieber	Pest
Denguefieber	
Lassafieber, etc.	

Chronisches Fieber

Normale Leukozytenzahl bis Leukozytopenie	Leukozytose
Malaria	Amöbenleberabszeß
Virusinfektionen	Pyogene Infektionen
Viszerale Leishmaniose	Schistosomiasis
Trypanosomiasis	Rückfallfieber
Toxoplasmose	
Brucellose	
Tbc	

Lymphknotenschwellung hinweisend. Die Weil-Felix-Reaktion kann in manchen Fällen diese Verdachtsdiagnose erhärten.

Beim Gelbfieber ist der massive Ikterus richtungsweisend.

Heftige Kopf-, Muskel- und Gelenksschmerzen und ein möglicherweise hämorrhagisches Exanthem lassen an ein Dengue-Fieber oder eine andere Flavi-, eventuell auch Arenavirusinfektion (z. B. Lassa-Fieber) denken.

Bei den *akut fieberhaften Erkrankungen mit Leukozytose* stehen pyogene Infektionen auch bei Tropenrückkehrern im Vordergrund. Ein meist klinisch auffallender Organbefund bzw. Harn-, Blut-, Röntgen- und Ultraschalluntersuchungen weisen hier meist rasch den richtigen Weg.

Eine abszeßverdächtige Raumforderung in der Sonographie der klinisch häufig dolenten Leber jedoch muß an einen Amöbenleberabszeß denken lassen. Massiv erhöhte Blutkörperchensenkungsgeschwindigkeit, erhöhte alkalische Phosphatase bei nur geringer oder fehlender Bilirubin- und Transaminasenerhöhung, rechtsseitiger

Zwechfellhochstand und häufig ein Pleuraerguß rechts, eventuell mit Atelektase des rechten Unterlappens, sind typische Befunde.

Ikterus und Niereninsuffizienz bis hin zum hepatorenalen Syndrom, sowie Meningitis und hämorrhagische Diathese sind auf eine Leptospirose hinweisend. Der Nachweis von Leptospiren ist mittels Kulturverfahren auf Spezialmedien aus Blut, Liquor, Urin oder Organbiopsien möglich, aber langwierig. Der Antikörpernachweis gelingt oft schon nach der ersten Krankheitswoche und ist damit die Nachweismethode der Wahl.

Ähnliche Symptomatik und Komplikationen kennzeichnen aber auch das durch Borrelien verursachte Rückfallfieber, welches jedoch eine andere Epidemiologie und einen typischen Fieberverlauf hat. Die Erreger können im Fieberanstieg aus dem Blut im Nativpräparat mittels Dunkelfeldmikroskop oder im nach Giemsa gefärbten dicken Tropfen oder Blutausstrich nachgewiesen werden.

Hohes Fieber, Leukozytose und schmerzhafte Lymphknotenschwellung bei einem schwerstkranken Patienten müssen auch an eine Pest denken lassen. Bei der septikämischen Pest und der Lungenpest können Lymphknotenschwellungen allerdings fehlen, und auch die Fieberhöhe steht genauso wie die fast unauffälligen klinischen Organbefunde in auffallender Diskrepanz zum bedrohlichen Allgemeinzustand des Patienten.

Auch bei den Kranheitsbildern mit *chronischem Fieber und normaler bis verminderter Leukozytenzahl* muß zunächst eine Malaria ausgeschlossen werden.

Ist eine Panzytopenie und Hepatosplenomegalie auffallend, muß an eine viszerale Leishmaniose gedacht werden. Zur Diagnosesicherung ist die Sternalpunktion der Milz- oder Leberpunktion wegen der geringeren Blutungsgefahr vorzuziehen.

Keine oder nur geringgradige Anämie bei klinisch auffallenden Lymphknotenvergrößerungen findet man bei der Toxoplasmose und der Trypanosomiasis. Zur Diagnosesicherung der Toxoplasmose sind serologische Untersuchungen unbedingt erforderlich. Der Nachweis von Trypanosomen kann erfolgen durch Untersuchung des peripheren Blutes (nativ, im nach Giemsa gefärbten Blutausstrich oder im „dicken Tropfen“), des Liquors und des Punktates vergrößerter Lymphknoten oder einer Gewebsprobe eines möglicherweise vorhandenen „Trypanosomenschankers“.

Kardiale (Endokarditis!) oder neurologische Komplikationen müssen an eine Brucellose denken lassen. Beim Fehlen einer typischen Expositionsanamnese bereitet diese bedingt durch die uncharakteristische Symptomatik im Anfangsstadium häufig diagnostische Schwierigkeiten. Blut- und Knochenmarkskulturen auf speziellen Nährmedien dauern bis zu 6 Wochen; deshalb haben serologische Nachweismethoden die größere Bedeutung. Finden sich keinerlei Hinweise auf das Vorliegen einer der angeführten Infektionskrankheiten muß an eine Tuberkulose gedacht werden.

Gehen *chronische Fieberverläufe mit einer Leukozytose* einher, so muß neben den schon erwähnten pyogenen Infektionen, dem Amöbenleberabszeß und den Borreliosen auch eine Schistosomiasis ins Kalkül gezogen werden. Auf diese weist besonders eine ausgeprägte Eosinophilie hin.

Zur Therapie der wichtigsten Erkrankungen nach Tropenreisen

Die Therapie der genannten Erkrankungen kann hier nur skizziert werden. Bezüglich spezieller Therapiefragen und Dosierungen muß auf die einschlägige Literatur verwiesen werden.

Da die *Malaria* Thema eines eigenen Vortrages ist, kann bezüglich deren Therapie auf diesen verwiesen werden.

Typhus abdominalis

Chloramphenicol (Chloromycetin-Succinat-Dstfl.® — Parke, Davis) wird nach wie vor von vielen Autoren als das Mittel der Wahl genannt [9, 17]. Wegen seiner Hämatotoxizität und zunehmender Resistenzen der S. typhi-Stämme vor allem in Südostasien und Mittelamerika sind aus unserer Sicht heute Chinolone vorzuziehen, z. B. Ciprofloxacin (Ciproxin® — Bayer) 200 mg 8 — 12stündlich durch 14 Tage. Alternativen sind Trimethoprim-Sulfonamid (Lidaprim® — Leopold), Amoxicillin (Clamoxyl® — Beecham), Cefoperazon (Cefobid® — Pfizer) und Ceftriaxon (Rocephin® — Hoffmann-La Roche) [19].

Rickettsiosen

Tetracycline, z. B. Doxycyclin (Vibramycin® — Pfizer) 200 mg/die, bis drei Tage nach Abfieberung sind die Antibiotika der Wahl. Die Abfieberung erfolgt in der Regel binnen 48 Stunden. Chloramphenicol

(Chloromycetin-Succinat-Dstfl.®) 2−3 g/die ist ebenfalls wirksam. Beim Q-Fieber wird die Chemotherapie 14 Tage durchgeführt [6, 14, 19].

Amöbenleberabszeß

Therapie der Wahl ist Metronidazol (Anaerobex® − Gerot) i.v. oder p.o. in einer Dosierung von 2 × 1 g/die für 10 Tage. Manche Autoren empfehlen eine Kombination mit Emetin oder Dehydroemetin (1 mg/kg s.c. oder i.m. für 5−10 Tage). Mit Emetin, Dehydroemetin oder Metronidazol kann auch Chloroquin (Resochin® − Bayer) kombiniert werden (1 g Loading dose/die über 2 Tage, danach 500 mg/die über 10 Tage) [2, 5, 20].

Eine Abszeßpunktion ist ausschließlich bei fehlendem Ansprechen auf die Chemotherapie indiziert. Eine chirurgische Intervention kommt nur bei Ruptur oder drohender Ruptur in Frage, oder wenn der Abszeß einer notwendigen Punktion nicht zugänglich ist beziehungsweise diese frustran war.

Leptospirosen

Entscheidend für den Behandlungserfolg bei Leptospirosen ist der möglichst frühzeitige Therapiebeginn. Nach dem vierten Krankheitstag ist in der Regel keine Beeinflussung des klinischen Verlaufs mehr möglich. Daher sollte man bei dem ersten Verdacht sofort Penicillin G (10−20 Mill. E/die für 7 Tage) geben. Auch Tetracycline und Ampicillin (Binotal®) sind wirksam [7, 21].

Rückfallfieber

Tetracycline 2 g/die über 7 Tage sind die Therapie der Wahl [2, 10, 14]. Eine vor allem beim epidemischen Rückfallfieber auftretende gefährliche Komplikation der Chemotherapie ist eine Jarisch-Herxheimer-Reaktion, weshalb sich ein Herz-Kreislauf-Monitoring während der ersten Therapiephase empfiehlt. Meptazinol (Meptid® − Wyeth), ein Opiat-Antagonist mit agonistischen Eigenschaften, soll diese potentiell letale Reaktion mindern [22].

Pest

Streptomycin (Streptomycin-Sulfat „Biochemie"-Trockenstechamp.® − Biochemie) 15 mg/kg 12stündlich über 10 Tage ist hervorragend wirksam. Wegen der bekannten Strepotmycinnebenwirkungen werden häufig Tetracycline 4 × 0,5 − 1 g/die bevorzugt. Bei meningealer Beteiligung kann auch Chloramphenicol (Chloromycetin-Succinat.Dstfl.®) gegeben werden [3, 14].

Viszerale Leishamniose

Therapeutisch werden 5 wertige Antimonpräparate (z. B. Natriumstibogluconat, Pentostam® − Burroughs Wellcome) 20 mg/kg/die über 20 − 30 Tage i.v. eventuell i.m. eingesetzt. Alternativen sind Pentamidin (Lomidin® − Specia) 4 mg/kg/die i.v. oder i.m. über 10 Tage in 2 − 3 Serien und Amphotericin B (Amphotericin B zur Inf.® − Squibb-Pharma) 0,5 mg/kg/die i.v. über 30 − 60 Tage bei sonst refraktären Fällen [2, 4, 14, 23].

Badaro et al. berichten über einen positiven Effekt von Interferon γ im Kombination mit Sb 5 [1].

Trypanosomiasis

Bei fehlender ZNS-Beteiligung ist Suramin (Germanin® − Bayer) das Mittel der Wahl. Nach einer Testdosis von 200 mg gibt man beim Erwachsenen 1 g i.v. an den Tagen 0, 3, 7, 14 und 21. Auch Pentamidin (Lomidin®) 3 − 4 mg Base/kg täglich i.m. durch 7 − 10 Tage kann gegeben werden. Im meningoenzephalitischen Stadium gibt man Melarsoprol (Arsobal® − Spezia) i.v. 3,6 mg/kg/die in mehreren Serien [2, 11, 12, 13, 14]. Eine Jarisch-Herxheimer-Reaktion ist möglich. Eflornithine (Ornidyl® − Merrel Dow) 400 mg/kg/die i.v. 6stündlich durch 14 Tage, gefolgt von 300 mg/kg/die per os ebenfalls 6stündlich durch 30 Tage scheint bei Trypanosoma gambiense-Infektionen auch bei ZNS-Beteiligung gut zu wirken [11, 13].

Bei der südamerikanischen Trypanosomiasis (Chagas-Krankheit) können in der akuten Krankheitsphase Nifurtimox (Lampit® − Bayer) 8 − 10 mg/kg/die per os 6stündlich durch 60 − 120 Tage und Benznidazol (Radimil® − Roche) 5 mg/kg/die per os durch 60 Tage mit Erfolg eingesetzt werden [12, 13]. Eine zuverlässige Chemotherapie des chronischen Stadiums ist nicht bekannt, obwohl aktuelle Studien Hoffnung geben, daß Allopurinol wirksam sein könnte [13].

Toxoplasmose

Die unterschiedlichen Therapieschemen und Indikationen (immunkompetenter Patient, gravide Frauen, immunsupprimierter Patient) würden den Rahmen dieser Arbeit sprengen. Es muß auf die entsprechende Literatur verwiesen werden [15, 18, 21].

Brucellose

Doxycyclin (Vibramycin®) 200 mg/die in Kombination mit Rifampicin (Rifoldin® — Lepetit) 600 – 900 mg/die für 6 Wochen ist die Therapie der Wahl bei der Brucellose. Eine kürzere Therapiedauer als 30 Tage führt in fast 40% der Fälle zu einem Rezidiv. Bei einer ZNS-Mitbeteiligung werden verschiedene Antibiotikakombinationen empfohlen, deren Stellenwert noch nicht geklärt ist. Gleiches gilt für die Brucellen-Endokarditis. Ein Herzklappenersatz ist jedoch oft trotz ausreichend langer Therapie unumgänglich, um die Heilung zu erzielen. In vitro Studien zeigen auch eine gute Wirksamkeit von Ciprofloxacin und Imipenem, doch sind diese Daten klinisch noch nicht genügend abgesichert [16, 21].

Schistosomiasis

Praziquantel (Biltricide® — Bayer) ist das Mittel der Wahl bei allen Formen der Schistosomiasis. Man gibt 40 – 60 mg/kg in ein bis zwei Einzeldosen an einem Tag [8, 14].

In vielen Fällen führen erst Komplikationen der angeführten Infektionen zu schwersten Erkrankungen. Die dann neben der kausalen Therapie oft erforderliche symptomatische, vielfach auch intensivmedizinische Behandlung kann hier nicht besprochen werden.

Literatur

1. Badaro R, et al (1990) Treatment of visceral leishmaniasis with pentavalent antimony and interferon gamma. N Engl J Med 322: 16–21
2. Bell DR (1990) Lecture notes on tropical medicine, 3rd edn. Blackwell Scientific Publications, Oxford
3. Butler T (1990) Yersinia species. In: Mandell GL, Douglas RG, Bennett JE (eds) Principles and practice of infectious diseases, 3rd edn. Churchill Livingstone, New York, pp 1748–1756
4. Carvalho EM, Badaro R (1989) Leishmaniasis. In: Rakel ED (ed) Conn's current therapy. Saunders, Philadelphia, pp 64–65
5. Davidson RA (1989) Amebiasis. In: Rakel RE (ed) Conn's current therapy. Saunders, Philadelphia, pp 38–40
6. Dennis DT (1989) Typhus fevers. In: Rakel RE (ed) Conn's current therapy. Saunders, Philadelphia, pp 117–119

7. Farrar WE (1990) Leptospira species. In: Mandell GL, Douglas RG, Bennett JE (eds) Principles and practice of infectious diseases, 3rd edn. Churchill Livingstone, New York, pp 1813–1816

8. Hillyer GV (1990) Advances in schistosomiasis and filariasis. Curr Opinion Inf Dis 3 (3): 427–433

9. Hook EW (1990) Salmonella species. In: Mandell GL, Douglas RG, Bennett JE (eds) Principles and practice of infectious diseases, 3rd edn. Churchill Livingstone, New York, pp 1700–1716

10. Johnson WD (1990) Borrelia species. In: Mandell GL, Douglas RG, Bennett JE (eds) Principles and practice of infectious diseases, 3rd edn. Churchill Livingstone, New York, pp 1816–1819

11. Kirchhoff LV (1990) Agents of African trypanosomiasis. In: Mandell GL, Douglas RG, Bennett JE (eds) Principles and practice of infectious diseases, 3rd edn. Churchill Livingstone, New York, pp 2085–2090

12. Kirchhoff LV (1990) Trypanosoma species. In: Mandell GL, Douglas RG, Bennett JE (eds) Principles and practice of infectious diseases, 3rd edn. Churchill Livingstone, New York, pp 2077–2084

13. Kirchhoff LV (1990) Trypanosomiasis: Chagas' disease and sleeping sickness. Curr Opinion Inf Dis 3 (3): 414–419

14. Manson-Bahr PEC, Bell DR (eds) (1987) Manson's tropical diseases, 19th ed. Baillière Tindall, London

15. McCabe RE, Remington JS (1990) Toxoplasma gondii. In: Mandell GL, Douglas RG, Bennett JE (eds) Principles and practice of infectious diseases, 3rd edn. Churchill Livingstone, New York, pp 2090–2103

16. Mikolich DJ, Boyle JM (1990) Brucella species. In: Mandell GL, Douglas RG, Bennett JE (eds) Principles and practice of infectious diseases, 3rd edn. Churchill Livingstone, New York, pp 1735–1742

17. Munoz-Hernandez O (1989) Typhoid fever. In: Rakel RE (ed) Conn's current therapy. Saunders, Philadelphia, pp 116–117

18. Penn RL (1989) Toxoplasmosis. In: Rakel RE (ed) Conn's current therapy. Saunders, Philadelphia, pp 108–111

19. Pichler H (in Druck) Salmonellosen. In: Siegenthalter W, Kaufmann W, Hornbostel H, Waller HD (eds) Lehrbuch der Inneren Medizin, 3. Aufl. G Thieme, Stuttgart

20. Ravdin JI, Petri WA (1990) Entamoeba histolytica. In: Mandell GL, Douglas RG, Bennett JE (eds) Principles and practice of infectious diseases, 3rd edn. Churchill Livingstone, New York, pp 2036–2049

21. Simon C, Stille W (1989) Antibiotikatherapie in Klinik und Praxis, 7. Aufl. Schattauer, Stuttgart

22. Teklu B, Habte-Michael A, Warek DA, Shite NJ, Wright DJM (1983) Meptazinol diminishes the Jarisch-Herxheimer reaction of relapsing fever. Lancet i: 835–839

23. Wilson ME (1990) Leishmaniasis. Curr Opinion Inf Dis 3 (3): 420–426

Korrespondenz: Dr. E. Wallis, Infektionsabteilung, Kaiser Franz-Josef-Spital, Kundratstraße 3, A-1100 Wien, Österreich.

Malaria: intensivmedizinische Probleme

R. Ritz[1], A. Weber[1], M. Hausmann[1] und D. Stürchler[2]

[1] Abteilung Intensivmedizin, Medizinische Universitätskliniken Basel und
[2] Abteilung für Sozial- und Präventivmedizin, Universität Basel, Schweiz

Einleitung

Bereits im prähistorischen China war ein Krankheitsbild mit periodischem Fieber bekannt, Griechen und Römer verbanden die Erkrankung mit Tätigkeiten in Sumpfgebieten. Im 17. Jahrhundert prägten die Italiener den Begriff der Mal-Aria (schlechte Luft), 1880 entdeckte der Franzose Laveran die Gametozyten und 1902 erhielt Roland Ross den Nobelpreis für die Darstellung des Plasmodien-Zyklus. Heute leben etwa 2 Milliarden Menschen in Malaria-Gebieten, 300 Mio. sind in über 100 Ländern mit Plasmodien infiziert.

Von den 4 Formen der beim Menschen bekannten Malariaerkrankung — M. tropica (Plasmodium falciparum), M. tertiana (Plasm. vivax und ovale) sowie M. quartana (Plasm. malariae) — ist die erste Form mit den häufigsten und schwersten Komplikationen verbunden und weist bei hospitalisierten Patienten eine Letalität bis zu 10% auf [6, 11]. Einerseits erschweren die zunehmende weltweite Ausbreitung der Resistenz gegen Malariamittel und die Plasmodienverschleppung durch den Tourismus unsere therapeutischen Basismaßnahmen [17], anderseits bilden vorbestehende Grundkrankheiten (vor allem Leber- und Niereninsuffizienz) sowie echte Komplikationen der Malariaerkrankung selbst Indikationen zur intensivmedizinischen Betreuung dieser Patienten.

Ziel der vorliegenden Übersichtsarbeit ist es, neben der Erläuterung moderner Medikamentenbehandlung der unkomplizierten Malaria auf einige Besonderheiten der Malariakomplikationen sowie auf ausgewählte Spezialtherapien näher einzugehen.

Aktuelle Behandlung der unkomplizierten Malaria tropica

Das Erscheinungsbild und der Verlauf der durch das Plasmodium falciparum verursachten Malaria tropica mit den zyklischen Fieberschüben, möglicherweise nach anfänglicher Continua, sind bekannt. Nach einer Inkubationszeit von 5 – 40 Tagen beim Nichtimmunen, d. h. vorgängig nicht infizierten Patienten, beginnt die akute Erkrankung mit Allgemeinsymptomen und Fieber sowie Splenomegalie und Zeichen der hämolytischen Anämie. In Anbetracht der weltweit zunehmenden Resistenz von Plasmodium falciparum — aber auch vermehrt von Plasmodium vivax [20] — gegen die bisherigen Malariamittel [13, 14, 17] müssen heute differenziertere Prophylaxe- und Therapieschemata gemäß Ort der Infizierung, Situation der Prophylaxe und Dauer des Aufenthaltes angewendet werden. In Bezug auf die momentane Resistenzlage in den verschiedenen Malariagebieten und entsprechend notwendige Prophylaxe und Reservebehandlung („Behandlung aus der Tasche") wird hier lediglich auf die Abb. 1 verwiesen. Für die Behandlung einer manifesten und diagnostisch bewiesenen Falciparum-Malaria kann zur Zeit folgendes Therapieschema empfohlen werden (s. Tabelle 1).

Die ambulante Behandlung einer Falciparum-Malaria kommt nur in Frage, wenn der klinische Zustand des Patienten und die äußeren Umstände dies erlauben; diese benigne Form kann zunächst mit Chloroquin behandelt werden, bei gesicherter Falciparum-Malaria heute jedoch meist direkt mit Fansimef®. Ist die Erkrankung aber unter Prophylaxe aufgetreten, besteht der Verdacht auf Medikamentenresistenz oder sind Zeichen einer schwereren Verlaufsform vorhanden, gehört der Patient hospitalisiert. Die Therapie beginnt dann mit Chinin (parenteral verabreicht), insbesondere wenn der Patient erbricht, schokkiert ist oder eine starke Parasitämie ($> 1\%$) aufweist; auf eine genügende Dosierung ist zu achten (Tabelle 1, Abb. 2). Ist Chinin nicht verfügbar, kann die Behandlung auch mit Chinidin Gluconat begonnen werden [10]. Die jeweils mehrtägige parenterale Behandlung wird stets mit einer peroralen Medikation abgeschlossen.

Bei primärer oder sekundärer *Niereninsuffizienz* (Urinvolumen $< 20\,\text{ml/Std.}$, Kreatinin $> 250\,\mu\text{mol/l}$) wird die Chinindosis nach 24 Stunden auf 5 mg/kg alle 8 Stunden reduziert, die Chinin-Plasmakonzentration soll $10 - 15\,\text{mg/l}$ betragen. Eine *kontinuierliche Überwachung* am Monitor ist obligat, wobei im EKG insbesondere auf die QT-Zeit und ev. auf proarrhythmische Effekte zu achten ist.

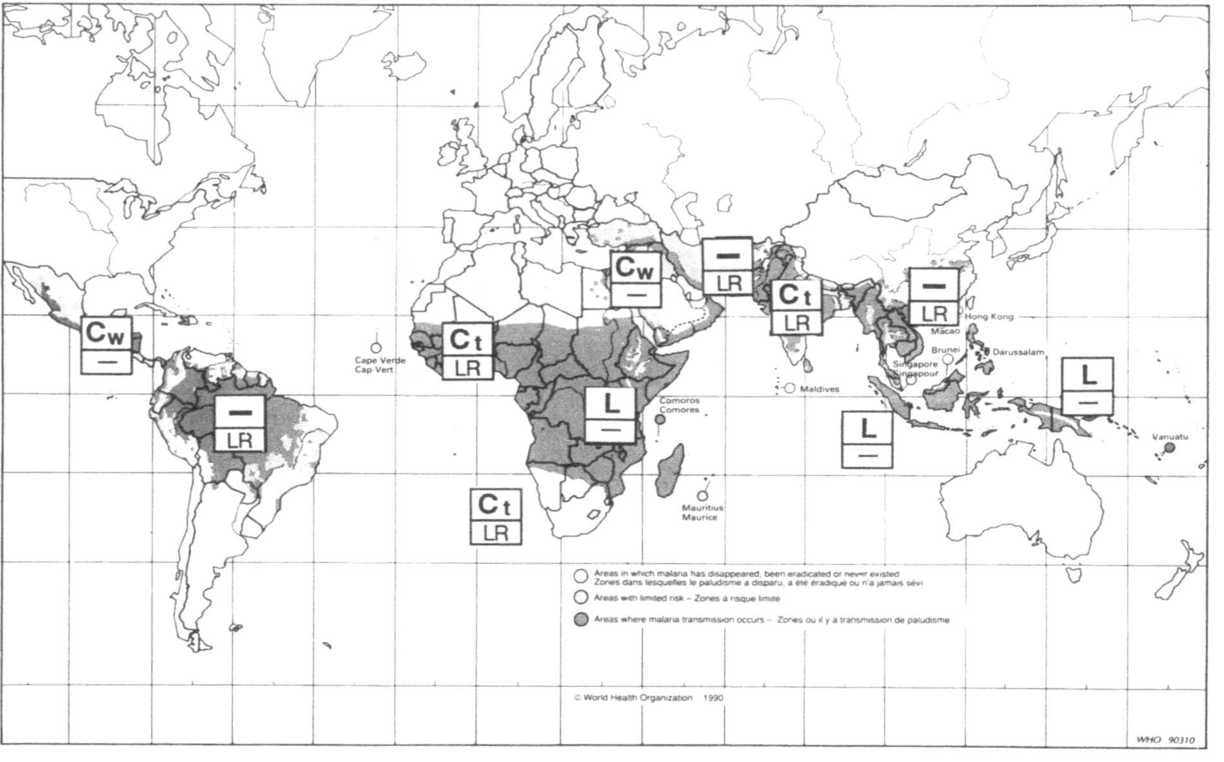

Abb. 1. Malaria-Epidemiegebiete [WHO: epidemiologische Malaria-Situation 1988; Reproduktion mit Erlaubnis der WHO. *Aus*: Rapport trimestriel de statistiques sanitaires mondiales 43 (2): 68–79 (1990)] *Kästchen*: oben: Prophylaxe, unten: Reservebehandlung. *C* Chloroquin, *w* wöchentlich, *T* täglich, *L* Lariam® (Mefloquin), *FMR* Fansimef-Reserve (Quelle: WHO Weekly, Epidemiol. Record 1987, p 62)

Tabelle 1. Behandlung der Falciparum-Malaria

Parenteral:

Chinin	p. infus.	8 mg/kg	alle 8 Std.
Chinidin	p. infus.	6 − 7,5 mg/kg	alle 8 Std.
Fansidar (SP)*	i. m.	ca. 1 mg P/kg	einmalig

Enteral:

Fansimef (MSP)*	p. o.	ca. 10 mg M/kg	einmalig
Mefloquin (M)*	p. o.	20 mg/kg	verteilt auf 2 Dosen
Chloroquin	p. o.	25 mg/kg	verteilt auf 3 Tage
Tetrazyklin	p. o.	3,5 mg/kg	alle 6 Std.

* *S* Sulfadoxin, *P* Pyrimethamin, *M* Mefloquin

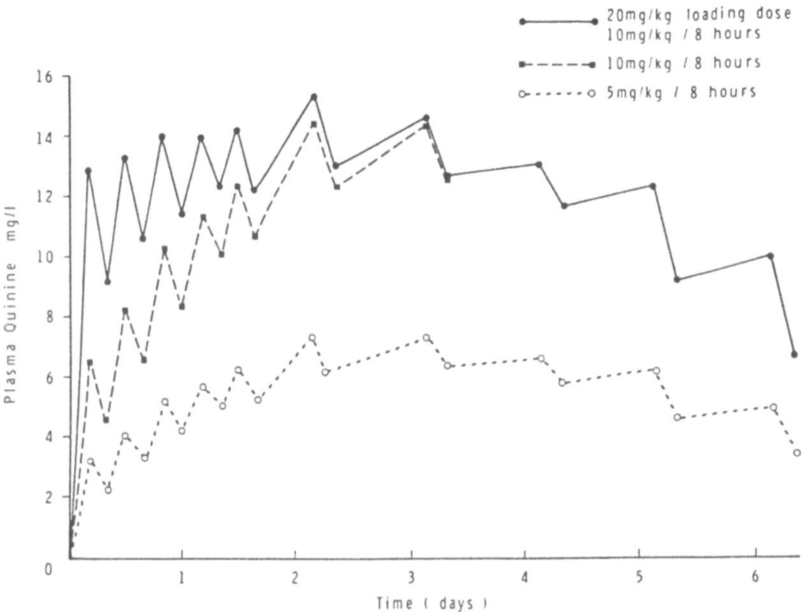

Abb. 2. Verschiedene Chinin-Dosierungen bei Malaria und Plasmakonzentrationen (therapeutischer Bereich: 10 − 15 mg/l). Optimal: Initialdosis 20 mg/kg + Erhaltungsdosis 10 mg/kg 8stündl. [20]

Bei Patienten mit primärer oder sekundärer *Leberinsuffizienz* (Ikterus, SGOT/SGPT-Erhöhung, verlängerte Prothrombinzeit) wird die Chinindosis wie bei Niereninsuffizienz reduziert.

Schwere Falciparum-Malaria und spezielle Behandlungsformen

Die schwere Malaria wird durch eine oder mehrere der folgenden Kriterien definiert [18]:
- zerebrale Malaria
- schwere hämolytische Anämie
- Niereninsuffizienz, mit Hämoglobinurie („Schwarzwasserfieber")
- Lungenödem (bis ARDS)
- Hypoglykämie
- schwere Kreislaufinsuffizienz (Schock)
- Gerinnungsstörung (disseminierte intravasale Koagulopathie)

Möglicherweise begleitet von Koma, Konvulsionen, extremer Schwäche, Hyperpyrexie ($> 39\,°C$), Ikterus, Azidose und Hyperparasitämie ($> 5\%$ Erythrozytenabfall, bzw. $> 250\,000$ Parasiten pro mm^3 Blut).

Den meisten Organstörungen liegt eine Hypoxämie als Folge der Aggregation von parasitenbefallenen Erythrozyten zugrunde; damit erscheint das Ausmaß der Parasitämie von entscheidender Bedeutung.

Die *intensivmedizinischen Maßnahmen* bei der *zerebralen* Form der Falcimparum-Malaria [4] bestehen — neben der medikamentösen Malariabehandlung — in der üblichen Überwachung und Betreuung von komatösen Patienten mit Hirnödem, wobei die Gabe von Steroiden absolut kontraindiziert ist [6]. Die antikonvulsive Therapie richtet sich nach Klinik und EEG-Befund. Die Mortalität beträgt bei dieser Malariaform um 50% [20].

Bei der *schweren Niereninsuffizienz* [4] ev. mit Hämoglobinurie (Schwarzwasserfieber) drängt sich neben der allgemeinen Malariabehandlung eine forcierte Diurese (ev. mit Mannitol®) und meist auch eine intermittierende Hämodialyse oder eine kontinuierliche Hämofiltration auf. Bei der *schweren Kreislaufinsuffizienz* stehen oft Volumenprobleme im Vordergrund, nur selten werden auch Katecholamine eingesetzt werden müssen. Das *nicht-kardiale Lungenödem* kann zu einem ausgeprägten *ARDS* führen und erfordert dann die entsprechende Beatmung. Zu beachten ist, daß die schweren Malariaformen häufig

mit einem − verständlicherweise manchmal verkannten − Zweitin-
fekt bzw. *bakterieller Sepsis* kombiniert verlaufen.

Bei der Behandlung der Falciparum-Malaria mit Chinin ist mit
einer fortbestehenden Parasitämie von 72 Stunden [12] bzw. von bis
zu 150 Stunden [5] zu rechnen. In den letzten Jahren gewinnt daher

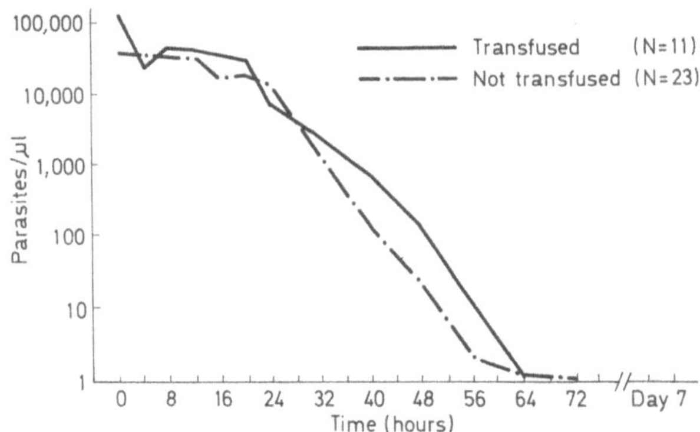

Abb. 3. Ähnliche Parasitämie-Dauer mit/ohne Bluttransfusion bei Patienten mit Falciparum-Malaria [3]

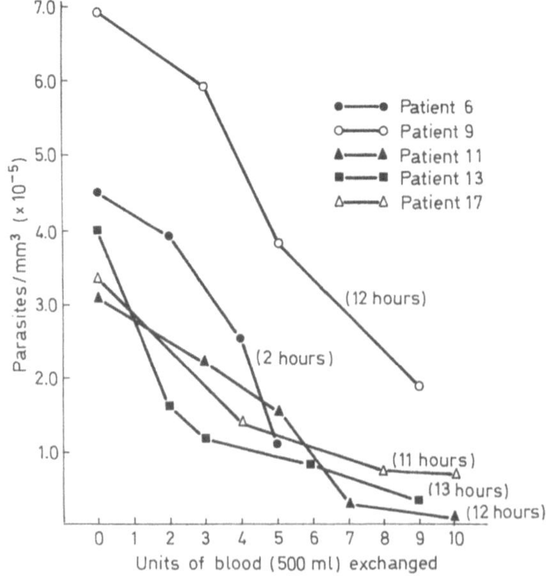

Abb. 4. Kurze Parasitämie-Dauer mit Blutaustausch [10]

die ergänzende therapeutische Maßnahme eines *Blutaustausches* zunehmend an Bedeutung [1, 2, 8, 9, 10, 15]. Eine lediglich Zufuhr von Erythrozyten (*Bluttransfusion*) verkürzt die Dauer der Parasitämie nicht (Abb. 3), hingegen kann diese mittels *Blutaustausch* von mehreren Litern Blut drastisch verkürzt werden (Abb. 4). Neben der raschen Verminderung der Plasmodienzahl wird, zusätzlich zur Zufuhr funktionstüchtiger Sauerstoffträger, die Viskosität des Blutes verringert und damit die Mikrozirkulation verbessert; gleichzeitig findet eine Prävention weiterer Hämolyse statt. Ein Blutaustausch ist zu diskutieren, wenn die Parasitämie größer als 10% beträgt. Praktisch werden über 1 − 2 Stunden jeweils ca. 500 ml Patientenblut entfernt und unmittelbar anschließend ersetzt, bis die Parasitämie weniger als 1 − 5% beträgt [10].

Der Einsatz wiederholter *Plasmapheresen* [7, 16] wird wegen möglicherweise gleichzeitiger Entfernung von toxischen Nebenprodukten und Antikörpern diskutiert, hat sich aber bisher in der Therapie der schweren Falciparum-Malaria nicht durchgesetzt. Anhand von 2 Fallbeispielen sollen Verlauf und therapeutische Möglichkeiten der Malaria tropica zusammenfassend illustriert werden (Abb. 5).

Fall 1

Ein 54jähriger Mann (K. B.) wird wegen unklarer Verwirrtheit durch einen Gerichtsarzt ins Spital eingewiesen. Nur als Zufallsbefund wird im roten Blutbild eine Mischinfektion mit Plasmodium falciparum und Plasmodium malariae diagnostiziert. Der Patient war 2 Monate vorher während einiger Tage in Kenia gewesen, wahrscheinlich hatte er nur unregelmäßige Malariaprophylaxe mit Chloroquin durchgeführt. Verlauf: Behandlung mit Chinin per infusionem (9 × 900 mg) 8stündlich während 3 Tagen, anschließend 1× Lariam® + Fansidar®. Maximaler Plasmodienbefall 19,5%, kein Blutaustausch. Respiratorische Insuffizienz: maschinelle Beatmung. Niereninsuffizienz mit Anurie: kontinuierliche Hämofiltration. Bakterielle Begleitsepsis durch E. coli. Parasitämieverlauf gemäß Abb. 5. Entlassung geheilt nach 5 Wochen.

Fall 2

Ein 51jähriger Mann (Sch. M.) wird wegen „grippalem Infekt" (Fieber bis 40 °C, dunkler Urin) und schwerer Diarrhoe eingewiesen. Verlegung auf Intensivstation wegen Anurie zur Hämodialyse. Als Zufallsbefund im roten Blutbild: Malaria falciparum. Patient war 4 Wochen vorher in Kenia, keine Malariaprophylaxe. Verlauf: Behandlung mit Chinin per infusionem (8 × 820 mg) 8stündlich während 3 Tagen, gefolgt von Lariam®. Blutaustausch (5,5 l) mit entsprechendem Abfall der Parasitämie (Abb. 5). Intubation und Beatmung bei ARDS. Wiederholte Hämodialysen, zeitweise kontinuierliche Hämofiltration. Bakterielle Sepsis (Staph. alb. bei intravasalem Katheter). Entlassung geheilt nach 4wöchigem Spitalaufenthalt.

Parasitämie in Prozent
(K.B. 1935, m)

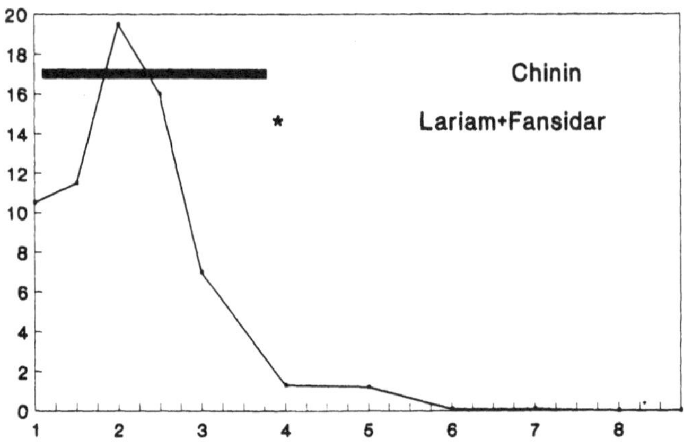

(S.M. 1939, m)

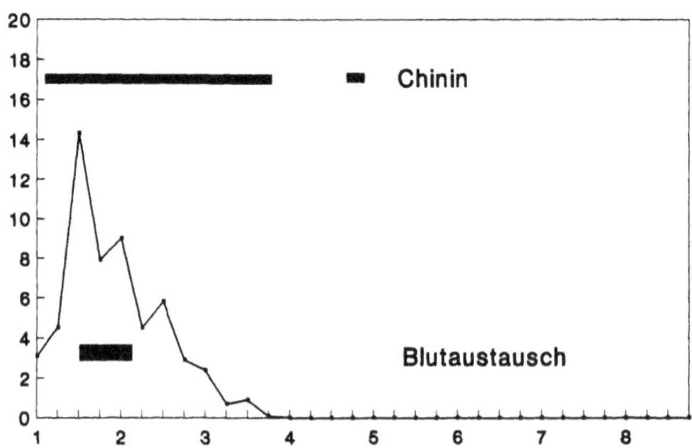

Abb. 5. 2 Fallbeispiele. Verlauf der Parasitämie: Fall 1 (oben) mit nur Chinin-Therapie, Fall 2 (unten) mit zusätzlichem Blutaustausch

Kommentar

In beiden Fällen günstiger Verlauf unter Chinin-Therapie per infusionem, im ersten Fall auch ohne Blutaustausch, trotz zerebraler Form der Malaria und massiver Parasitämie (max. 19,5%). Zusätzlich übliche intensivmedizinisches Management von bakt. Sepsis, Anurie und respiratorischer Insuffizienz bwz. ARDS.

Literatur

1. Bambauer R, Jutzler GA (1985) Therapeutischer Plasma-Austausch bei schwer verlaufender Malaria tropica. Dtsch Med Wsch 110: 1290–1293
2. Chiodini PL, Somerville M, Salam I, Tubbs HR, Wood MJ, Ellis ChJ (1985) Exchange transfusion in severe falciparum malaria. Trans Roy Soc Trop Med Hyg 79: 865–866
3. Greenberg AE, Nguyen-Dinh P, Davachi F, Yemvula B, Malanda N, Nzeza M, Williams SB, de Zwat JF, Nzeza M (1989) Intravenous quinine therapy of hospitalized children with plasmodium falciparum malaria in Kinshasa, Zaire. Am J Trop Hyg 40: 360–364
4. Gyr K, Speck B, Ritz R, Cornu P, Buckner CD (1974) Zerebrale Malaria tropica mit Schwarwasserfieber. Schweiz Med Wschr 104: 1628–1630
5. Hall AP, Doberstyn EB, Mettaprakong V, Soukom P (1975) Falciparum malaria cured by quinine followed by Sulfadoxine-Pyrimethamine. Br Med J 2: 15–17
6. Hardaway F (1989) Malaria. Probl Crit Care 3: 200–203
7. Heim MU, Mezger J, Scheurlen C, Twardzik L, Wilmanns W (1988) Austausch-transfusion und (oder) Plasmapherese: wirksame Maßnahmen bei der schweren Malaria tropica? Dtsch Med Wschr 113: 941–944
8. Kramer S, Campbell CC, Moncrieff RE (1983) Fulminant plasmodium falciparum infection treated with exchange blood transfusion. JAMA 249: 244–245
9. Lataste Ph, Soubrian G, Nlend A, Le Bras M, Rone R, Wone C, Ragnaud JC, Buil A, Briand MC, Ripert C, Fialon B, Couprie B, Combe A (1987) Intérêt de l'exsanguinotransfusion dans le traitement du paludisme grave. Bull Soc Path Ex 80: 561–568
10. Miller KD, Greenberg AE, Campbell CC (1989) Treatment of severe malaria in the United States with continuous infusion of Quinidine Gluconate and exchange transfusion. N Engl J Med 321: 67–70
11. Molineaux L, Hempel J (1989) Paludisme et voyages internationaux. Rapp Trimest Statist Sanit Mond 42: 100–106
12. Myint PT, Shwe T, Aung T, Htwe K (1987) Controlled trial of initial slow intravenous quinide and conventional quinine infusion in the treatment of highly parasitized falciparum malaria in adult patient. Southeast Asian J Trop Med Pub Health 18: 85–88
13. Phillips-Howard P-A, Radalowicz A, Mitchel J, Bradley DJ (1990) Risk of Malaria in British residents returning from malarious areas. Br Med J 300: 499–503
14. Radriamamjaka J-R, Le Bras J, Charmot G, Couland J-P (1989) Drug resistant plasmodium falciparum and sulfadoxine pyrimethamine in Africa. Bull Soc Path Exo 82: 381–384
15. Roncoroni AJ, Martino OA (1979) Therapeutic use of exchange transfusion in malaria. Am J Trop Med Hyg 28: 440–444
16. Stuby U, Kaiser W, Biesenbach G, Zazgornik J (1988) Successful treatment of malaria tropica with acute renal failure and cerebral involvement by plasmapheresis and hemodialysis. Infection 16: 362–364

17. Stürchler D, Mittelholzer ML (1990) Malariarisiko und Therapie. Hospitalis 8: 458–464
18. Warrell DA (1989) Treatment of severe malaria. J Roy Soc Med [Suppl 17] 82: 44–50
19. Whitby M, Wood G, Veenendaal JR, Riekmann K (1989) Chloroquine-resistant plasmodium vivax. Lancet ii: 1395
20. White NJ, Warrell DA (1988) The management of severe malaria. In: Wernsdorfer WH, Mc Gregor I (eds) Malaria. Churchill Livingstone, Edinburgh, pp 865–888

Korrespondenz: Prof. Dr. R. Ritz, Abteilung Intensivmedizin, Medizinische Universitätskliniken, Kantonsspital, CH-4031 Basel, Schweiz

Experimentelle Grundlagen der Endotoxin-Neutralisation durch polyklonale und polyvalente Immunglobuline

D. Berger

Chirurgische Universitätsklinik Ulm, Bundesrepublik Deutschland

Endotoxin ist heute als das entscheidende pathogenetische Prinzip gramnegativer Bakterien akzeptiert. In der Blutbahn zirkulierendes Endotoxin stellt den primären Trigger der Mediator-Kaskade dar, die im Verlaufe der gramnegativen Sepsis aktiviert wird. Bis heute steht noch keine allgemein anerkannte Anti-Endotoxin-Therapie im klinischen Gebrauch zur Verfügung. Ziel der vorliegenden Arbeit war, in vitro und in vivo eine eventuelle Endotoxin-Neutralisationswirkung verschiedener käuflicher Immunglobulin-Präparate zu untersuchen. Als in vitro System wurde der Limulus-Amöbozyten-Lysat-Test herangezogen, als in vivo System wurde ein Endotoxinschockmodell sowie ein Sepsismodell bei der Ratte etabliert. Reine IgG-Präparate zeigten im Limulus-Test keinerlei Einfluß auf die Endotoxizität, gleiches gilt für die Ergebnisse der Tierversuche in beiden Systemen. Ein IgM-angereichertes Präparat zeigte jedoch einen entscheidenden Einfluß auf die Endotoxizität, sowohl im Limulus-Test als auch im Tiermodell. Gleichfalls ist im primär letalen Sepsismodell die Überlebenszeit der IgM-behandelten Tiere deutlich verlängert im Vergleich zur Kontrollgruppe. Auch die arterielle Hypotension tritt verzögert ein. Diese Ergebnisse zeigen, daß eine Anti-Endotoxinwirkung nicht von reinen IgG-Präparaten, jedoch sehr wohl von IgM-angereicherten Präparaten zu erwarten ist. Bezüglich der Wirkungsweise des IgM-Anteiles muß angenommen werden, daß Endotoxinaggregate in Anwesenheit von IgM desaggregiert werden und somit schneller aus der Zirkulation verschwinden.

Einleitung

Endotoxine oder Lipopolysaccharide sind heute allgemein als das primäre pathogenetische Prinzip gramnegativer Bakterien akzeptiert [3]. Bei verschiedenen Erkrankungen wurde auch beim Menschen Endotoxin in der Blutbahn gefunden [1, 2, 10]. Seitdem sich das Mediatorprinzip der Sepsiskrankheit durchgesetzt hat, wird Endotoxin als das primäre Triggermolekül der verschiedenen Mediatorsysteme, zumindest in der gramnegativen Sepsis, angesehen [8, 14]. In neuerer Zeit wurden auch verschiedene hervorragende Untersuchungen publiziert, die die Korrelation zwischen Endotoxinplasma-Spiegel und dem Verlaufe der Sepsis nachweisen konnten und so die pathophysiologische Bedeutung von Endotoxin unterstützen. Vom klinischen Standpunkt aus zeigten diese Untersuchungen, daß eine Anti-Endotoxin-Therapie unbedingt erforderlich ist.

Die intravenöse Gabe von Immunglobulinen wird heute als therapeutisches Prinzip zur adjuvanten Sepsistherapie favorisiert, eine ganze Reihe klinischer Studien zur Evaluierung der Immunglobulinwirkung erbrachten jedoch widersprüchliche Resultate [4, 6, 18]. Experimentelle Studien dagegen zeigten, daß eine Anti-Endotoxin-Wirkung durchaus von monoklonalen und monospezifischen Antikörpern zu erwarten ist [12, 15]. Die Wirkung dieser Immunglobulin-Präparate ist jedoch auf das zur Immunisierung verwendete Endotoxin beschränkt. Aufgrund der in klinischen Situationen vorliegenden multibakteriellen Besiedelung ist dieser Ansatz jedoch in vivo sicher nicht erfolgversprechend. Gleiches gilt für Antikörper, die nach Immunisierung gegen Lipid A präpariert wurden [9]. Eine Kreuzreaktion zwischen Antikörpern gegen Lipid A und intakten Lipopolysaccharid-Molekülen ist nämlich ebenfalls nicht gegeben. Ziel der im folgenden dargestellten Experimente war, eine mögliche Anti-Endotoxin-Wirkung durch verschiedene käufliche Immunglobulin-Präparate zu untersuchen. Zunächst wurde der Einfluß zweier reiner IgG-Präparationen und einer IgM-angereicherten Immunglobulin-Präparation auf die Endotoxizität im Limulus-Amöbozyten-Lysat-Test untersucht. Außerdem wurde in zwei Tiermodellen der Einfluß dieser Immunglobulin-Präparate auf die Endotoxin- und Sepsis-induzierte arterielle Hypotension verglichen.

Material und Methoden

Das Limulus-Amöbozyten-Lysat wurde von der Firma Byk-Sangtec GmbH, Dietzenbach, FRG gekauft. Der Endotoxin-Standard, der zur Erstellung der Standardkurve benötigt wurde, wurde zusammen mit dem Lysat bezogen. Der Standard ist an den EC 5 Standard der US Food and Drug Administration adaptiert. Das chromogene Substrat war von der Firma LPS, Dietzenbach, FRG erhältlich. Der LAL-Test wurde als Zwei-Schritt-und-Endpunkt-Bestimmung in Mikrotiterplatten der Firma Greiner, Nürtingen, FRG durchgeführt. Die Biotest Pharma GmbH, Dreieich, FRG stellte das IgM-angereicherte Immunglobulin-Präparat (Pentaglobin ®) zur Verfügung, Cutter Tropon, Köln, FRG überließ zwei reine IgG-Präparationen (Polyglobin®, Psomaglobin®).

Durchführung des LAL-Testes

Folgende Lösungen wurden verwendet:
  Lösung A: Lysat, gelöst in pyrogenfreiem Wasser, entsprechend den Empfehlungen des Herstellers.
  Lösung B: Chromogenes Substrat, 10 µmol in 6,6 ml pyrogenfreiem Wasser.
  Lösung C: Puffer, 0,05 mol/l Tris/HCl, pH 9,0 mit 0,2 mol/l NaCl.
  Lösung D: Essigsäure 20%.

Um den Endotoxingehalt reiner wässeriger Lösungen zu bestimmen, wurden folgende Schritte durchgeführt:

50 µl der Probe wurden mit 50 µl Lösung A für 25 Min. bei 37 °C inkubiert. Anschließend wurden 100 µl Lösung B, die vorher 1 : 2 mit Lösung C verdünnt wurde, zugegeben. Eine weitere Inkubation von 3 Min. bei 37 °C wurde angeschlossen. Durch Zugabe von 200 µl Lösung D wurde die chromogene Reaktion gestoppt. Das freigesetzte Chromogen p-Nitroanilin kann bei 405 nm in einem Spektrophotometer quantifiziert werden. Der Endotoxingehalt unbekannter Proben wurde entsprechend einer Standardkurve bestimmt, die gleichzeitig erstellt wurde. Das Standard-Endotoxin wurde in pyrogenfreier isotoner Kochsalzlösung gelöst, auch die Immunglobulin-Präparationen wurden im gleichen Medium verdünnt, sodaß die im Ergebnisteil angegebenen Proteinkonzentrationen eingestellt werden konnten.

Um den Endotoxingehalt von Plasmaproben zu bestimmen, wurde die Inkubation zwischen Lösung A und Probe auf 35 Min. bei 37 °C verlängert. Die weiteren Schritte der chromogenen Reaktion sind für diesen Zweck jedoch nicht zu verändern. Plasmaproben wurden vor Einsatz von LAL-Test 1 : 10 mit isotoner Kochsalzlösung verdünnt und für 10 Min. bei 75 °C hitze-inaktiviert.

Für beide Tiermodelle wurden männliche Wistar-Ratten mit einem Gewicht von ca. 250 g verwendet. Die Tiere wurden zunächst mit Ketanest narkotisiert, anschließend wurde ein Katheter in die Arteria carotis communis implantiert, um fortlaufend den arteriellen Blutdruck zu messen. Ein Endotoxinschock wurde durch die intravenöse Gabe von Neostigmin in einer Konzentration von 0,01 mg/kg KG, gefolgt von einer ebenfalls intravenösen Gabe von Endotoxin (E. coli 111 : B 4) in einer Konzentration von 10 mg/kg KG eingeleitet. Die Immunglobulin-Präparation wurde in einer Versuchsreihe gleichzeitig mit der Endotoxin-Präparation verabreicht, in einer weiteren Serie wurde das Immunglobulin auch 15 Min. später injiziert.

Das Modell des septischen Schocks besteht in einer Abwandlung der sogenannten Zökalperforation. Hierzu wurde das Zökum auf eine Länge von 1,5 cm eröffnet und das Colon ascendens etwa 0,5 cm oberhalb des ileozökalen Überganges ligiert. Vor diesen Maßnahmen wurde, wie schon im Endotoxinmodell, ein Katheter in die Arteria carotis communis implantiert. Die Immunglobulin-Präparation wurde in einer Versuchsreihe nach Verschluß des Abdomens injiziert, in einer zweiten Versuchsreihe auch 15 Min. später, um den Effekt einer primär verzögerten Gabe zu beleuchten.

Ergebnisse

1. Einfluß der Immunglobuline auf die Endotoxizität

Für diese Experimente wurde zunächst eine Standardkurve des Limulus-Amöbozyten-Lysat-Testes in proteinfreier isotoner Kochsalzlösung aufgestellt. Gleichzeitig wurde eine Standardkurve in Anwesenheit verschiedener Konzentrationen des IgM-angereicherten Immunglobulin-Präparates erstellt. Endotoxin und Immunglobuline wurden für 20 Min. bei 24 °C inkubiert, bevor die Endotoxin-Wiederfindung im Limulus-Amöbozyten-Lysat-Test bestimmt wurde. Die Proben wurden vor Einsatz im LAL-Test nicht inaktiviert. Abbildung 1 zeigt auf der Ordinate die Extinktionsänderung, die En-

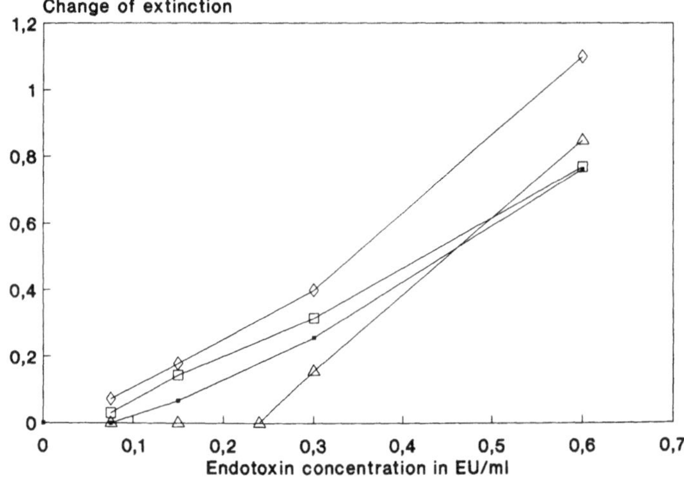

Abb. 1. Endotoxin-Neutralisation durch IgM-angereicherte Immunglobuline. Die Ordinate zeigt die Veränderung der Extinktion, auf der Abszisse ist die Endotoxinkonzentration in EU/ml aufgetragen. Eine Standardkurve wurde in proteinfreier isotoner Kochsalzlösung aufgestellt, außerdem wurden Standardkurven in Anwesenheit verschiedener Konzentrationen des IgM-angereicherten Immunglobulin-Präparates erstellt. Die Proben wurden nicht inaktiviert, bevor sie im LAL-Test eingesetzt wurden. △ = IgM 2 mg/ml; □ = IgM 1 mg/ml; ◇ = IgM 0,5 mg/ml; ■ = Standardkurve proteinfreier Kochsalzlösung

dotoxinkonzentration ist auf der Abszisse dargestellt. Offensichtlich führt die Zugabe des IgM-angereicherten Immunglobulin-Präparates in niedrigen Konzentrationen zu einer deutlichen Steigerung der Extinktionsänderung, diese bedeutet eine gesteigerte Endotoxizität. Dieser Anstieg kann bei einer IgG-Konzentration von 0,5 und auch 1 mg/ ml beobachtet werden. 2 mg Ig/ml führen demgegenüber zu einer Inaktivierung von Endotoxin, Endotoxinkonzentrationen bis 0,2 EU/ ml werden in Anwesenheit des IgM-angereicherten Präparates bei dieser Konzentration nicht mehr nachgewiesen. Abbildung 2 zeigt die Standardkurve in Anwesenheit von 2 mg reiner IgG-Präparate pro ml. Diese unterscheiden sich offensichtlich nicht von der proteinfreien Standardkurve.

Eine Standardkurve in Anwesenheit verschiedener Konzentrationen von Albumin (bis 5 mg/ml) unterscheidet sich ebenfalls nicht von einer proteinfreien Standardkurve (Experiment nicht dargestellt).

2. Einfluß der Immunglobuline und Plasma auf die Endotoxizität

In den ersten Experimenten zeigte zumindest das IgM-angereicherte Immunglobulin-Präparat bei hohen Proteinkonzentrationen eine en-

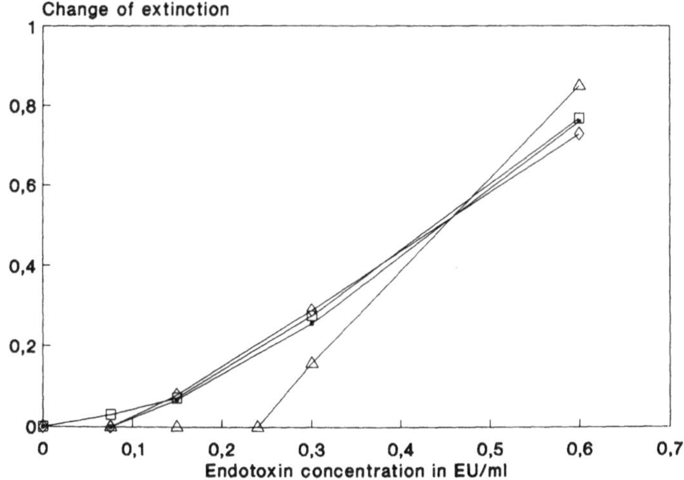

Abb. 2. Endotoxin-Neutralisation durch reine IgG-Präparationen. Entsprechend der Legende von Abb. 1 wurde der Effekt von zwei reinen IgG-Präparationen sowie des IgM-angereicherten Immunglobulin-Präparates untersucht. □ = IgG 1; ◇ = IgG 2; △ = IgM; ■ = Standardkurve in proteinfreier Kochsalzlösung

dotoxinneutralisierende Wirkung. Bei niedrigen Proteinkonzentrationen wurde demgegenüber eine Steigerung der Endotoxizität beobachtet. Aus diesen Versuchen stellt sich naturgemäß die Frage, ob
diese Immunglobuline in Zusammenarbeit mit Plasmaproteinen in der
Lage sind, die Endotoxizität zu verändern. Für diese Versuche wurde
das IgM-angereicherte Immunglobulin-Präparat zusammen mit Endotoxin in einer Konzentration von 2 mg/ml bzw. 0,6 EU/ml zu primär
pyrogenfreiem Plasma gegeben. Nach verschiedenen Inkubationszeiten und -temperaturen wurden die Proben, wie im Methodenteil angegeben, inaktiviert und die Endotoxin-Wiederfindung im LAL-Test
bestimmt. Abbildung 3 stellt die Inkubationszeit in Min. auf der Abszisse dar, die Endotoxin-Inaktivierung ist in % auf der Ordinate
wiedergegeben. Die IgM-angereicherte Immunglobulin-Präparation
zeigt sich zeit- und auch gering temperaturabhängig in der Lage,
0,6 EU/ml Plasma zu über 50% zu inaktivieren. Wie in Abb. 4 dargestellt, ist eine ähnliche Wirkung für die reinen IgG-Präparate nicht

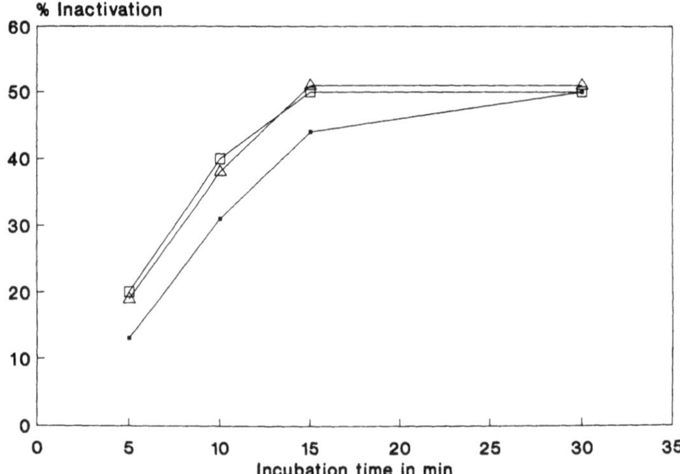

Abb. 3. Endotoxin-Inaktivierung durch Plasma und IgM-angereicherte Immunglobuline. Wie im Methoden- und Ergebnisteil beschrieben, wurde Endotoxin zu primär
pyrogenfreiem Plasma in einer Konzentration von 0,6 EU/ml gegeben, das Plasma
wurde gleichzeitig mit 2 mg IgM-angereichertem Immunglobulin pro ml substituiert.
Die verschiedenen Inkubationszeiten sind auf der Abszisse dargestellt, die Ordinate
gibt die Inaktivierung in % wieder. Die Proben wurden entsprechend den Angaben
im Methodenteil hitzeinaktiviert, bevor die Endotoxin-Wiederfindung im LAL-Test
bestimmt wurde. ■ = 4 °C; □ = 24 °C; △ = 37 °C

nachzuweisen. Die maximale Inaktivierung beläuft sich in diesem Fall
auf knapp 10%.

Selbstverständlich wurden verschiedene Leerwerte zum Ausschluß
einer Plasmawirkung auf Endotoxin bei diesen Versuchen mitgeführt.

3. Einfluß des IgM-angereicherten Immunglobulin-Präparates auf die arterielle Hypotension in Endotoxinschock

Wie im Methodenteil beschrieben, wurde bei der Ratte ein Endotoxinschock hervorgerufen. Diese Maßnahmen führen zu einem fou-
droyanten Verlauf, bereits nach wenigen Minuten zeigt der mittlere
arterielle Blutdruck einen drastischen Abfall (Abb. 5). Dieser Blutdruckabfall kann durch gleichzeitige Verabreichung des IgM-angereicherten Präparates mit Endotoxin ohne vorherige Inkubation beider
Substanzen über den Verlauf von 180 Min. aufgehoben werden. Auch
die primär verzögerte Gabe des IgM-angereicherten Präparates führt
zu einer deutlichen Hemmung des Blutdruckabfalls. Auch die Überlebenszeiten sind in den drei Gruppen statistisch signifikant unterschiedlich, die Tiere profitieren sogar von der primär verzögerten
IgM-Applikation.

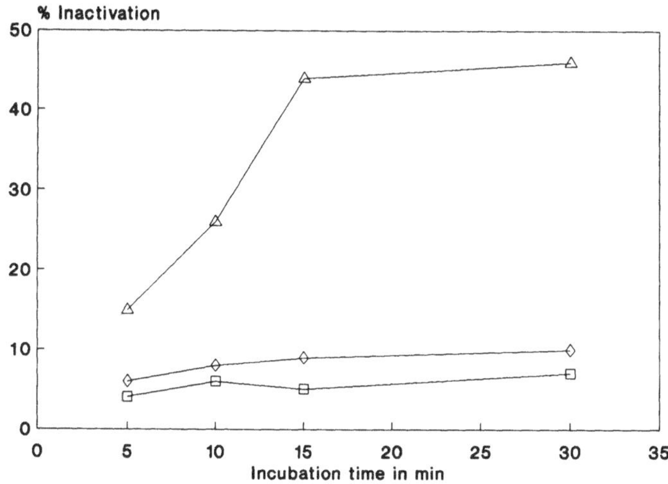

Abb. 4. Endotoxin-Inaktivierung durch Plasma und reine IgG-Präparationen. Entsprechend der Angabe zu Abb. 3 wurden die reinen IgG-Präparate nach Inkubation
bei 37 °C untersucht. Auf eine Darstellung weiterer Inkubationstemperaturen wurde
wegen fehlender Wirksamkeit verzichtet. ■ = IgG 1; ◇ = IgG 2; △ = IgM

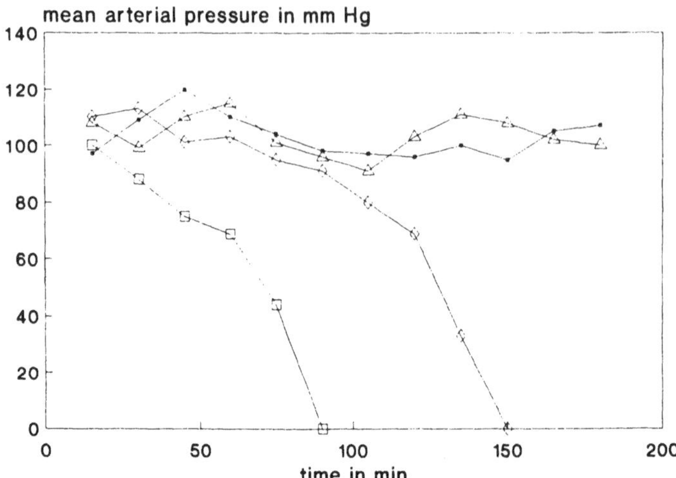

Abb. 5. Einfluß der IgM-angereicherten Endotoxin-Präparation auf die Endotoxin-induzierte arterielle Hypotension. Die Ordinate zeigt den mittleren arteriellen Blutdruck in mmHg, auf der Abszisse ist der Beobachtungszeitraum in Min. dargestellt. Das Experiment wurde nach 180 Min. beendet, jede Gruppe bestand aus 6 Tieren, der mediane Wert wurde in der Abb. dargestellt. ■ = Shamoperation; □ = nicht behandelte Kontrollgruppe; △ = Therapiegruppe; ◇ = primär verzögerte Therapie

4. Einfluß des IgM-angereicherten Immunglobulin-Präparates auf die sepsisinduzierte Hypotension

Im Vergleich zu den im vorigen dargestellten Endotoxinschock führt der sepsisinduzierte Schock zu einem etwas milderen Verlauf, ein signifikanter Blutdruckabfall ist erst nach etwa 90 Min. zu beobachten. Die Therapiegruppen (gleichzeitige Gabe von IgM-angereichertem Immunglobulin-Präparat und Sepsisinduktion sowie primär verzögerte Applikation) führen, wie in Abb. 6 dargestellt, zu einer Hemmung des Blutdruckabfalls. Auch die Überlebenszeiten sind in den Therapiegruppen deutlich verlängert.

Diskussion

Wie in der Einleitung dargestellt, spielen Endotoxine eine entscheidende Rolle in der Pathogenese der gramnegativen Sepsis. Die dargestellte Studie wurden durchgeführt, um eine mögliche Anti-Endotoxin-Wirkung verschiedener käuflicher Immunglobulin-Präparate

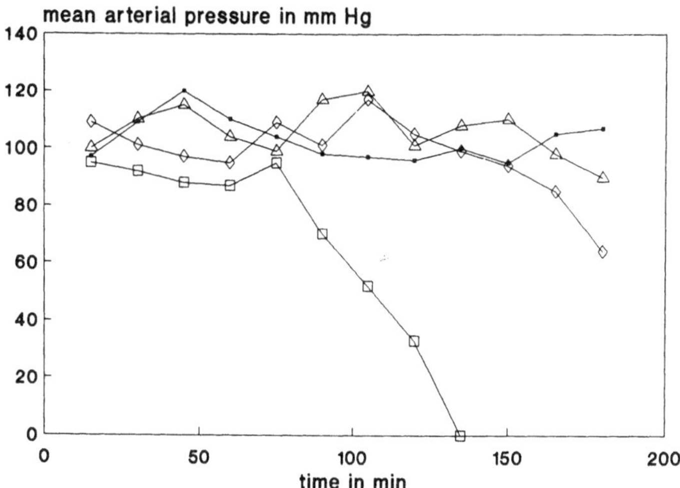

Abb. 6. Einfluß des IgM-angereicherten Immunglobulin-Präparates auf die sepsisin-duzierte Hypotension. Der arterielle Mitteldruck ist, wie schon in Abb. 5, auf der Ordinate in mmHg dargestellt, auf der Abszisse findet sich der Beobachtungszeitraum in Min., der wiederum auf 180 Min. beschränkt wurde. Jede Versuchsgruppe bestand aus 6 Tieren, der Medianwert ist dargestellt. ■ = Shamoperation; □ = nicht behan-delte Kontrollgruppe; △ = Therapiegruppe; ◇ = primär verzögerte Therapie

zu evaluieren. Pentaglobin® zeigte als einziges der untersuchten Prä-parate eine Wirkung auf die Endotoxizität im LAL-Test. Reine IgG-Präparate sind völlig wirkungslos. Der Effekt des IgM-angereicherten Ig-Präparates auf die Endotoxizität ist offenbar abhängig von der Immunglobulinkonzentration und von weiteren Serumproteinen. In Abwesenheit anderer Proteine war die Zugabe von niedrigen IgM-Konzentrationen zu Endotoxin von einer Steigerung der Endotoxizität gefolgt. In Zusammenarbeit mit Plasma war jedoch eine deutliche Inaktivierung von Endotoxin nachzuweisen.

Lipopolysaccharide bilden in wässerigen Lösungen, vor allem in Anwesenheit divalenter Kationen, große Komplexe oder Mizellen [5]. Möglicherweise interagiert IgM mit diesen Mizellen und führt zu einer Zerstörung derselben. Das hierdurch freiwerdende Endotoxin ist of-fenbar vermehrt in der Lage, den LAL-Test zu aktivieren, da offenbar ein größerer Anteil von Lipid A dem LAL-Test zur Aktivierung zugänglich wird. Diese Ansicht wird durch Untersuchungen von Sa-gawa et al. unterstützt, die eine Veränderung des Sedimentationskoeffizienten von Lipopolysaccharid nach Inkubation mit monoklonalen Antikörpern nachweisen konnten. Diese Veränderung des Sedimentationsverhaltens ist jedoch abhängig vom Epitop, gegen das die entsprechenden monoklonalen Antikörper gerichtet sind [11].

Der relativ kleine Anteil von primär neutralisiertem Endotoxin bei höheren IgM-Konzentrationen in rein wässeriger Lösung kann durch einen kleinen Anteil spezifischer Antikörper erklärt werden. Die wahrscheinlichere Erklärung ist jedoch eine weitere unspezifische Interaktion zwischen IgM und bereits desaggregiertem Endotoxin, was nun zu einer Maskierung der LAL-stimulierenden Region des LPS-Moleküls führt.

Auf der anderen Seite wird, wie beschrieben, Endotoxin durch Plasma, welches mit 2 mg des IgM-angereicherten Immungobulin-Präparates substitutiert wurde, zu mehr als 50% inaktiviert. Zusammen mit den oben dargestellten Versuchen muß also geschlossen werden, daß die im Plasma stattfindende Inaktivierung einen Mehrschritt-Vorgang darstellt, wie Ulevitch und Mitarbeiter bereits vor vielen Jahren gefordert haben [17]. Offenbar müssen Endotoxin-Komplexe zunächst zerstört oder desaggregiert werden, anschließend führt eine möglicherweise spezifischere Bindung an andere Plasmaproteine zu einer Inaktivierung des Endotoxinmoleküls.

Die Tierversuche zur Anti-Endotoxinwirkung sowie zur Beeinflussung der sepsisinduzierten arteriellen Hypotension zeigen, daß die in vitro Ergebnisse auch in vivo zu reproduzieren sind.

Die klare Beschränkung einer Anti-Endotoxinwirkung auf das IgM-haltige Präparat ist in Kenntnis früherer Experimente durchaus erklärlich. Teng et al. [16] verwendeten 1985 monoklonale reine IgM-Antikörper gegen E. coli J 5. Dieses Präparat zeigte eine deutliche Wirkung in vivo gegen verschiedene Endotoxin-Präparationen. McCabe et al. [7] verwendeten polyklonale Antikörper ebenfalls gegen E. coli J 5 und zeigten, daß nur die IgM-Fraktion eine protektive Wirkung in vivo besitzt. Die reine IgG-Fraktion war demgegenüber völlig wirkungslos.

Zusammenfassend zeigen also sowohl bekannte Literaturdaten als auch die dargestellten Experimente, daß eine adjuvante Sepsis-Therapie mit IgM-angereicherten Immunglobulin-Präparaten vorgenommen werden sollte. Reine IgG-Präparate sind nicht in der Lage, mit Endotoxin zu interagieren. Somit ist auch der therapeutische Effekt dieser Präparationen sehr zurückhaltend zu beurteilen. Eine klinische Studie von Schedel [13] zeigte, daß IgM-angereicherte Präparationen jedoch durchaus einen positiven Effekt auf den Verlauf der gramnegativen Sepsis ausüben können.

Literatur

1. Aoki K (1978) A study of endotoxemia in ulcerative colitis and Crohn's disease. II. An experimental study. Acta Med Okayama 32: 207–216
2. Beger HG, Gögler H, Kraas E, Bittner R (1981) Endotoxin bei bakterieller Peritonitis. Chirurg 52: 81–88
3. Brade H, Brade L, Schade U, Zähringer U, Holst O, Kuhn HM, Rozalski A, Röhrscheidt E, Rietschel ETh (1988) Structure, endotoxicity, immunogenicity, and antigenicity of bacterial lipopolysaccharides (Endotoxins, O-Antigens). In: Levin J, Büller HR, ten Cate JW, van Deventer SHJ, Sturk A (eds) Bacterial endotoxins. Pathophysiological effects, clinical significance and pharmacological control, vol 272. Alan R Liss, New York, pp 17–45
4. Calandra TH, Glauser MP, Schellekens J, Verhoeff J (1988) Treatment of gram-negative septic shock with human IgG antibody to escherichia coli J 5: a prospective, doubleblind, randomized study. J Infect Dis 158: 312–319
5. Galanos C, Lüderitz O (1975) Electrodialysis of lipopolysaccharides and their conversion to uniform salt forms. Eur J Biochem 54: 603–610
6. Jesdinsky HJ, Tempel G, Castrup HJ, Seifert J (1987) Cooperative group of additional immunoglobulin therapy in severe bacterial infections: results of a multicenter randomized controlled trial in fibrinopurulent peritonitis. Klin Wschr 65: 1132–1138
7. McCabe WR, DeMaria A, Berberich H, Johns MA (1988) Immunization with rough mutants of Salmonella Minnesota: protective activity of IgM and IgG antibody to the R 595 (Re chemotype) mutant. J Infect Dis 158: 291–300
8. Neugebauer E, Lorenz W, Schirren J, Dietrich A (1989) Mediators in the pathogenesis of septic shock — state of the art. In: Reinhart K, Eyrich K (eds) Sepsis — an interdisciplinary challenge. Springer, Berlin Heidelberg New York Tokyo, pp 202–215
9. Nolan JP, Vladutiu AO, Moreno DM, Cohen SA, Camara DS (1982) Immunoradiometric assay of lipid A: a test for detecting and quantitating endotoxins of various origins. J Immunol Methods 55: 63–72
10. Rocke DA, Gaffin SL, Wells MT, Koen Y, Brock-Utine JG (1987) Endotoxemia associated with cardiopulmonary bypass. J Thorac Cardiovasc Surg 93: 832–837
11. Sagawa T, Abe Y, Kimura S, Hitsumoto Y, Utsumi S (1989) Mechanisms of neutralization of endotoxin by monoclonal antibodies to lipopolysaccharide. In: Faist E, Ninnemann J, Green D (eds) Immune consequences of trauma, shock, and sepsis. Mechanisms and therapeutic approaches. Springer, Berlin Heidelberg New York Tokyo, pp 495–500
12. Salles MF, Mandine E, Zalisz R, Guenounou M, Smets P (1989) Protective effects of murine monoclonal antibodies in experimental septicemia: E. coli antibodies protect against different serotypes of E. coli. J Infect Dis 159: 641–647
13. Schedel I (1988) New aspects in the treatment of gramnegative bacteremia and septic shock. Infection 16: 8–11

14. Schottmüller H (1914) Wesen und Behandlung der Sepsis. Verhandl Deutsch Ges Inn Med 31: 257–280
15. Shnyra AA, Kalantarov GF, Vlasik TN, Trakht IN, Majatnikov AJu, Tabachnik AL, Borovikov DV, Golubykh VL (1990) Monoclonal antibody to lipid A prevents the development of haemodynamic disorders in endotoxemia. Adv Exp Med Bio 256: 681–684
16. Teng NNH, Kaplan HS, Hebert JM, Moore C, Douglas H, Wunderlich A, Braude I (1985) Protection against gramnegative bacteremia and endotoxemia with human monoclonal IgM antibodies. Proc Natl Acad Sci 82: 1790–1794
17. Ulevitch RJ, Johnston AR, Weinstein DB (1981) New function for high density lipopolysaccharides. Isolation and characterization of a bacterial lipopolysaccharide-high density lipoprotein complex formed in rabbit plasma. J Clin Invest 67: 827–837
18. Ziegler EJ, McCutchan JA, Fierer J, Glauser MP, Sadoff JC, Douglas H, Braude AI (1982) Treatment of gramnegative bacteremia and shock with human antiserum to a mutant Escherichia coli. N Engl J Med 307: 1225–1230

Korrespondenz: Dr. D. Berger, Chirurgische Universitätsklinik Ulm, Abteilung für Allgemeine Chirurgie, Steinhövelstraße 9, D-W-7900 Ulm, Bundesrepublik Deutschland.

Postoperative Sepsis: Reexploration oder Observation

B. Roeck[1], C. Hausmanninger[2], A. Chiari[1], W. Hödl[1],
M. Naderer[1], F. Karnel[3] und M. Zimpfer[1]

[1] Klinik für Anaesthesie und Allgemeine Intensivmedizin,
[2] I. Chirurgische Klinik, Universität Wien und
[3] Zentrales Institut für Röntgendiagnostik, Universität Wien, Österreich

I. Allgemeine Gesichtspunkte

Die primäre oder sekundäre abdominelle Infektion, in der typischen Manifestation als diffuse Peritonitis oder Abszeß-Formation, mit konsekutivem Sepsis-Syndrom ist eine führende Ursache von Morbidität und Mortalität auf Intensivstationen [1]. Bei den primären Formen, etwa auf Basis einer alkoholischen Zirrhose [2] oder eines Lupus erythematodes disseminatus [3] fehlt typischerweise eine lokale Ursache. Die weit häufigeren Formen der sekundären Infektion sind durch Perforation abdomineller Hohlorgane oder durch transmurale Nekrosen, entweder aufgrund einer gegebenen Pathologie oder durch ein externes Trauma, ausgelöst. Von Traumen abgesehen, sind typische Ursachen Ulcusperforationen von Magen und Duodenum, Dünndarmsstrangulation, Infektionen der Gallenwege und des Pankreas sowie postoperativ Anastomosendehiszenzen. Ohne mit einer spezifischen Ursache streng assoziiert zu sein, geht die lokal peritoneale Antwort auf Infektion in eine teilweise kompensatorische Systemantwort über, aus der sich subsequent das gefährliche Multiorganversagen als gemeinsame Endstrecke einer nicht beherrschten abdominellen Infektion ergeben kann [4]. Gemeint ist ein progressiver Systemausfall, losgelöst von der Lokalisation der primären Noxe, wobei allgemein die pulmonale Dysfunktion früh, gefolgt von Leber- und gastrointestinalen Störungen auftritt. Renale, hämatologische und myokardiale Dysfunktionen sind spätere Manifestationen [5]. Vor allem bei anbehandelten Patienten kann diese Sequenz allerdings einer erheblichen Variabilität unterliegen. Jedenfalls ist dieses, durch die Entwicklungen der modernen Intensivmedizin entstandene Paradigma im Prinzip voll reversibel. Neben einer möglichst kausalen antibiotischen Therapie zielen allgemeine Maßnahmen, wie Flüssigkeitssubstitution, Sicherstellung der Oxygenation und Ernährung darauf ab, den generellen Patientenstatus zu bessern. Da das Behandlungsziel immer sein muß, die Quelle der Kontamination zu eliminieren, die bakterielle Inokulation zu verhindern und die Persistenz oder das Wieder-Aufflackern des Sepsis-Syndroms zu vermeiden, kommt einer repetitiven Evaluation und Einschätzung des Intensivpatienten im Hinblick auf eine eventuell durchzuführende Reexploration die entscheidende Bedeutung zu.

Prinzipiell ist zunächst zu entscheiden, ob aufgrund des Schweregrades des bei der primären Laparotomie erhobenen Befundes, z. B. länger bestehende 4-Quadranten-Peritonitis oder schwerste Formen der Pankreatitis mit Abszeßbildung und Nekrosestraßen, eine obligate Revision in einem 2-Tage-Intervall zu wählen ist, oder ob die Indikationsstellung für eine spätere Reexploration aus der Klinik bzw. der Befunderhebung abzuleiten ist. Umgekehrt kann ein primär nicht befriedigender Operationsbefund, falls etwa bei Pankreatitis vor einem Nekrose-Demarkationsstadium laparotomiert wurde, eine geplante Revision erforderlich machen.

II. Spezielle Gesichtspunkte

Die Indikation zur „on-demand", nicht geplanten Revision läßt sich schwerpunktsmäßig in drei Bereiche gliedern:

1. Klinischer Aspekt und Verlauf
2. Laborchemische Evaluation der systemischen Infektionsantwort bzw. der Multiorgandysfunktion oder des Multiorganversagens unter Einbeziehung von Sepsismediatoren und
3. Studie des Lokalbefundes mittels bildgebender Verfahren.

ad 1: Klinischer Aspekt und Verlauf

Die klassische Peritonitis-Diagnose ist eine rein klinische mit den Leitsymptomen Schmerz, Fieber, Tachkardie mit flachem Puls, Anorexie und Nausea. Vor allem bei Patienten mit septischem Schock ist die Haut gerötet, mit beginnender Ödembildung. Die Patienten sind oft unruhig und verwirrt, eine Hyperventilation kann später in eine Dyspnoe übergehen. Aspektmäßig sehen die Patienten „sehr krank" aus. Intensivtherapeutische Maßnahmen wie Beatmung mit Sedierung und Analgesierung der Patienten interferieren mit der klinischen Beurteilbarkeit der abdominellen Infektion oder eines Sepsis-Syndroms. In diesem Zusammenhang sei darauf hingewiesen, daß der Terminus „Sepsis" oft unkritisch im Sinne schwerer Infektion, Bakteriämie, Endotoxinämie oder zur Beschreibung der klinischen Reaktion auf eines der genannten Zustandsbilder verwendet wird. Gerade was die Indikationsstellung zur Relaparotomie betrifft, ist jedoch wichtig zwischen Infektion und Sepsis zu differenzieren. So ist die Infektion das mikrobiologische Phänomen der Invasion eines regulär sterilen Gewebes durch Mikroorganismen, die Sepsis jedoch, im Gegensatz zur reaktionslosen Bakteriämie, die Antwort des Organismus auf die Invasion der Mikroorganismen oder ihrer Produkte. In Patienten mit Neutropenie oder bei immunsupprimierten Patienten können die klinischen Sepsismanifestationen abgeschwächt sein oder sogar fehlen, auch wenn eine schwerwiegende Infektion vorliegt. Der Vollständigkeit halber sei erwähnt, daß eine Sepsisantwort auch ohne Infektion, rein mediatorbedingt ausgelöst werden kann [6, 7, 8].

ad 2: Laborchemische Evaluation der systemischen Infektionsantwort, bzw. der Multiorgandysfunktion oder des Multiorganversagens unter Einbeziehung von Sepsismediatoren

2.1. Klassische Laborchemie

Die primäre Systemantwort auf eine abdominelle Infektion, ohne daß noch eine Organdysfunktion vorliegt, ist eine hämodynamische und metabolische. Das hämodynamische Reaktionsmuster ergibt sich aus der Hypovolämie, die durch die Peritonitis und die sekundären Effekte der bakteriellen Invasion induziert ist. So wurde, was die Flüssigkeitsverschiebungen betrifft, eine diffuse Peritonitis mit einer 50%igen Verbrennung gleichgesetzt. Die Abnahme des extrazellulären Flüssigkeitsvolumens ist durch die massiven Flüssigkeitsverschiebungen in das peritoneale Gewebe und in andere „3. Räume" as Aszites, Pleuraergüsse, in das Darmlumen und als lokale Ödeme bedingt. Nach Flüssigkeitssubstitution (Bilanz!) zeigt sich das typische hämodynamische Sepsisbild mit erhöhtem Herzzeitvolumen, vermindertem peripherem Widerstand und abnehmender arteriovenöser Sauerstoffdifferenz [9]. Metabolisch ergibt sich eine Hyperglykämie durch Glykogenolyse und Glukoneogenese bei herabgesetzter Fett-Utilisation und Proteinkatabolismus. Eine metabolische Azidose ist oft weniger Ausdruck einer herabgesetzten Perfusion als einer gestörten peripheren Sauerstoffutilisation [10]. Die Indikatoren der sich bei weiterer Progredienz ergebenden Organdysfunktion lassen sich tabellarisch wie folgt zusammenfassen:

Tabelle 1

System	Milde Dysfunktion	Starke Dysfunktion
Respiratorisch	erhöhte A-aDO$_2$, prolongierte Beatmung notwendig	$F_IO_2 > 0,4$ agressive Beatmung notwendig, ARDS
Renal	Abnahme der Serumkreatininclearance	ansteigende Serumkreatininwerte, extrakorporale Blutreinigungsverfahren
Hepatal	Abnahme der Albuminspiegel, ansteigendes Serumbilirubin	Ikterus, ansteigende Ammoniakspiegel
Gastrointestinal	Ileus, prolongierte nasogastrische Drainagen, Ernährungs-Sondenaufbau nicht möglich	Streß-Ulcerationen mit Notwendigkeit der Transfusion, konkrementfreie Cholecystitis
Kardiovaskulär	supraventrikuläre Tachykardie, Ödem und Unfähigkeit, die initial positive Flüssigkeitsbilanz zu reversieren	Notwendigkeit der Verabreichung inotroper oder peripher tonisierender Pharmaka, biventrikuläres Herzversagen
Zentralnervös	Konfusion, Desorientiertheit	Koma
Hematologisch	abnehmende Plättchenzahl	ausgeprägte Thrombozytopenie, disseminierte intravaskuläre Gerinnung (DIC)
Endokrin	Hyperglykämie	hochdosierte Insulinverabreichung
Immunologisch	herabgesetzte „delayed hypersensitivity" bei Hauttesten	repetitive Superinfektion unter Intensivbedingungen
Wundheilung	herabgesetzte Bildung von Granulationsgewebe	dekubitale Ulcarationen, Wunddehiszenzen

Exzessive Leukozytenanstiege, Anstiege von BUN und Kreatinin, Blutzuckeranstieg, Thrombozytensturz, Verschlechterung der plasmatischen Gerinnung mit ansteigenden Leberwerten (Bilirubin, Transaminasen, alkalische Phosphatase, Lactatdehydrogenase, CK-NAC), Abfall der Cholinesterase, des Gesamteiweiß des kolloidosmotischen Druckes sowie Abfall von Serum-Eisen, -Magnesium, -Phosphor-Spiegeln sind somit die klassischen laborchemischen Indikatoren einer sekundären Organbeteiligung.

2.2. Mediatorchemie

Die systemische hämodynamische, metabolische und immunologische Antwort auf eine abdominelle Infektion wird durch endogene Mediatoren orchestriert. Diese werden einerseits, wie Katecholamine und Glukokortikoide, von spezialisierten Geweben produziert und wirken über endokrine Mechanismen. Es hat sich jedoch gezeigt, daß bestimmte Mediatoren, die eine wichtige Rolle in der systemischen Infektantwort spielen, am Ort der Infektion selbst und auch von verschiedenen Immunzellen ubiquitär im Körper gebildet werden. Sie entfalten ihre Wirksamkeit bei sehr niedrigen Konzentrationen und kurzen Halbwertszeiten. Kollektiv werden diese kleinen Proteine wie Tumor Nekrosis Factor (TNF), Interleukine, Interferone und Colony-stimulating Factor „Cytokine" genannt. Sie beeinflussen nicht nur die Funktion und Produktion der Immunzellen, sondern auch die kardiovaskuläre metabolische Infektantwort. Was die Diagnostik betrifft, konnte für den TNF, der im Anfangsstadium der Sepsis in aktivierten Makrophagen als Antwort auf eine Endotoxinausschüttung gebildet wird, ein therapeutisches Fenster in der klinischen Aussagekraft nachgewiesen werden [11].

Auch Komplement, Fibronektin, Eikosanoide (Prostaglandine, Thromboxan, Leukotrien), Mediatoramine (Histamin, Serotonin, 5-Hydroxyindolessigsäure, Octopamin, Phenyläthanolamin), Opioide (Enkephalin, β-Endorphin), Kinin, Enyzme (lysosomale Enzyme und Proteasen), Stickoxyd (aus L-Arginin) und Sauerstoffradikale spielen eine Rolle als Sepsismediatoren [12]. So ist Fibronektin, das die Phagozytenfunktion stimuliert, bei Sepsis stark vermindert, während es bei lokalen Infektionen unverändert bleibt oder vermehrt ist. Der Fibronektinspiegel ist umso niedriger, je schwerer die Erkrankung ist. Bei Abklingen des septischen Zustandsbildes steigt Fibronektin an.

Alpha-1-Proteinaseninhibitor inaktiviert die Elastase der azurophilen
Granula der Neutrophilen, die zur Phagozytose freigesetzt werden.
Dieser Spiegel ist in den Anfangsstadien der systemischen Infektion
bereits erhöht und sinkt rasch nach Besserung der klinischen Symptome, jedoch erfolgt auch bei lokalen Infektionen eine unspezifische
Erhöhung. − Die Interaktionen und Wertigkeiten der Mediatorfrei-
setzung im Verlauf der systemischen Infektionsantwort während Intensivtherapie sind derzeit noch schwer einzuordnen, könnten aber
das laborchemische Spektrum in Zukunft bereichern und darüberhinaus über Synthese von Antagonisten therapeutische Manipulationen
des Sepsis-Syndroms ermöglichen.

ad 3: Studie des Lokalbefundes mittels bildgebender Verfahren

Ultraschall und Computertomographie sind die radiologischen Methoden der Wahl zur Diagnostik intraabdomineller Retention oder
Abszeßbildung und stellen somit ein wichtiges Kriterium für die Entscheidung postoperative Revision oder Observation dar. Die Ultra-
schalluntersuchung ist rasch, genau, billig, nicht an eine Exposition
ionisierender Strahlen gebunden und ermöglicht, durch Verwendung
mobiler Geräte, intraoperative Untersuchungen und Studien am Kran-
kenbett. Allerdings ist das Verfahren sehr von der Erfahrung des
Untersuchers abhängig, die Bildauflösung ist durch Überlagerung gas-
geblähter Darmschlingen behindert, extrem adipöse Personen sowie
Patienten mit offenen Wunden oder zahlreichen Drains sind schwierig
zu untersuchen.

Die Computertomographie ist das derzeit genaueste Verfahren der
intraabdominellen Diagnostik [13, 14, 15]. Der Hauptvorteil liegt in
der Fähigkeit − untersucherunabhängig − sowohl intra- als auch
retroperitoneale Strukturen mit einem hohen Ausmaß an Auflösung
und Genauigkeit darzustellen. Auch behindern weder ein gasgefülltes
Darmkonvolut, noch Drainagen, Verbände oder Stomata die Leistung
des Verfahrens. Bei nicht kontrastgefüllten Darmschlingen kann die
Unterscheidung von flüssigkeitsgefülltem Darm und einer Abszeßbildung schwierig werden. Auch kommen Abszesse zwischen Darmschlingen, die etwa 4% der Abszeßformationen ausmachen, schlecht
zur Darstellung [16]. Der größte Nachteil der Computertomographie
besteht aber in der Immobilität des Scanners, wodurch respirator-
pflichtige Intensivpatienten, die gleichzeitig vasoaktive und inotrope

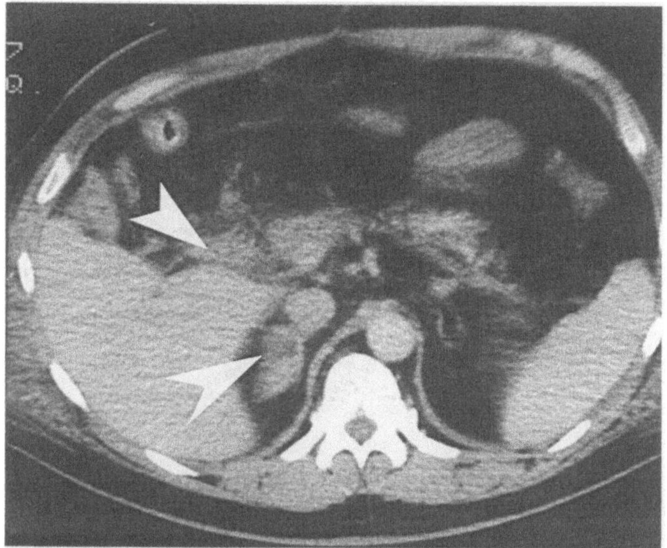

Abb. 1. Status post Polytrauma. Der Patient wird beatmet und hämofiltriert. Im abdominellen CT findet sich, der Leber vorgelagert, (Pfeil) eine Flüssigkeitsretention (infiziertes Hämatom), die im Ultraschall nicht zur Darstellung gekommen ist. Im Bereich der linken Nebenniere, hinter der V. cava inf. kommt ein hypodenses Areal (Pfeil), ebenfalls einem Hämatom entsprechend, zur Darstellung. Die Sanierung erfolgt im Rahmen der operativen Reexploration

Pharmaka benötigen, oft nur mit hohem Risiko der Untersuchung zugeführt werden können.

Mehrere Radionuklide wurden zur Diagnostik abdomineller Infektionen eingesetzt. Technetium-99 wird differentialdiagnostisch zur Unterscheidung von akuter Cholangitis oder Cholecystitis und akutem Gallengangsverschluß herangezogen. Gallium-67 und Indium-111, wurden über markierte Granulozyten zur Bildgebung bei intraabdomineller Infektion eingesetzt. Gallium hat eine Affinität an Proteine mit Eisenbindungskapazität (Lactoferrin, Ferritin, bakterielle Siderophore) und wird in Abszesse durch Bindung an das Leukozyten-Lactoferrin und an Infektionsstellen durch Bindung an die bakteriellen Oberflächen inkorporiert [17]. Die Entdeckung eines Abszesses hängt nun von einer erhöhten Galliumaufnahme ab, wobei eine Akkumulation des Tracers im Stuhl die Untersuchungen erschwert. Andere Nachteile sind die falsch positive Neoplasma-Darstellung und die Zeit-

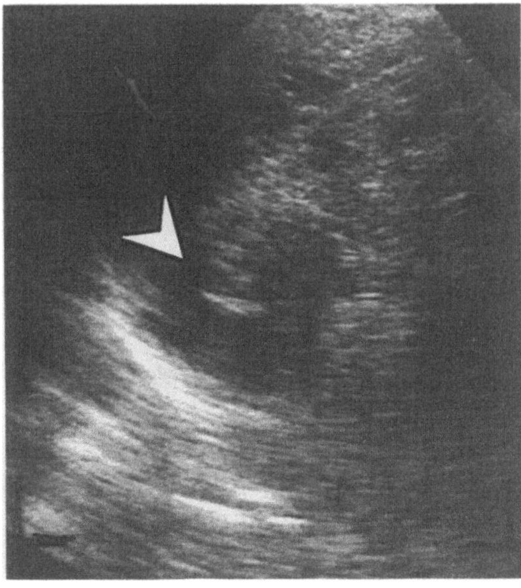

Abb. 2. Status post Serienrippenfraktur, stumpfem Bauchtrauma und Splenektomie. Der Patient ist ebenfalls beatmet und hämofiltriert. Der abdominelle Ultraschall ergibt im Bereich der Milzloge eine Flüssigkeitsansammlung, einer beginnenden Abszeßbildung entsprechend. Die Sanierung erfolgt ultraschallgezielt über eine perkutane Drainage

spanne von 24 – 72 Stunden, die zur Anreicherung bis zur Durchführung der Untersuchung vergehen muß. Die Markierung von Granulozyten mit Indium geht von der Vermutung aus, daß sich diese Zellen am akuten Infektgeschehen anreichern werden. Als Nachteil muß jedoch eine hohe Anzahl falsch negativer Untersuchungen an Patienten mit subakuten oder chronischen Infektionen angeführt werden, da sich die Entzündungszellen der Akutphase in diesen Gebieten nicht in bildgebender Konzentration anreichern [18]. Auch ist zu sagen, daß der nachzuweisende Prozeß einen Durchmesser von mindestens 3 cm aufweisen muß, im Gegensatz zu 1 cm im Computertomogramm, um gegen die gesunden Organe abgrenzbar zu sein.

Erfahrungen mit der Kernspintomographie zeigen, daß pathophysiologische Flüssigkeitsansammlungen sehr gut dargestellt werden können, da sich vor allem die umgebenden Membranen deutlich demarkieren. Beste Ergebnisse werden in der Befundung von Lebererkrankungen erzielt. Pankreas, Darm und Retroperitoneum können aufgrund der mangelnden Kontrastgebung nicht in so guter Beurteilbarkeit dargestellt werden [19, 20].

Sowohl Computertomographie als auch Ultraschall werden mittlerweile mit guter Treffsicherheit zur perkutanen Abszeßdrainage kurativ und palliativ, etwa bei nicht resezierbarer infizierter Tumormasse, eingesetzt [15, 21, 22]. Entleerungen von Abszessen können auch nach Passage des Drainagekatheters durch solide Organe erfolgen [23]. Während die Wertigkeit der chirurgischen Therapie und der perkutanen Drainage prospektiv randomisiert an einem größeren Kollektiv bislang nicht verglichen wurde, ist die interventionsbedingte Mortalität und auch die notwendige Erholungsphase bei den perkutanen Verfahren geringer. Bei richtiger Indikationsstellung sind perkutane Entleerungen infektiösen Materials unter Kontrolle bildgebender Verfahren daher in die Überlegungen bezüglich Observation oder Reexploration mit einzubeziehen.

III. Eigenes Krankengut

Bei den letzten 30 Patienten im Alter von $50,4 \pm 14,1$ Jahren, die in den Jahren 1989 und 1990 operativ reexploriert werden mußten, wurde ein APACHE II-Score von $22 \pm 9,1$ ermittelt entsprechend einer voraussagbaren Mortalität von etwa 40%. Die Diagnose war in 43% eine Pankreatitis, in 30% eine diffuse Peritonitis und in 27% ein postoperativer abdomineller Abszeß. Alle Patienten zeigten eine systemische Infektantwort mit Organmanifestation. So betrug bei inspiratorischen Sauerstoffkonzentrationen von $60 \pm 21\%$ die $A\text{-}aDO_2$ $274 \pm 155\,\text{mm Hg}$, was einen erhöhten Beatmungsaufwand [PEEP: $8,4 \pm 3,2\,\text{mm Hg}$, inversed ratio ventilation von $1,47(\pm 0,48):1$], erforderlich machte. 7 Patienten mußten hämofiltriert werden, bei den übrigen wurden BUN-Werte von $39,4 \pm 22,7\,\text{mg}\%$ und Kreatininwerte von $1,5 \pm 0,7\,\text{mg}\%$ bestimmt. Zur Korrektur der Hypovolämie waren über einen Zeitraum von 24 Stunden maximale positive Flüssigkeitsbilanzen von $4972 \pm 3135\,\text{ml}$ erforderlich. Zur Korrektur der myokardialen Dysfunktion und zur peripheren Gefäßtonisierung mußten Katecholamine verabreicht werden: Dopamin ($9,02 \pm 9,72\,\mu\text{g/kg/min}$ i.v.), Dobutamin ($7,64 \pm 5,67\,\mu\text{g/kg/min}$ i.v.), Adrenalin ($0,4 \pm 0,38\,\mu\text{g/kg/min}$ i.v.), Noradrenalin ($0,76 \pm 1,24\,\mu\text{g/kg/min}$ i.v.). Folgende Keime wurden in der Blutkultur, im abdominellen

Wundabstrich, im Bronchialsekret und im Harn nachgewiesen: Staphylococcus aureus (n = 5), Staphylococcus epidermidis (n = 15), Streptococcus faecalis (n = 12), Serratia marescens (n = 3), Citrobacter freundii (n = 2), E. coli (n = 18), Enterobacter cloacae (n = 12), Enterobacter aerogenes (n = 3), Klebsiella pneumoniae (n = 11), Klebsiella oxytoca (n = 2), Acinetobacter calcoaceticus (n = 7), Proteus vulgaris (n = 1), Proteus mirabilis (n = 2), Pseudomonas aeruginosa (n = 41), Pseudomonas maltophila (n = 1), Enterokokken (n = 19), Morganella (n = 2), Clostridium sporogenes (n = 1), Retgerella (n = 1), Propinibacterium acnes (n = 1), Corynebakterien (n = 1), Xerosebakterien (n = 1), Sproßpilze (n = 19), Candida albicans (n = 1).

Die Patienten wurden entweder geplant, im 2-Tage-Intervall (40%) oder nicht geplant, „on-demand" (60%) operativ revidiert. Die erste Gruppe inkludiert die Patienten mit den schwersten Krankheitsverläufen. Die Patienten der geplanten Revisionsgruppe wiesen vor Revision in 60% klinische Zeichen auf und zeigten bei einer Revisionszahl zwischen 1 und 9 in 81% entsprechende Operationsbefunde. Die Mortalität dieser Gruppe betrug 22%. Die Patienten der „on-demand"-Gruppe zeichneten präoperativ zu 100% klinisch, bildgebende Verfahren wurden als Entscheidungshilfe mit herangezogen. Bei einer Revisionszahl von 0 bis 3 zeigte sich in 80% ein entsprechender Operationsbefund. Die Mortalität dieser Gruppe betrug 15%, wobei die meisten dieser Patienten innerhalb von 24 Stunden nach Erstrevision im Vollbild des septischen Schocks verstarben.

Bei 36% war der Leukozytenanstieg, bei 27% der Anstieg von BUN und Kreatinin, bei 13% eine Verschlechterung der zellulären und plasmatischen Gerinnung und bei 22% Änderungen der Leberfunktionsproben das laborchemisch hervorstechende Zeichen für eine Progredienz der Infektion. Bei 5 Patienten wurde ein infektiöser Herd unter Kontrolle bildgebender Verfahren perkutan drainiert. Bei 2 dieser Fälle waren Drainage und Antibiotika allein kurativ, bei den restlichen Patienten kam es entweder bei Verkleinerung des Abszesses zu einer Besserung der Sepsissymptomatik, sodaß zu einem späteren Zeitpunkt unter günstigeren Bedingungen für den Patienten eine operative Sanierung erfolgen konnte, oder es war die Drainage erfolglos, weshalb primär operativ interveniert werden mußte. War 24 — 48 Stunden nach radiologischer Intervention keine Besserung des Zustandsbildes zu beobachten, erfolgte eine operative Reexploration.

IV. Zusammenfassung

Die Prävention der systemischen Infektantwort, der Organdysfunktion und schließlich des Multiorganversagens durch abdominelle Herdsanierung ist der entscheidende Faktor für die Verminderung von Morbidität und Mortalität nach abdomineller Infektion. Ist eine primäre Sanierung nicht möglich, kann, im Gegensatz zur fix geplanten Revision im 48-Stunden Intervall, bei einem Großteil der Patienten die schonendere Variante eines chirurgischen oder radiologisch-interventionellen „on demand"-Verfahrens gewählt werden. Von der klinischen Patientenbeobachtung abgesehen, bildet die Analyse der sekundären Organbeteiligung, ergänzt durch bildgebende Verfahren, die Entscheidungsgrundlage für eine operative Reexploration. Fortschritte der Intensivtherapie können eine Maskierung sekundärer Organzeichnungen bedingen, sodaß auch eine Stagnation der Entwicklung des klinischen Bildes ein relatives Revisionskriterium darstellen kann. Die Wertigkeit der Mediatorchemie in Diagnostik und als Therapieansatz ist derzeit noch schwer einzuordnen. Ein besseres Verständnis der Biochemie der Sepsisphänomene und Weiterentwicklungen der bildgebenden Diagnostik könnten in Zukunft beitragen, zeitgerechtere und individuellere Therapieansätze zu finden.

Literatur

1. Parrillo JE (1986) Septic shock in humans: recent insights regarding pathogenesis, cardiovascular dysfunction, and therapy. In: Shoemaker WC, Chernow B (eds) Critical care medicine: state of the art. Society of Critical Care Medicine, Fullerton, CA, p 383
2. Conn HO, Fessel JM (1971) Spontaneous bacterial peritonitis in cirrhosis: variations on a theme. Medicine (Baltimore) 50: 161
3. Shesol BF, Rosato EF, Rosato FE (1975) Concomitant acute lupus erythematosus and primary pneumococcal peritonitis. Am J Gastroenterol 63: 324
4. Polk HC Jr, Shields CL (1977) Remote organ failure: a valid sign of occult intra-abdominal infection. Surgery 81: 310
5. Border JR (1988) Hypothesis: sepsis, multiple systems organ failure, and the macrophage. Arch Surg 123: 285
6. Watters JM, Bessey PQ, Dinarello CA, et al (1986) Both inflammatory and endocrine mediators stimulate host responses to sepsis. Arch Surg 121: 179
7. Michie H, Spriggs D, Manogue KR, et al (1988) Tumour necrosis factor and endotoxin induce similar metabolic responses in human beings. Surgery 104: 280
8. Goris RJ, Boekholtz WK, van Bebber IP, et al (1986) Multiple-organ failure and sepsis without bacteria: an experimental model. Arch Surg 121: 897

9. Siegel JH, Greenspan M, del Guercio LRM (1967) Abnormal vascular tone, defective oxygen transport and myocardial failure in human septic shock. Ann Surg 165: 504

10. Siegel JH, Cerra FB, Coleman B, et al (1979) Physiological and metabolic correlations in human sepsis: invited commentary. Surgery 86: 163

11. Hammerle A, Krafft P, Winternitz J, Weinstabl C, Plattner H (1990) Can serum TNF open a therapeutically relevant diagnostic "window" in septic patients? Anesthesiology 73: 244

12. Sprung CL (1990) Surrogate decison-making in critical care medicine. In: Shoemaker WC, Lumb PD (eds) Critical care medicine: state of the art. Society of Critical Care Medicine, Fullerton, CA, p 367

13. Korobkin M, Callun PW, Filly RA, et al (1978) Comparison of computed tomography, ultrasonography and gallium-67 scanning in the evaluation of suspected abdominal abscess. Radiology 129: 89

14. Moir C, Robins RE (1982) Role of ultrasonography, gallium scanning, and computerized tomography in the diagnosis of intraabdominal abscess. Am J Surg 143: 582

15. Saini S, Kellum JM, O'Leary MP, et al (1983) Improved localization and survival in patients with intraabdominal abscesses. Am J Surg 145: 136

16. Baker MA, Blinder RA, Rice RP (1986) Diagnostic imaging of abdominal fluid collections and abscesses. CRC Crit Rev Diagn Imaging 25: 233

17. Hoffer P (1980) Gallium mechanisms. J Nucl Med 21: 282

18. Knochel JQ, Koehler PR, Lee TG, et al (1980) Diagnosis of abdominal abscesses with computed tomography, ultrasound and 111-In leukocyte scans. Radiology 137: 425

19. Stark DD, Moss AA, Goldberg H (1986) Nuclear magnetic resonance of the liver, spleen and pancreas. Cardiovasc Intervent Radiol 8: 329

20. Wall SD, Fisher MR, Ampaso EG, Hricak H, Higgins CB (1985) Magnetic resonance imaging in the evaluation of abscesses. Am J Radiol 144: 1217

21. Frank W, Jantsch H, Kumpan W, Lechner G, Pichler W (1986) Die Treffsicherheit des Ultraschalls beim Nachweis intraabdomineller Abszeßbildungen. Fortschr Röntgenstr 6: 692

22. Karnel F, Schurawitzki H, Jantsch H, Kumpan W, Walter R, Wittich G, Feil W, Schiessel R (1989) Perkutane Drainage abdomineller Abszesse. Chirurg 60: 846

23. Mueller PR, Ferrucci JT Jr, Simeone JF, et al (1985) Lesser sac abscesses and fluid collections: drainage by transhepatic approach. Radiology 155: 615

Korrespondenz: Univ.-Prof. Dr. M. Zimpfer, 1. Intensivstation (Station 41), Klinik für Anaesthesie und Allgemeine Intensivmedizin, Spitalgasse 23, A-1090 Wien, Österreich.

Autorenverzeichnis

Sachverzeichnis

E. Deutsch, H. Binder, H. Gadner, G. Grimm, G. Kleinberger, K. Lenz, R. Ritz, H. P. Schuster, H. A. Zaunschirm (Hrsg.)

Neurologische Probleme des Intensivpatienten

(Intensivmedizinisches Seminar, Band 2)

1990. 26 Abbildungen. IX, 293 Seiten.
Broschiert DM 69,–, öS 480,–
ISBN 3-211-82178-3

Metabolische, traumatische, zirkulatorische, entzündliche und immunologische Störungen der Hirnfunktion und der neuro-muskulären Übertragung werden im 2. Band der Reihe „Intensivmedizinisches Seminar" von renommierten Autoren bearbeitet und übersichtlich dargestellt, wobei hier neben Pathophysiologie, Klinik und Therapie auch das heute zur Verfügung stehende Spektrum der apparativen Zusatzdiagnostik und intensivmedizinischen Überwachung beschrieben wird. Auch die zunehmend wichtigen Probleme der Cerebroprotektion bei Reanimation, der Hirntoddiagnostik, des Energiestoffwechsels und der Ernährung des neurologischen Intensivpatienten, sowie die Randprobleme Tetanus und Hitzschlag werden abgehandelt. Das Buch bietet dem Leser eine rasche, aber umfassende Information über den letzten Stand der Wissenschaft auf diesem wichtigen Sektor der Intensivmedizin.

E. Deutsch, G. Kleinberger, K. Lenz, H. Lochs, R. Ritz, H. P. Schuster (Hrsg.)

Hepatologische und gastroenterologische Probleme des Intensivpatienten

(Intensivmedizinisches Seminar, Band 1)

1989. 46 Abbildungen. VIII, 218 Seiten.
Broschiert DM 58,–, öS 400,–
ISBN 3-211-82168-6

Intensivmedizinische Aspekte der Hepatologie und Gastroenterologie werden von Experten aus dem deutschen Sprachraum in Form von kurzen Übersichtsarbeiten bzw. in Form kurzer Originalarbeiten präsentiert. Schwerpunkte sind die hepatische Gerinnungsstörung, die Lebertransplantation, die nekrotisierende Pankreatitis sowie Durchfälle und Reflux beim Intensivpatienten. Als neue Therapieformen werden die Vasokonstriktorentherapie beim hepatorenalen Syndrom, die Mannittherapie beim Coma hepaticum und die Ascitesdialyse abgehandelt. Der Leser soll damit sein Wissen auf dem Gebiet der hepatologischen und gastroenterologischen Intensivmedizin überprüfen und auf den letzten Stand der Wissenschaft bringen.

Preisänderungen vorbehalten

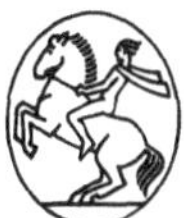

Springer-Verlag Wien New York